Dr. Andrew Weil
Salud total en ocho semanas

El Dr. Andrew Weil es uno de los más destacados expertos del país en el campo de salud y bienestar, y la principal autoridad mundial en la medicina integrativa. También es autor exitoso de otros diez libros, entre los que se incluyen *La curación espontánea* y *Salud con la edad.* Graduado en medicina de la Universidad de Harvard, el Dr. Weil actualmente se desempeña como profesor de medicina y director del Programa de Medicina Integrativa de la Universidad de Arizona. Igualmente, es autor del boletín mensual *Self Healing,* así como de una columna mensual en la revista *Prevention.* El Dr. Weil reside en Arizona.

Salud total en ocho semanas

Salud total en ocho semanas

Un programa probado para aprovechar

al máximo el poder curativo natural

de su cuerpo

Dr. Andrew Weil

VINTAGE ESPAÑOL

UNA DIVISIÓN DE RANDOM HOUSE, INC.

NUEVA YORK

Biblioteca del Congreso de los Estados Unidos
Información de catalogación de publicaciones
Weil, Andrew.
[Eight weeks to optimum health. Spanish]
Salud total en 8 semanas : un programa probado para aprovechar al máximo el poder curativo natural de su cuerpo / by Dr. Andrew Weil. —1. ed.
p. cm.
Includes bibliographical references and index.
ISBN: 978-0-307-27884-5
1. Self-care, Health. 2. Alternative medicine. I. Title.
RA776.5.W43618 2007
613—dc22
2006026523

Vintage ISBN: 978-0-307-27884-5

Traducción de Rosa Arruti

www.grupodelectura.com

Índice

PRIMERA PARTE

La capacidad de cambio

1

La gente puede cambiar

Tienes en tus manos un instrumento con el que cambiar tu vida: un Programa de Ocho Semanas para mejorar la salud y acceder al poder de curación espontánea que posee tu cuerpo. Voy a encargarme personalmente de guiarte paso a paso por este programa y de explicarte los cambios que te sugeriré que adoptes en lo referente a la alimentación, el ejercicio físico y la manera correcta de respirar y de aprovechar tu mente. Te recomendaré vitaminas, minerales y hierbas para proteger el sistema curativo de tu cuerpo y también te daré ideas para cambiar aquellos modelos arraigados de conducta que van en perjuicio de la salud óptima.

Tal vez hayas escogido este libro porque quieras tener más energía, o quizá simplemente desees perder un poco de peso. Tal vez te preocupe la idea de hacerte mayor y desarrollar enfermedades como las que dejaron incapacitados a tus padres. O quizá seas una de esas personas que viaja con frecuencia y encuentra dificultades para mantener un estilo de vida saludable fuera de casa. Es posible que padezcas una enfermedad crónica, más o menos importante, y quieras reducir tu dependencia de los medicamentos. Pero, sea cual sea la naturaleza específica de tus necesidades o preocupaciones, la información que he resumido en estas páginas te ayudará a hacer uso de los propios recursos de que goza tu cuerpo para lograr una salud natural.

El Programa de Ocho Semanas se compone de pequeñas etapas que se suman unas a otras hasta que, una vez finalizado el recorrido, te permiten sentar las bases para llevar una vida saludable. A partir de ese momento, podrás decidir qué proporción del programa quieres mantener de un modo permanente en el futuro. Doy por sentado que te interesa establecer cambios en tu vida pues, de otro modo, no estarías leyendo este libro. Mi función en la consecución de tu objetivo creo que consiste en indicarte la dirección correcta. No dudo en absoluto de tus posibilidades para cambiar, ya que sé por propia experiencia que la gente lo consigue cuando desea de verdad el cambio.

Hace poco, mientras reordenaba unos papeles, me encontré con un artículo que había recortado del *New York Times* y que ya estaba un poco amarillento. Era del 12 de agosto de 1971 y se titulaba: «Médico carnívoro de 230 libras convertido en vegetariano de 175 libras». El artículo aparecía en la sección de Gastronomía-Moda-Hogar del periódico y estaba firmado por Raymond A. Sokolov, que entonces era comentarista de la sección culinaria del *Times*. Hablaba de un médico que residía en la Virginia rural y que tras dejar los alimentos de origen animal, a excepción de los derivados lácteos, había aumentado su energía, bienestar y salud en general. Aparecía una fotografía del médico tomada en la cocina de su casa mientras preparaba maíz fresco. Tenía una poblada barba negra, llevaba vaqueros y camisa de trabajo y su aspecto denotaba satisfacción. Junto a la fotografía se detallaba la receta para una densa sopa de maíz con leche y mantequilla junto a otra para elaborar un guiso de cebada y verduras que necesitaba un cuarto de taza de aceite de cacahuete. Según el artículo, el estudio de la conciencia humana le había llevado a experimentar con el yoga y la meditación y «puesto que el yoga requiere una dieta vegetariana, había tenido que dejar de comer carne para no caer en incongruencias. Desde entonces era vegetariano, para asombro de sus amigos, que lo recordaban como un voraz consumidor de carne y una persona gorda en sus tiempos de Harvard... Tras un año con la nueva dieta bajó de 230 a 175 libras y sus constantes resfriados y alergias se desvanecieron...».

Mi barba ya no es negra y no he sido capaz de mantener el peso en 175 libras. De hecho, sigo siendo vegetariano (he comido pescado durante los últimos veinte años), pero ahora he dejado de preparar esas densas sopas con leche y mantequilla, y de emplear aceite en tales cantidades; ni tan siquiera cocino con aceite de cacahuete. Creo que con los años me he vuelto más sabio y puedo decir que, en general, me siento mucho más feliz ahora que cuando tenía veintinueve años.

Aquel año marcó una línea divisoria en mi vida. En julio de 1970 dejé un trabajo frustrante en el Instituto Nacional de Salud Mental y abandoné la medicina profesional para escribir mi primer libro,* razón por la cual adopté un montón de cambios en mi forma de vida aparte de dejar de comer carne. Por primera vez viví solo en un entorno natural bastante apartado de una gran ciudad. No tenía que ir a la oficina, ni cumplir con ninguna obligación. Comenzaba el día sentándome a hacer meditación todo el rato que podía aguantar, lo cual no era demasiado por aquella época. Daba largos paseos por el bosque, practicaba posturas de yoga por las tardes, escribía y leía sobre diversos temas que me interesaban, desde chamanismo indígena a hongos u otros alimentos silvestres. En agosto de 1971, me aproximé a otra transición importante en mi vida. El artículo del *New York Times* también decía: «El doctor Weil viajará a la selva amazónica este otoño para realizar una prolongada visita a algunas tribus primitivas con una beca del Institute of Current World Affairs (Instituto de Asuntos Mundiales de Actualidad), una fundación neoyorquina».

---

* Para las notas numeradas, véase las notas bibliográficas al final del libro, págs. 371–387 (*N. del E.*).

Disfruté de esa beca entre 1971 y 1975, y aquellos viajes quedaron plasmados en un trabajo anterior. En otro libro, *La curación espontánea,* describo mi búsqueda de un chamán en Colombia durante ese período y explico cómo mis estudios de etnobotánica y medicina en Harvard me llevaron a querer descubrir el bosque tropical, conocer sanadores indígenas e intentar comprender la fuente de la curación. De hecho, quería aprender a ayudar a las personas a estar sanas y a mantener la salud sin necesidad de emplear los métodos agresivos y supresores de la medicina convencional, así que pensé que el conocimiento que me hacía falta lo encontraría en las remotas montañas y selvas, alejadas de las aulas y clínicas. Tracé un plan que consistía en viajar hasta el sur de México y aprender español, con el propósito de dirigirme después a Colombia, Ecuador y Perú donde conviviría con los indios y aprendería sus conocimientos sobre las plantas y la curación.

Sabía que el viaje sería difícil pues, cuando tomé esta decisión, no estaba preparado en absoluto, ni física ni mentalmente, para poner en práctica una aventura de este tipo. Había crecido en un barrio residencial de Filadelfia con pocas posibilidades de contacto con la naturaleza, y menos aún con la selva. Me marché de Filadelfia para ir a estudiar a la Universidad de Boston y después concluí mis prácticas como interno en San Francisco: más experiencias urbanas de puertas adentro. No me sentía demasiado cómodo en el exterior. Los insectos me irritaban y no soportaba el sol, ya que tenía la piel muy blanca y nunca conseguía ponerme moreno; sólo me quemaba. Esto lo aceptaba como un rasgo hereditario que nunca desaparecería. Aunque era capaz de concentrarme lo suficiente para sacar bien los estudios, me sentía inquieto, era susceptible al aburrimiento y me moría de ganas de distraerme. Se me podía definir como una persona sedentaria, odiaba el ejercicio y, puesto que además me gustaba comer, tenía exceso de peso. Mi dieta era irregular y poco consciente. Comía cualquier cosa en grandes cantidades, incluidos alimentos con alto contenido en grasa. Por otro lado, era consumidor habitual de alcohol y Coca-Cola.

Aunque no parecía tener ningún problema importante de salud, sabía por mi manera de resoplar y jadear cuando subía las escaleras que mi estado cardiovascular no era bueno. Tenía alergia al polen, sobre todo en verano, y también reacciones alérgicas a ciertos medicamentos y a algunos alimentos. A veces me salían urticarias sin motivo aparente y de vez en cuando padecía terribles migrañas.

Así pues, estaba claro que me hacía falta cambiar si quería partir por mi cuenta con destino a tierras y pueblos desconocidos en los Andes y en la cuenca del Amazonas. Muchos de mis amigos no podían imaginarse siquiera que me lanzara a algo tan atrevido, pero yo estaba decidido a hacerlo, pues pensaba que era la única manera de convertirme en un verdadero médico, en uno que pudiera trabajar con el poder sanador de la naturaleza. Ahora, cuando pienso en todos los cambios que hice durante el año anterior a mi marcha, no tengo la impresión de que me resultaran duros, a pesar de que me vi obligado a abandonar hábitos de toda una vida y a adoptar nuevas formas de ser. Mis recuerdos de ese año incluyen mucha diversión y descubrimientos junto con la sensación gratificante de la realización. Cuando contemplo fotografías anteriores y posteriores de mí mismo, me quedo asombrado del cambio que experimenté. No sólo perdí peso y me dejé la barba, sino que también me volví consciente de mi fuerza y flexibilidad. Me sentía mucho más a gusto conmigo mismo y con la naturaleza y, de forma casi milagrosa, incluso me vi capaz de tenderme al sol y broncearme por primera vez en mi vida. Las alergias y los dolores de cabeza desaparecieron, por lo que cuando llegué al sur de México, me sentía mejor que nunca: lleno de energía y dispuesto a sumergirme en aguas desconocidas.

Mi difunto amigo y mentor, Norman Zinberg, un psicoanalista de Harvard, conservaba esa foto mía del *New York Times* y una más reciente para rebatir las opiniones de quienes decían que la gente no puede cambiar de modo permanente. Su profesión tenía que ver con prestar ayuda a los pacientes para que abandonaran modelos disfuncionales de pensamiento y de conducta, una labor nada fácil. Como médico y director de un programa universitario de medicina integrativa, me encuentro ahora en la misma situación. Los pacientes me vienen contando calamidades y en vez de ofrecerles curas milagrosas, les digo que deben cambiar su dieta, hábitos de ejercicio, la forma de enfrentar al estrés e, incluso, la respiración. Por fortuna, los que acuden a mí se han seleccionado a sí mismos. Comparten conmigo la filosofía de la salud y la sanación y están sumamente motivados para asumir la responsabilidad de su bienestar. Buscan consejos para saber qué hacer y, una vez que lo obtienen, actúan en conformidad. Por desgracia, la mayoría de los médicos tienen que tratar con pacientes que no están tan motivados y que buscan remedios rápidos, ya que prefieren tomar un medicamento recetado por el doctor que cambiar de conducta.

Pero sé por mi experiencia como médico que muchas de las quejas habituales que se plantean en nuestros días responden mucho mejor a ajustes sencillos en el estilo de vida que a las medicinas. Desde luego puedes medicarte de un modo regular con calmantes si eres propenso a los dolores de cabeza, con antihistamínicos si tienes alergias, con antiinflamatorios si tienes artritis o con sedantes si no puedes dormir, pero, cuánto más preferible no sería solucionar estos problemas modificando la dieta y los patrones de actividad y descanso y empleando remedios naturales. El Programa de Ocho Semanas presentado en este libro te ofrece toda la información para conseguir eso y más. Reforzará y protegerá el propio sistema curativo de tu cuerpo, que es tu mejor defensa contra la enfermedad, contra el estrés de la vida moderna y contra las agresiones de un entorno tóxico.

No pretendo restar importancia a la dificultad que entraña esta transformación. La inercia es la resistencia al movimiento, a la acción o al cambio. Igual que los cuerpos físicos en reposo tienden a permanecer en reposo, mientras los que están en movimiento tienden a permanecer en movimiento, siempre en línea recta a menos que acusen la acción de fuerzas externas, los cuerpos humanos se resisten a cambiar. La inercia es una característica general tanto de las cosas vivas como de las no vivas. Si alguna vez has intentado modelar un bloque de arcilla fría o la masa del pan, habrás visto la constancia y esfuerzo que se necesitan para que se vuelvan manejables y dúctiles. En estos casos la fuerza externa proviene de esas diestras manos, con experiencia en trabajar la arcilla y la masa y superar su inercia.

Muchas personas quieren rehacer su vida pero no pueden imaginarse cómo conseguirlo sin ayuda externa. Sólo con que unas manos ejercitadas aplicaran la fuerza necesaria para darles el empujoncito que necesitan para ponerse en marcha, lo conseguirían, pero, por sí solos, se mantienen en las rutinas habituales. La respuesta a este problema común es la motivación. Esta palabra deriva de la forma latina del verbo «mover». Si estás motivado para procurarte una mejor salud, lo único que necesitas es conseguir información práctica. El Programa de Ocho Semanas es un plan completo con el que podrás alcanzar tu objetivo. Si estás motivado para leer este libro e iniciar el programa, no necesitas más ayuda externa.

Permíteme que comparta contigo algunas observaciones sobre el poder de la motivación para romper incluso con uno de los hábitos más pertinaces e insalubres: la adicción a las drogas. A lo largo de los años, he trabajado con mucha gente que pugnaba contra su conducta adictiva: fumadores, bebedores, consumidores compulsivos de cocaína, heroína, café y chocolate (así como jugadores, comilones o consumidores compulsivos). He aprendido que cualquier adicción se puede superar si las personas están motivadas para hacerlo. Incluso la adicción a una sustancia como la heroína, una droga «dura», se abandona con facilidad cuando los consumidores desarrollan la motivación suficiente para dejarla. El problema, por supuesto, está en que los terapeutas y los programas no son capaces de meterles la motivación en la cabeza, y muchos adictos, a pesar de apuntarse a programas o acudir a terapias, en realidad no quieren dejar su hábito, por mucho que digan.

La adicción al tabaco es la causa más común de enfermedad grave, susceptible de ser evitada, en nuestra sociedad. Como médico, a menudo estoy en condiciones de intentar convencer a los fumadores de que tienen que intentar romper con su adicción; como investigador de las drogas y del abuso de drogas, sé que los cigarrillos son la sustancia más adictiva del mundo. Sin embargo, he conocido a mucha gente que lo deja con éxito y pasa siempre. ¿Cómo lo consiguen?

Muchos fumadores empedernidos lo han intentado sin éxito en una o dos ocasiones antes de conseguirlo finalmente. Algunos dicen que durante sus primeros intentos experimentaron un intenso malestar físico y psicológico, pero que cuando por fin lo dejaron, no les supuso ninguna lucha. Un hombre me explicó que un día se despertó, buscó el primer cigarrillo de la mañana y de repente se quedó mirando sus dedos manchados y el cenicero sucio como si los viera por primera vez. En ese momento comprendió que había llegado al límite. Lo dejó sin que le supusiera esfuerzo alguno y desde entonces no ha vuelto a fumar. «Lo comprendí, y no me resultó difícil. Supe que no volvería a fumar».

¿Qué nos revelan estas historias sobre la posibilidad de cambiar de conducta? Mi interpretación es que la clave está en la motivación: cuando se llega a un punto crítico, superar incluso la adicción a la droga más dura puede resultar fácil. Pero la manera en que nuestra motivación evoluciona hasta llegar a ese estado no es sencilla ni obvia.

Las investigaciones sobre la adicción al tabaco indican que el hecho de intentar dejarlo es el mejor pronóstico del éxito final, incluso si ese intento preciso no da resultado. Por ese motivo, siempre les pregunto a los fumadores que vienen a verme si han intentado dejarlo alguna vez, y les insto a fijar una fecha para intentarlo, lo que significa comprometerse a cambiar de conducta y da la medida de su motivación; si se consigue o se fracasa, eso es menos importante que el hecho de haberlo probado. Aunque se vuelva a fumar al cabo de una semana, el esfuerzo no deja de tener mérito. De hecho, el esfuerzo aumentará la reserva de motivación que un día será suficiente para iniciar el cambio repentino que permitirá dejar los hábitos sin excesivo desvelo. Tal es el poder de la motivación, aunque debe surgir de uno mismo. Seas terapeuta, asesor, amigo o familiar de un adicto, lo único que puedes hacer es darle buenas razones para cambiar de conducta, además de apoyo y ánimo.

Este libro trata simplemente del cambio de conducta. Probablemente no seas un adicto a las drogas, pero quizá tengas otros hábitos que elevan el riesgo de que contraigas una enfermedad y te impiden experimentar una salud óptima. Quizá te gusten los alimentos con un alto contenido en grasa y no comas verduras, o tal vez nunca hagas ejercicio y tomes demasiado café. También puede ser que tus relaciones no te satisfagan, o vivas abrumado por la angustia o la depresión. Ahora bien, puedes cambiar de conducta para protegerte y reforzar las capacidades curativas naturales de tu cuerpo y, puesto que estás leyendo este libro, sé que ya estás motivado para hacerlo.

Yo era una persona sedentaria y alérgica, con exceso de peso, que anhelaba distracciones y se sentía incómoda al entrar en contacto con la naturaleza, pero fui capaz de alterar por completo mi forma de ser con relativa facilidad porque *quería de verdad hacer algo que exigía que yo cambiara*. Sabía que no podía iniciar el viaje a Sudamérica tal y como era entonces; mi deseo de llevarlo a cabo me inspiró a trabajar sobre mí mismo, y ese deseo me importó más que las ventajas que me reportaban mis modelos establecidos de vida.

Este es un punto importante. Si simplemente condenas una conducta no deseada sin reconocer lo que obtienes al dejarla, tal vez no seas capaz de abandonarla, por mucho daño que te produzca. Para poder cambiar de conducta y tomar una decisión al respecto, debes tener claro la satisfacción que te reporta esa conducta así como lo que te está costando. Usemos de nuevo el ejemplo de fumar. Es muy fácil verlo sólo como un hábito despreciable, poco saludable, sin ningún aspecto recomendable, pero a un fumador los cigarrillos le proporcionan placer, alivio de la tensión nerviosa, una mejor concentración y sensación de bienestar, aunque sea temporal. Una mujer lo explicó de la siguiente manera cuando aún se encontraba luchando contra su adicción: «Los cigarrillos son mis amigos o tal vez debería decir mis amantes. Mi relación con ellos es muy íntima y la idea de no volver a disfrutar de ellos me desconsuela como si fuera a perder a mi amante». Para dejar de fumar tendría que recibir un estímulo lo suficientemente grande como para compensar esa pérdida.

Pues bien, es obvio que el miedo puede ser un importante motivador. La amenaza de muerte inminente consigue que la gente deje de fumar en el acto, sin importar que los cigarrillos sean sus «amigos» o «amantes». La posibilidad de un divorcio puede llevar en último término a los cónyuges a mejorar la calidad del tiempo que pasan juntos. El miedo a tener que abandonar la universidad puede motivar a un estudiante a aplicarse y estudiar. Por lo tanto, evitar el desastre puede ser una compensación más adecuada de cara a abandonar un hábito estimado o un modelo de comportamiento profundamente arraigado. Sin embargo, en el ejemplo que doy, extraído de mi propia experiencia, la recompensa no era evitar un resultado negativo sino, más bien, disfrutar de un resultado positivo: conseguí embarcarme en mi aventura latinoamericana y viví experiencias maravillosas que no cambiaría por nada.

Aunque reconozco la eficacia del miedo para facilitar un cambio de conducta, creo que buscar un refuerzo positivo (una recompensa de la que disfrutar) es mejor que procurar el refuerzo negativo (evitar algo que no quieres experimentar), porque la investigación nos demuestra que el refuerzo positivo es mejor para *mantener* una nueva conducta. Si el miedo es tu motivador, una vez que éste se atenúa, también se atenúa la motivación. El miedo además puede paralizarte, impedirte todo movimiento. Prometo que no te asustaré para que sigas mi Programa de Ocho Semanas. En vez de eso, te describiré las verdaderas recompensas que te esperan si lo concluyes y lo incorporas como parte de tu vida.

Como advertirás, tampoco te pediré que dejes muchas cosas. No te pediré que dejes de comer carne o de tomar café o alcohol, ni diré una sola palabra sobre dejar de fumar. Tampoco tendrás que dejar el sexo o el chocolate si sigues este programa. Lo único que te voy a pedir es que incluyas conductas positivas, que refuerces y amplíes hábitos que probablemente ya practicas, hábitos de alimentación, ejercicio físico, respiraciones, que emplees tu mente y alimentes tu espíritu. Dejaré en tus manos la opción de moderar o eliminar cualquier conducta poco saludable. A medida que seas más consciente del sistema curativo de tu cuerpo y tu responsabilidad de protegerlo, creo que lo decidirás con naturalidad, sin forzar el cambio.

Para resaltar la posibilidad de cambio en la gente, me gustaría citar algunas cartas que he recibido. La primera es de T. J. de Minnesota:

Hace seis años (ahora tengo veintisiete), los médicos me diagnosticaron esa horrible enfermedad que empieza por C, y me sonó como una sentencia de muerte. (Era cáncer de huesos.) Decidieron que ellos eran las autoridades y yo la víctima, por lo que el único camino posible a seguir era el suyo. Salí de la consulta para no volver jamás y empecé a montar en bici (unas 500 millas a la semana), a correr (unas 60 millas a la semana) y a comer fruta fresca, zumos y cereales integrales... nada más. Es una pena que no haya más gente que reconozca lo que un poco de libre determinación y el empleo del subconsciente puede hacer para devolver la salud a una persona. Dentro de seis semanas me licenciaré en educación física y fisiología, además de obtener una diplomatura en psicología. Espero trabajar en el desarrollo de programas que ofrezcan a otras personas vías alternativas para recuperar la salud y la integridad física. De gran inspiración fue saber que existen médicos que creen que la curación puede venir de dentro de la persona, no meramente de ellos. ¿Qué distancia hay de Minnesota a Arizona? Creo que iré en bici hasta allí una vez que me haya licenciado para vivir en un clima que les guste un poco más a mis articulaciones.

La carta siguiente es de Barbara Levy Daniels, abogada de Williamsville, Nueva York:

Soy una mujer sana que ha llegado a la cincuentena y que ha pasado los últimos doce años buscando asesoramiento médico por una enfermedad de tipo reumático. Sin embargo, cada vez que lo intentaba, los médicos occidentales me decían que tenía artritis reumatoidea y que el tratamiento más efectivo era la medicación antiinflamatoria. Pero eso no conseguía aliviar mis articulaciones hinchadas ni mi intensa fatiga.

Con los años se hizo evidente que la mayoría de los médicos no tenían ni idea de cómo ayudarme, aparte de darme medicinas. Nunca me hablaron de dietas, vitaminas ni ejercicio físico.

Ahora he eliminado de mi alimentación los derivados lácteos, los edulcorantes artificiales, la cafeína y las frutas ácidas, y sigo una dieta vegetariana. He seguido su sencilla fórmula vitamínica y me he sometido a varios tratamientos de acupuntura. Practico ejercicio cada día y una vez al mes acudo a una sesión con un masajista.

He seguido esta rutina durante cinco meses más o menos y me siento mucho mejor. La fatiga matinal prácticamente ha desaparecido al igual que el dolor en múltiples articulaciones. Vuelvo a sentirme como antes.

Si fueran más los médicos que trabajaran de esta manera, los costos de la atención sanitaria se reducirían considerablemente.

Y la siguiente es de Shelley Griffith de Massena, Nueva York:

Después de la trágica muerte (suicidio) de mi hijo de veinte años, me sumí en un ritmo de vida que mandó mi salud por la ventana. Entonces, mientras buscaba una guía que me ayudara a obtener un físico saludable, encontré su libro por casualidad. Y ¡premio! (¡Ah!, por aquellos días me visitaba un médico convencional y no volveré más.) Sus sistemas para elevar la conciencia son tan adelantados con respecto a la estéril metodología occidental, nada espiritual, que cualquiera con una mínima visión de conjunto tomaría nota. En definitiva, que empecé a acudir a lugares en los que encontraba energía espiritual: estuve en retiros, visité lugares sagrados y participé en ceremonias curativas. Eso me aportó la capacidad de renunciar al dolor que había impregnado tan profundamente mi cuerpo físico. Necesitaba el Programa de Ocho Semanas para desprenderme de la toxicidad acumulada. Empecé a poner flores en las habitaciones, suprimí todos los aceites vegetales, compré aceite de oliva y adquirí la costumbre de cocinar con ajo (fácil para mí ya que soy ítalo-francesa). También tomé por costumbre frecuentar el establecimiento de productos dietéticos para adquirir harinas, cereales y legumbres orgánicos. Rebajé la cantidad de proteínas animales y comencé a beber té verde. Tomo equinacea y practico ayunos de noticias. La respiración profunda casi ha conseguido eliminar mi dolor, aflicción y angustia. La depresión ha aminorado considerablemente, he bajado de peso, el dolor de pecho ha desaparecido y mi sistema circulatorio ha recuperado el equilibrio. También tomo algunos de los tónicos que usted recomienda, especialmente jengibre y dong quai. Estoy aprendiendo todo lo que puedo.

Desde que se publicó el libro por primera vez, miles de personas han realizado el Programa de Ocho Semanas completo y han seguido aplicándolo después. Muchas de ellas comenzaron el proceso en Internet, donde www.drweil.com sigue ofreciendo «Mi Plan de Salud Total» (My Optimum Health Plan, MOHP), una manera muy popular de participar en línea con los demás y seguir las distintas fases del programa. He recibido cartas de gente de todo el mundo en la que explican su éxito, y también la sensación de vacío cuando llegó el fin de las comunidades virtuales de las Ocho Semanas. A continuación puedes leer dos ejemplos recientes:

Jen Mosaic, una escritora de Mendocino, California, dice

que el programa ha afectado su vida en todos los aspectos, sin excepción:

Antes, siempre pensaba en la alimentación saludable como una negación: si no como carne roja, si no como alimentos grasos, entonces mi alimentación es saludable. El plan me enseñó una manera más positiva de pensar en la comida. Tiene más que ver con adoptar las cosas buenas —las frutas y vegetales, los antioxidantes, las grasas buenas— que con evitar lo malo.

Junto con la dieta, tomo suplementos, incluido el refuerzo inmunitario a base de hongos y astrágalo. Solía enfermarme una vez al mes. Ahora suele ser más bien una vez al año, como mucho. Empezar a hacer ejercicio fue otro cambio importante. La verdad, antes no hacía nada, pero ahora intento caminar cada día durante cuarenta y cinco minutos, balanceando los brazos al tiempo que ando. Lo llamo el Paso Weil. Cuando hace mal tiempo, utilizo un video que es una especie de combinación de danza y caminar, y de verdad funciona bien. Suelo tener dolores de espalda, así que me he tomado el yoga en serio. Cuando tengo ataques, es lo que de verdad me sirve. También tengo problemas respiratorios. De niña tuve asma, y mi madre murió de enfisema. El doctor Weil recomienda poner por escrito la historia familiar, y así lo hice, y decidí concentrarme en la respiración mediante los ejercicios. ¡Qué diferencia! Ahora me siento tan viva, y buena parte de ello lo atribuyo a la respiración.

Espiritualmente, ahora me considero budista. La meditación, el yoga, los ejercicios de respiración, todos encajan en esa tradición, y todo ello lo he iniciado gracias al doctor Weil. Toda la vida había estado en una búsqueda espiritual; el budismo es lo que tiene más sentido para mí.

Hay dos cosas importantes que quiero recalcar. En primer lugar, siento que uno de los mayores dones que he recibido es la capacidad de transmitir todo esto a mi hija. Cuando ella estaba aquí en mi casa, hacía muchos de los ejercicios y acabó asimilando la filosofía y, por supuesto, se alimentaba de esta manera. Ahora que se encuentra en la universidad, está claro que el cambio es permanente. Me llama constantemente por teléfono y dice, «La comida del colegio mayor es asquerosa. ¡Esta tarde me voy a comprar algo más orgánico!»

Además, como crecí en una familia con numerosas disfunciones, nunca creí que estuviera bien cuidar de mí misma. Nunca se me habría ocurrido a mí cortar flores para casa, para disfrutar de ellas. Me educaron para que pensara que eso era egoísta. Pero el doctor Weil me enseñó que no puedes dar a los demás si te sientes desgraciada el día entero. Sólo cuando te cuidas a ti misma puedes tener energía, buen talante y salud para ocuparte del resto del mundo. Comprender eso, para mí fue un milagro.

Maya Smith, maestra de preescolar en Toronto:

Cuando cumplí cincuenta años, pasé por una etapa en mi vida en la que podría decirse que me sentía desconectada en cierto modo. Tenía exceso de peso y estaba llena de granos a causa de la rosácea. Fui a almorzar con unos amigos, y alguien tomó una foto. Cuando me dieron una copia de la foto, pensé, *santo cielo, quién es esta persona, tengo un aspecto terrible, ¿qué ha sucedido aquí?* No sólo no me gustó lo que vi físicamente sino que mis ojos parecían vacíos, como si no tuviera espíritu. Supongo que había estado tan ocupada con otras cosas que me había abandonado un poco.

Mi preocupación no era una cuestión de vanidad. Mi padre había muerto de un ataque al corazón a los cincuenta y dos años, y mi hermano había muerto por las complicaciones de una diabetes a la edad de sesenta y tres. Mi madre además tiene muchos males crónicos como artritis y diverticulosis. Quería envejecer sintiéndome sana y sintiendo que controlaba mi vida.

Bien, por aquella época salía a pasear al perro —un perro grande— y en una ocasión se chocó conmigo y me rompí una pierna. Mientras hacía terapia de rehabilitación, empecé a leer muchos libros y a investigar en Internet, y me enteré de que existía *Salud total en ocho semanas*. Se ocupaba de todas las áreas que yo quería cambiar. Seguí el programa semana a semana y he continuado con el programa desde entonces.

Durante los dos siguientes años, perdí más de quince kilos sin hacer dieta alguna. Este año voy a cumplir sesenta años, y no he recuperado nada de peso gracias a que sigo las recomendaciones del doctor Weil. Creo que estoy más joven con sesenta años que con cincuenta. Mi rosácea ha desaparecido. Tengo mucha más energía. Pasé la menopausia sin medicamentos; no fue ningún problema, en absoluto, ni siquiera tuve sofocos. Soy miembro de la Sociedad Taoísta de Tai Chi, y paseo mucho al perro para que los dos hagamos ejercicio. Hace poco fui a hacerme un examen de los huesos, ¡y dijeron que tenía los huesos de una veinteañera!

En lo referente a la dieta, rebajé el consumo de carne, de productos lácteos y de pasta. Mi familia empezó a comer más frutas y verduras, productos de soja, cereales integrales, aceite de oliva, salmón; todo lo que aparece en el libro. De hecho ha sido maravilloso para todos nosotros. Mi marido es el cocinero de la familia. Prepara el 90 por ciento de las comidas, y a todos nosotros, incluidos mis hijos mayores, nos gusta comer bien. Creo que buena parte del problema era ingerir demasiada pasta y carbohidratos refinados; ahora comemos pasta integral tal vez una vez a la semana. Por lo general sigo los consejos del Dr. Weil en lo referente a los suplementos.

Vivimos en los alrededores de Toronto, donde el invierno es una estación larga. Recibimos con ganas la primavera y nos encanta tener tulipanes y narcisos en macetas en la casa y, más tarde, cortamos flores del jardín y de los campos próximos. O sea que nos gustan las flores y hacemos el esfuerzo de tenerlas en casa. El libro contiene muchos buenos consejos para manejar el estrés, los cuales he aprovechado bien.

Participo bastante en los tableros de mensajes de www.drweil.com y he conocido allí gente maravillosa, de ideas afines. Una persona incluso viajó desde Chile a Toronto, y pudimos conocernos en persona. También mantengo contacto regular vía correo electrónico con otra gente.

Lo que me gusta del plan es que es un proceso que se da paso a paso, y cada paso tiene algo que te hace sentir bien; no es que tuvieras que esperar ocho semanas para obtener resultados. Mientras lo hacía, y también después, sentía como encontraba todo un equilibrio: los aspectos físicos, mentales y espirituales. Cambió mi persona. Me siento genial y controlo mi vida. Estoy verdaderamente agradecida al doctor Weil.

Lo que intento conseguir con las páginas que leerás a continuación son tres cosas. Primero, quiero compartir contigo mi visión del sistema curativo de nuestro cuerpo y animarte a confiar en él en todas las cuestiones relacionadas con tu salud. Segundo, deseo convencerte de la importancia de desarrollar un estilo de vida sano y la posibilidad de hacerlo con suma rapidez y facilidad. Y tercero, pienso hacerte sugerencias muy específicas sobre esos aspectos del estilo de vida que considero más importantes para la salud y la sanación. Sé que no puedo motivarte para que emprendas el Programa de Ocho Semanas —eso es algo que debes hacer tú—, pero puesto que ya has llegado hasta aquí, me permito creer que estás interesado en continuar, así que doy por supuesto que ahora quieres saber qué implica avanzar y cómo hacerlo.

2
Visión general de la salud
y la curación

La salud es totalidad y equilibrio, una flexibilidad interior que te permita afrontar las exigencias de la vida sin sentirte abrumado. Si cuentas con ese tipo de flexibilidad, podrás experimentar las inevitables interacciones con gérmenes sin sufrir infecciones, estar en contacto con alérgenos sin tener alergias y aguantar la exposición a carcinógenos sin contraer cáncer. Una salud óptima debería aportar también sensaciones de fortaleza y alegría, de modo que pueda experimentarse como algo más que la ausencia de enfermedad. He diseñado el Programa de Ocho Semanas para guiarte hasta esa experiencia y mostrarte la forma de mantenerla.

Una salud perfecta no es posible: cuidado con las personas y los productos que la prometen. La salud es un estado de equilibrio dinámico y temporal destinado a agotarse conforme cambian las condiciones, aunque la mayoría de las perturbaciones no tienen por qué ser generales. La cuestión es que la salud no es estática: es normal perderla periódicamente para poder regresar a ella en mejores condiciones. Cada vez que el equilibrio del cuerpo se desbarata, tu sistema curativo intenta restablecerlo. En otras palabras, la curación es un proceso automático, activado por cualquier irregularidad en la salud. Cuando te haces un corte en el dedo, por ejemplo, no tienes que rezar para que la herida se cure, ni que buscar un especialista en curar dedos. Si la herida está limpia y no existe ninguna enfermedad crónica subyacente, el corte se cura solo. Esto no es más que un ejemplo de curación espontánea, promovido por el sistema curativo.

El sistema curativo es un sistema funcional del cuerpo, no un componente estructural como el sistema nervioso o el sistema musculoesquelético. La medicina occidental hace mayor hincapié en la estructura que en la función, y por ello los médicos convencionales aprenden mucho sobre los sistemas estructurales del cuerpo y menos sobre los funcionales. Por supuesto, en algunos casos —digestión y circulación, por ejemplo— la estructura y el funcionamiento son sinónimos, pero, puesto que el sistema curativo no es claramente correlativo con ningún conjunto de estructuras corporales, no se puede ofrecer un dibujo lineal de él como del sistema digestivo. La función curativa depende de la actuación de todos los sistemas que conoce la medicina occidental, pero también aprovecha la mente y otros componentes no físicos de nuestros seres.

Para apreciar las diferencias entre la noción del cuerpo como conjunto de estructuras asociadas y su percepción como conjunto de funciones interdependientes, no hay más que contrastar la ciencia médica oriental con la occidental. La medicina china tradicional se desarrolló hace miles de años en una cultura sofisticada que fue pionera en el descubrimiento y uso metódico de plantas medicinales e inventó una modalidad terapéutica única —la acupuntura— que ahora se practica ampliamente en todo el mundo. Por motivos culturales diversos —uno de ellos el que la disección de un cuerpo muerto fuera algo inconcebible—, la medicina china se desarrolló sin un conocimiento detallado de la estructura interna del cuerpo humano. En su lugar, se concentró en identificar las funciones corporales y en poner en claro las relaciones entre ellas.

Una función clave, identificada hace mucho por la ciencia médica oriental, es la *defensa*, es decir, la necesidad y capacidad del cuerpo de defenderse contra las amenazas a su equilibrio, sean físicas, emocionales o energéticas. Tras advertir y estudiar las capacidades defensivas del cuerpo, los doctores chinos exploraron el mundo natural para encontrar maneras de mantenerlas y reforzarlas, y descubrieron unas cuantas, incluida la administración de remedios elaborados con hierbas. Entre estos remedios se encuentran el ginsén, el astrágalo y varios hongos que crecen en árboles, como el *Ganoderma lucidum* (conocido por los chinos como *ling chih* y por los japoneses como *reishi*).

Los médicos chinos sabían muy poco de la naturaleza de los órganos que la medicina occidental considera hoy parte integrante del sistema inmunitario; no relacionaban las amígdalas, los adenoides, los nódulos linfáticos, el apéndice, el timo y el bazo con la esfera defensiva de funcionamiento del cuerpo; pero esa falta de conocimiento anatómico no entorpecía su habilidad práctica a la hora de mejorar la salud de sus pacientes. Por otro lado, aunque los médicos occidentales describieran la naturaleza estructural de los órganos inmunitarios, el conocimiento de sus funciones no lo han conocido hasta hace poco; durante buena parte del siglo XX, calificaban la mayoría de esos órganos como «atrofiados», «sin función» o «sin importancia». Incluso a fines de los años sesenta, cuando yo era estudiante en la facultad de Medicina de Harvard, era una práctica común que los cirujanos extirparan las amígdalas y los adenoides a los niños que padecían episodios frecuentes de amigdalitis. A esto hay que añadir, que muchos de los pacientes que hasta hace bien poco ingresaban en el hospital para someterse a cirugía abdominal —extirpación de la vesícula o del útero, por ejemplo—, se les extraía el apéndice de manera rutinaria, incluso sin su consentimiento; a menudo no descubrían que las extirpaciones habían tenido lugar hasta que les pasaban la factura.

En los años cincuenta, los médicos de los principales centros sanitarios dañaban imprudentemente con rayos X las glándulas del timo de los niños. Estos médicos se inventaron una enfermedad nueva que afectaba a todos los niños, la hipertrofia tímica, que dictaminaban curable mediante la contracción de la glándula con tratamientos de rayos X. Pero un órgano hipertrófico es el que tiene un tamaño demasiado grande, cosa que se puede observar en el timo durante la infancia porque ejecuta un trabajo vital para el desarrollo del sistema inmunitario: programar los linfocitos para que reconozcan los antígenos extraños. Sin embargo, en los años cincuenta, los médicos no comprendían esta función; pensaban que el timo era un órgano inútil y que el gran tamaño que mostraba en los niños indicaba algún proceso de enfermedad.

En este caso se evidencia claramente el contraste absoluto entre una visión funcional y una visión estructural del cuerpo humano. Así pues, mientras los médicos estructuralistas occidentales destruían negligentemente órganos inmunitarios, los funcionalistas orientales desarrollaban métodos prácticos para mejorar su función. En este sentido, las investigaciones sobre los efectos de los hongos medicinales chinos en animales y seres humanos han demostrado que estimulan la función inmunitaria. Un ejemplo destacado es el *Ganoderma* que aumenta la destrucción inmunitaria de las células cancerígenas y las células infectadas por virus, efectos que son especialmente deseables si tenemos en cuenta la relativa incapacidad de la medicina occidental para tratar con éxito el cáncer y las infecciones virales.

Si considero el cuerpo desde una perspectiva funcional, veo la defensa como un componente de una superfunción a la que llamo curación. En *La curación espontánea* intenté dar a conocer la noción del sistema curativo y sus múltiples operaciones, señalando, por ejemplo, que incluso en el plano más fundamental de la vida —la molécula de ADN que codifica la información genética y dirige todos los procesos celulares— es posible observar una capacidad inherente para reconocer las lesiones o el mal funcionamiento que permite eliminar la estructura dañada y regenerar la estructura intacta. Si una cadena de ADN está dañada —digamos, por un rayo ultravioleta energético del Sol—, la molécula identifica el punto de la lesión y lo repara, creando enzimas reparadoras específicas para hacer el trabajo. El sistema curativo opera desde ese nivel fundamental hasta el del simple corte en un dedo o en el terreno de lo mental, donde nos ayuda a adaptarnos a golpes emocionales. Opera de manera continuada, nos mantiene en buen estado de salud la mayor parte del tiempo, pese a todos los agentes de enfermedad y fuerzas de deterioro que nos rodean en todo momento, y está siempre disponible para ayudarnos a hacer frente a las serias amenazas para la salud en el momento en que éstas aparecen.

Para ilustrar el potencial de la curación —un tema que, por cierto, tanto la enseñanza como la investigación como las profesiones médicas convencionales pasan por alto—, en *La curación espontánea* presenté unos cuantos casos sobre mis experiencias con gente que había vivido impresionantes remisiones de enfermedades que habían puesto su vida en peligro: anemia aplásica y cáncer metastático de riñón, así como cuadros más comunes de artritis y dolor de espalda. Ahora bien, desde la publicación de ese libro, he reunido muchas más historias sobre curaciones, algunas de personas que activaron sus sistemas curativos siguiendo el tipo de recomendaciones presentadas en el Programa de Ocho Semanas que constituye el tema central de éste que presento ahora. Te volveré a contar algunas de esas experiencias a lo largo del libro para intentar motivarte a que emprendas el programa y lo sigas hasta el final: un estilo de vida nuevo y mejorado que aumentará tus posibilidades de disfrutar de una salud óptima hasta la vejez.

Por otro lado, continúo estudiando la bibliografía médica en búsqueda de evidencias de que mi profesión empieza a interesarse por este tipo de curación. Por ahora no veo más que indicios de cierto movimiento, aun así en el número de julio de 1996 de *Nature Genetics* he encontrado un notable informe que quiero compartir contigo.

Según un equipo de investigadores de la facultad de Medicina de la Universidad de Nueva York, Jordan Houghton, un muchacho de Michigan con una enfermedad mortal hereditaria del sistema inmunitario, que debería haber muerto a los cuatro años, seguía vivo y gozaba de una salud excelente a la edad de trece. Y no porque se haya sometido a un tratamiento médico, sino porque su cuerpo reparó de alguna manera los genes defectuosos que había heredado de sus padres. La enfermedad, conocida como insuficiencia de ADA (adomisina desaminasa) es poco habitual, se da aproximadamente en uno de cada millón de nacimientos y ya había acabado con la vida del hermano de ese paciente cuando tenía dieciocho meses. Los genes defectuosos no consiguen producir una versión apta de la enzima ADA, una enzima vital para la eliminación de sustancias que pueden envenenar células inmunitarias. Al carecer de esa defensa natural, el sistema inmunitario se ve debilitado, por lo que los niños con insuficiencia de ADA están expuestos a contraer terribles infecciones desde la infancia. Los médicos intentan administrarles inyecciones de esa enzima, someterlos a un trasplante de médula o bien aplicarles terapias agresivas de antibióticos para contener las infecciones.

Al igual que su hermano (muerto cuatro años antes de nacer él), Jordan se vio afectado por numerosas infecciones durante la infancia y creció lentamente. El examen de sus células sanguíneas mostraba con claridad que había heredado copias defectuosas del gen clave tanto de su madre como de su padre. No obstante, a los dos años, Jordan empezó a responder bien, a diferencia de su hermano, a la medicación convencional. No llegó a necesitar las inyecciones de enzimas ni el trasplante de médula y, hacia los cinco años, de repente empezó a evolucionar de forma muy positiva. Cuando apareció el artículo, era un adolescente activo y un estudiante que casi no se resfriaba. Algunas de sus células aún muestran genes defectuosos, pero en algunas sólo la copia heredada del padre es imperfecta, mientras que la de la madre es normal. El sistema curativo de Jordan logró reparar con precisión el gen de la madre, quizás sólo en una única célula sanguínea en un principio. Esa célula luego fue capaz de multiplicarse hasta que el cuerpo de Jordan pudo producir suficientes enzimas normales como para permitir que su sistema inmunitario funcionara correctamente.

¡Hablando de curación espontánea! Por supuesto, sucesos como éste son extremadamente raros, pero insisto en tenerlos en cuenta a la hora de intentar establecer una imagen del potencial completo del sistema curativo humano. Cuando pienso en males tan comunes como los dolores de cabeza, alergias, problemas de sinusitis, trastornos digestivos, dolor de espalda, angustia, encuentro que la curación es una norma más que una excepción. La mayoría de enfermedades se autolimitan. Llegan a su fin —del mismo modo que un dedo cortado se cura— porque el sistema curativo es capaz de ocuparse de la mayoría de los problemas y de restituir el equilibrio de la salud.

Cuando la enfermedad persiste, el sistema curativo está bloqueado, atascado o sobrecargado y necesita ayuda. El verdadero propósito de la medicina es facilitar la curación. El objetivo del tratamiento debería ser desbloquear el sistema curativo y permitirle cumplir con su trabajo. Por favor, no olvides en ningún momento la diferencia entre curación y tratamiento: el tratamiento se origina en el exterior, mientras que la curación viene del interior. Permíteme una cita de *La curación espontánea*:

> Supongamos que caigo enfermo de neumonía bacteriana, una grave infección en los pulmones, que pone mi vida en peligro. Voy a un hospital, me inyectan antibióticos por vía intravenosa, me recupero, me dan de alta y salgo curado. ¿Qué me ha curado? La mayoría de la gente, médicos y pacientes por igual, dirán que fue el tratamiento. Pero yo les invito a considerar una interpretación diferente. Los antibióticos lo único que hacen es reducir el número de gérmenes invasores hasta el punto en que el sistema inmunitario pueda tomar el relevo y acabar el trabajo. La verdadera causa de la cura es el sistema inmunitario, el cual es incapaz de realizar su trabajo debido a que ha sido avasallado por el enorme número de bacterias y sustancias tóxicas. El sistema inmunitario, por supuesto, es un componente del sistema sanador.
>
> Yo sostengo que la causa común definitiva de todas las curas

es el sistema sanador propio, se aplique tratamiento o no se aplique. Cuando los tratamientos funcionan, lo hacen porque activan los mecanismos sanadores innatos. El tratamiento, incluidos los medicamentos y la cirugía, puede facilitar la curación y eliminar los obstáculos que la impiden, pero tratamiento no es lo mismo que curación. El tratamiento se origina fuera de uno; la curación viene de adentro. Sin embargo, sería una estupidez negarse al tratamiento mientras se espera la curación.

El mejor tratamiento es el mínimo —el menos agresivo, el menos drástico, el menos caro—, el que con menos medios activa la curación espontánea.

Y la prevención siempre reemplaza al tratamiento en importancia. Tanto si el enfoque de la prevención es externo —desinfectar el agua para beber— o interno —tomar suplementos antioxidantes y tónicos naturales que potencien la inmunidad—, la prevención de la enfermedad es siempre más sencilla, menos cara y más segura que su tratamiento. Y es tan importante que debes aprender a ponerla en práctica. Puedes iniciar el Programa de Ocho Semanas por varias buenas razones —sentirte mejor, tener más energía y perder peso, por ejemplo—, pero el propósito fundamental es reducir los riesgos de morir y enfermar prematuramente reforzando la actuación del sistema curativo de tu cuerpo.

Un amigo mío, que está a punto de cumplir los cuarenta, hace poco se lamentaba de que se acercaba a la edad en la que el cuerpo se desmorona. «Creo que el cuerpo humano viene con garantía para cuarenta años —me dijo— y después de eso empieza a irse al carajo». Le contesté que pensaba que el cuerpo estaba ideado para un servicio considerablemente más largo, pero él me replicó que en su mundo las bajas entre sus contemporáneos eran muy numerosas. «Cada vez que suena el teléfono, me entero de alguien más a quien acaban de diagnosticarle un cáncer —continuó—. Y si no es cáncer, es alguna otra cosa que no quieres tener».

Sin duda muchos hombres y mujeres tienen su primer disgusto serio, con resultados desastrosos para la salud, al llegar a estas edades, pero creo que muchos de estos infortunios podrían prevenirse ya que se trata de enfermedades producidas por el estilo de vida que se ha llevado, producto de años de no comer inteligentemente, de no hacer el ejercicio adecuado y de no tratar al cuerpo y la mente de una manera que proteja el sistema curativo. En cierto modo, la lástima es que los cuerpos cuando son más jóvenes se muestren tan indulgentes: así, gente que aún no ha cumplido los veinte, o con veintipico o treinta y pocos pueden ingerir impunemente cantidades de comida rápida, usar estimulantes y tranquilizantes, trasnochar y abusar de sus cuerpos de todas las maneras en que nuestra sociedad parece estimular. Por lo tanto, lo que a mi entender sucede cuando te acercas a los cuarenta no es que la garantía se agote sino que vence el plazo de la factura. Es decir, los efectos acumulativos de los hábitos y patrones de vida poco saludables se ponen de manifiesto por primera vez, cuando la flexibilidad natural del cuerpo empieza inevitablemente a disminuir. Si la gente joven pudiera percibir de inmediato las consecuencias de su estilo de vida, estoy seguro de que la mayoría corregiría sus actos mucho antes. Lo cierto es que son muchas las personas que no encuentran ningún motivo para cambiar y, que al llegar a la edad madura, descubren sorprendidos que sus cuerpos «de repente» pueden fallar. De hecho, creo que la mayoría de los cuerpos están garantizados para alcanzar los ochenta años de servicio activo, relativamente libres de problemas, sólo con seguir los requerimientos básicos para un mantenimiento preventivo. He incorporado estos requerimientos al Programa de Ocho Semanas. Si estos conceptos primordiales se cumplen y los conviertes en parte de tu estilo de vida actual, reducirás enormemente el riesgo de caer en las trampas habituales que acaban por matar e incapacitar prematuramente a la gente, provocándole enfermedades cardíacas o cáncer, contraídos en la época que debería ser la mejor de la vida.

De cualquier modo, lo cierto es que cada uno de nosotros, tarde o temprano, tendremos que enfrentarnos a una crisis de salud, y muchos nos veremos obligados a ponernos en manos de médicos, hospitales y todos los artilugios de la medicina moderna. La cuestión es, ¿se producirá una crisis de este tipo y *cuándo*? Si conviertes el Programa de Ocho Semanas en parte de tu vida, tendrás más probabilidades de que el cuándo sea más tarde de lo esperado. Aun así, quiero decirte por qué creo que es importante tener prevista una crisis de salud y estar preparado para ello.

Un conocido mío, un escritor de cuarenta y pocos años, decidió por fin tomar alguna medida con respecto a las molestias digestivas que había padecido y pasado por alto durante casi dos años. Sufría de acidez continua, malestar estomacal, reflujo e intolerancias a alimentos y bebidas que antes era capaz de disfrutar. Pese a la insistencia de sus familiares y amigos, se negaba a ir al médico, vivía con la ayuda de antiácidos e intentaba que sus síntomas desaparecieran. Sólo cuando ya no fue capaz de tragar sin dificultad se decidió a visitar uno, y las noticias que no tardaron en darle fueron más malas que buenas. El examen endoscópico reveló una masa tumorosa cerca del extremo inferior de su esófago; una biopsia confirmó la sospecha de que era un cáncer, por lo que le propusieron que se operara de inmediato con objeto de extraer el tumor y comprobar su propagación. El cáncer de esófago es una de las formas de cáncer más difíciles de tratar; es muy poca la gente que lo padece y continúa viva cinco años después del diagnóstico.

En ese momento fui testigo una vez más de cómo se ponía en escena un drama desdichado y familiar. El paciente, que por supuesto estaba aterrorizado, se encontraba en el centro de la tragedia, en la cual, familia, amigos y profesionales de la medicina se presentaban con sus propios programas y sus propias ideas sobre lo que era mejor para él. Su hermana menor, instructora de yoga y vegetariana, le puso una dieta de alimentos crudos e intentó convencerlo para que fuera con ella a un centro de tratamiento alternativo del cáncer en México. Su esposa, hija de un cardiólogo, le prohibió hacerlo y le imploró que depositara su confianza en los oncólogos de la prestigiosa institución médica de Nueva York donde iba a someterse a la operación. Sus amigos lo bombardearon con recomendaciones sacadas de libros que hablaban de la curación. Uno le facilitó un tomo de filosofía taoísta con la advertencia de que debía leerlo antes de ser operado. Otro recogió información de Internet sobre tratamientos alternativos para el cáncer de esófago. Yo le dije que intentara encontrar un hipnoterapeuta que lo preparara para la operación, en concreto que le facilitara una cinta grabada con sugerencias de sanación de la que disponer en la sala de operaciones para poder oírla bajo los efectos de la anestesia. Pero sólo faltaban dos días para la operación y, ¿cómo iba a encontrar a un hipnoterapeuta a tiempo?

He descrito la escena como desdichada porque es imposible tomar decisiones sensatas en un caso de vida o muerte en medio de un tumulto así, y con tanta gente tirando de ti en direcciones diferentes. Este hombre iba a tener que decidir a toda prisa entre adoptar los tratamientos convencionales que los oncólogos le apremiarían a seguir tras la cirugía o ponerse en manos de terapeutas alternativos. Necesitaba buenos consejos que lo ayudaran a vivir con el diagnóstico que le habían dado, y que le enseñaran a comer y a emplear la mente para ayudar a su sistema curativo. Pero, ¿dónde podía encontrar la información práctica? Seguro que en el volumen de filosofía taoísta, no. No sólo estaba desorientado por su propio temor e ignorancia sino que perdía su autonomía con cada paso que daba hacia la sala de operaciones. La confusión crecía cada día por momento, conforme oía todas las historias contradictorias de familiares, amigos y médicos.

Describo esta escena con familiaridad porque la he visto demasiadas veces. La mayoría de las personas descubren que no están preparadas en absoluto para importantes crisis de salud y terminan esforzándose desesperadamente, tratando a duras penas de mantener la autonomía y trazar planes de acción sensatos. Por favor, intenta evitar que esto te suceda a ti, piensa a fondo y con antelación —ahora que disfrutas de buena salud— en cómo quieres que te traten cuando tu salud sea la que está en juego, y quién quieres que se encuentre en tu círculo más próximo de asesores. No es demasiado pronto para buscar un médico que conozca la medicina convencional y esté abierto a emplear tratamientos alternativos, un terapeuta experto en imágenes comentadas o hipnoterapia, un profesional de la medicina china tradicional o gente con la que te gustaría contar en tu equipo de apoyo. Tampoco es demasiado pronto para empezar a aprender técnicas que te ayudarán a mantener la ecuanimidad en circunstancias angustiosas: control de la respiración, meditación y sistemas para cultivar la calma y aceptar el cambio.

El Programa de Ocho Semanas incluye aspectos que te ayudarán a avanzar en esta dirección. Lo he concebido como un programa preventivo en un sentido muy amplio. Te facilitará la información necesaria para que tu sistema curativo siga funcionando de manera óptima y tú puedas permanecer sano cuando hagas frente a los obstáculos y retos de la vida cotidiana. Te mostrará la manera de crear un estilo de vida que te proteja de desequilibrios prematuros y de la muerte. Te enseñará técnicas y destrezas que te permitirán preparar tu cuerpo, mente y espíritu para cualquier crisis eventual de salud a la que tengas que hacer frente. Comienza ahora y disfruta de sus ventajas el resto de tu vida.

Relato de una curación:
El desafío a un pronóstico

Heather Thompson de Eugene, Oregón, me envió el siguiente informe doce años después de un diagnóstico muy grave:

En 1984, cuando tenía veintitrés años, y después de que varios ginecólogos me hubieran dicho que lo único que tenía era el síndrome premenstrual, finalmente me diagnosticaron un tumor endometrial del tamaño de un pomelo que había desplazado mi útero y ovarios de su asentamiento, dejándolos en el fondo de mi cavidad abdominal. Tuve que operarme y después, durante un año, seguí, por prescripción de mi cirujano, un tratamiento de Depo-Provera (una forma sintética, inyectable de progesterona). Al cabo de un año, me sentía tan alterada y tenía una sensación tan intensa de que los tumores estaban volviendo a crecer, que dejé de tomar los medicamentos y acudí a un especialista en nutrición que me diagnosticó una grave infección de candidiasis. Cambié de dieta de acuerdo con sus consejos, empecé a tomar chlorella (un suplemento compuesto de algas) para limpiar la acumulación de medicamentos y comencé a hacerme la siguiente pregunta: «Si no tenía esta enfermedad al nacer, ¿qué es lo que me la ha provocado?» Las hormonas de la leche y la carne, supongo, y recibir dosis repetidas de antibióticos de adolescente, entre otras cosas.

Ahora sólo consumo alimentos, agua y aire puros y no he dejado de tener una salud de hierro durante los últimos diez años, mejor que en cualquier otro momento de mi vida desde antes de la pubertad. Cuando la tensión es excesiva y tengo la sensación de que puede haber adherencias, voy a mi acupuntor y después me siento mucho mejor.

El pronóstico que me dio el médico fue el siguiente: «Tendrás que someterte a varias operaciones más en los próximos cinco, o incluso diez años. Sufrirás muchos dolores. Probablemente nunca podrás quedarte embarazada y, desde luego, no serás capaz de aguantar un embarazo; si dieras a luz, sería un verdadero milagro. Te hemos dejado el útero y los ovarios por si descubrimos una cura para la endometriosis».

Bien, es asombroso lo que pueden hacer los remedios naturales. Con una dieta limpia y un poco de ayuda de la Madre Naturaleza, incluidos remedios elaborados con hierbas, desde frambuesas a ortigas, mi cuerpo está listo para concebir y cobijar a un bebé.

3

Visión general

Los seres humanos somos cuerpo, mente y espíritu. La salud implica necesariamente todos esos componentes, y cualquier programa que pretenda mejorar la salud debe estar enfocado en todos ellos. La medicina convencional dedica una atención casi exclusiva a nuestro cuerpo físico, aparenta hacer un servicio a nuestra mente, pero sin tomarla de verdad en serio, y pasa totalmente por alto nuestro espíritu. A pesar de los considerables trabajos de investigación que le atribuyen un papel de causa al estrés en la enfermedad y la interacción entre emociones e inmunidad, la mayoría de investigadores y profesionales de la medicina suponen que todas las enfermedades se explican por causas físicas, y que los tratamientos físicos —medicamentos, normalmente— son los únicos que cuentan. Bajo el encabezamiento «mente» incluyo nuestros pensamientos, creencias, fantasías y emociones; si la medicina rechaza la importancia de estos factores como influencias sobre la salud, excluye por completo que los factores espirituales tengan que ver con ésta.

Para ilustrar la evolución de la medicina en el siglo XXI hacia concepciones cada vez más materialistas y mecanicistas, sólo hay que señalar el campo de la psiquiatría, en otro tiempo una empresa noble —la palabra *psiquiatría* se deriva de una raíz griega que significa «práctica de la medicina del alma»— y que en la actualidad ha quedado reducida a una rama de la ciencia farmacológica, dominada completamente por un modelo biomédico que considera que todo trastorno en la actividad mental es resultado de una química cerebral trastocada y que, por consiguiente, nos ofrece medicamentos como único tratamiento que merece la pena emplear.

Mucha gente considera que el espíritu entra en la esfera de la religión, pero yo insisto en establecer una clara distinción entre la espiritualidad y la religión. La primera tiene que ver con los aspectos no físicos inmateriales de nuestros seres: con energías, esencias y esa parte de nosotros que existía antes de la desintegración del cuerpo y existirá después de ésta. La segunda intenta institucionalizar la espiritualidad. Por lo tanto, buena parte de lo que sucede en su nombre tiene que ver con la perpetuación de las instituciones más que con el bienestar de los individuos. Sin embargo, es posible llevar una vida espiritual y al mismo tiempo explorar la influencia de la espiritualidad sobre la salud tanto si eres una persona religiosa como si no. En el Programa de Ocho Semanas recomiendo actividades concebidas para incrementar la energía espiritual con el propósito de elevar la salud en general a un nivel óptimo; estas actividades no tienen connotaciones religiosas y espero que nadie las considere incompatibles con sus creencias.

Una de las decepciones más grandes de mi vida profesional ha sido no encontrar muchos maestros que tengan una visión general de la salud y entiendan la importancia de trabajar desde todos los frentes: físico, mental y espiritual. Hace unos años, por ejemplo, comí con un médico que dirige un respetado y prestigioso programa para mejorar la salud y alargar la vida de las personas basado en una dieta muy baja en grasa y en la práctica de ejercicio regular durante la estancia en un centro. Su aspecto era saludable, parecía estar en forma y confiaba enormemente en que su programa pudiera prevenir e incluso hacer remitir muchas enfermedades serias, especialmente enfermedades cardiovasculares. El día anterior a nuestro encuentro, me habían llamado la atención las informaciones sobre un artículo publicado en el *JAMA* (*Journal of the American Medical Association*). Los investigadores aportaban evidencias de que los factores de riesgo de carácter emocional en los ataques cardíacos podían ser más importantes que los físicos: la cólera y la falta de amor podían ser más determinantes que la presencia del colesterol en la sangre en la probabilidad de contraer una enfermedad coronaria. Cuando mencioné esos informes, mi acompañante, que no había oído las noticias, se mofó. «¡Vaya un montón de embustes! —dijo». Sin embargo, no me sorprendió su reacción. Sabía que su programa concedía escasa atención a la mente de sus pacientes, y sospechaba que estas novedades representaban una amenaza a su concepto del mundo. Una parte de su percepción de la salud estaba muy bien enfocada, pero prefería no expandir su visión. En el ínterin, mi experiencia profesional con pacientes sólo ha servido para reforzar mi creencia en que los factores de riesgo de carácter emocional en una enfermedad coronaria pueden igualar a los físicos. Pero la historia no acaba aquí.

Lo que explicaré a continuación es diferente. Recibí por correo una serie de cintas grabadas por un escritor y filósofo, especialista en temas de salud, que mantiene que toda enfermedad es emocional: el dolor crónico de espalda es la expresión corporal de la falta de apoyo emocional; el cáncer de pecho, resultado de la cólera contenida; y el sida, la manifestación del sentimiento de culpa por una sexualidad poco saludable. Escuché sus cintas todo el rato que pude soportarlas, y descubrí que la única estrategia que ofrecían a los enfermos eran técnicas para liberar sentimientos reprimidos, todo ello dentro del proceso emocional: «Desdeña el cuerpo físico —exhortaba— y trabaja sólo con la mente».

Hace unos años, participé en un retiro intensivo de meditación en el que te pasabas muchas horas sentado meditando, con algunos ratos de meditación caminando. Una de las pegas que le encontré fue no tener oportunidad de hacer ejercicio físico; yo ya llevaba un tiempo disfrutando de mi actividad aeróbica diaria y la verdad es que la eché de menos. Cuando me entrevisté con el maestro espiritual que dirigía el retiro, le comuniqué mi frustración. Me respondió que el ejercicio distraería mi atención de la meditación: «En cuanto empiezas a experimentar el cuerpo como energía, la idea del ejercicio físico parece estúpida —y continuó—. Puedes conseguir lo mismo sólo con hacer circular tu energía». Pero yo no estoy de acuerdo.

Mientras realizaba el trabajo de investigación para este libro y el Programa de Ocho Semanas, visité varios balnearios que ofrecían estadías enfocadas tanto en conseguir una buena forma física como en alcanzar un estilo de vida saludable. En esos centros también hallé una visión parcial del cuadro general de la salud. Muchos de los programas asignaban un énfasis desproporcionado al cuerpo físico y desdeñaban la mente y el espíritu. Algunos de estos establecimientos servían menús con bajo contenido de grasas, en los que no había productos animales, o sólo en escasas cantidades, sin ser conscientes de la importancia que tienen los alimentos orgánicos. Uno de estos centros, con un plan dietético completo, desalentaba a los clientes a usar suplementos. Varios servían agua tratada con cloro. En otro, donde se ofrecía cocina *vegetalista* (nada de alimentos animales), y cuyo director condenaba los huevos, el queso y el pescado como «puro veneno», el personal de mantenimiento rociaba a diario los jardines con pesticidas y herbicidas químicos; era imposible caminar por los alrededores sin inhalar algunas de las emanaciones.

El programa que ofrezco en este libro aborda la salud en general. Por eso te pediré que analices y hagas cambios en todos los aspectos de tu vida que contribuyen a mejorar la salud, y no sólo en tu dieta y en la práctica de más ejercicio físico. Te enseñaré técnicas de respiración que te ayudarán a neutralizar el estrés y a atenuar los vaivenes emocionales y te recomendaré el consumo de vitaminas, minerales y hierbas cuya utilidad como fortalecedores del sistema curativo del cuerpo he constatado. Te daré consejos para protegerte de las toxinas que contienen los alimentos, el agua y el aire. Y sugeriré prácticas —por ejemplo, aportar más belleza a tu vida— que son beneficiosas para el espíritu.

Con mis pacientes trabajo de la misma manera. Puesto que la enfermedad es multifactorial en todos los casos, siempre les pido a las personas con problemas médicos que trabajen desde muchos frentes diferentes al mismo tiempo. Consideremos por ejemplo el problema de las enfermedades coronarias, una de las principales causas de muerte en nuestra actual cultura, y que muchos de nosotros debemos tener en cuenta a la hora de tomar medidas de protección. Los ataques cardíacos matan e incapacitan a muchos hombres de mediana edad y también a mujeres menopáusicas. Pero lo cierto es que muchas de estas muertes podrían prevenirse ya que se trata esencialmente de una enfermedad vinculada al estilo de vida, un desarreglo que es raro o que ni siquiera existe en algunas sociedades en las que la gente vive de manera muy diferente a nosotros. Una importante e influyente escuela de pensamiento médico considera que los niveles elevados de colesterol en la sangre son el principal factor de riesgo de ataque al corazón, por lo que concentra todos sus esfuerzos en esta dirección, instando a la gente a seguir dietas bajas en colesterol y a evitar sobre todo los alimentos que aportan nivel de colesterol y grasa saturada, así como recomendando muchas dosis de medicamentos para reducir el nivel de colesterol. Por supuesto, también recomienda hacer ejercicio, ya que es bueno para todo, incluida la salud cardiovascular.

No obstante, hay grupos discrepantes de médicos e investigadores que cuestionan el papel primordial del colesterol en la génesis de los ataques cardíacos. Una teoría que me gustaría tener en cuenta es la que considera la aterosclerosis como un desequilibrio en un proceso curativo natural. Según este punto de vista, la anomalía esencial en la enfermedad coronaria es la debilidad de la íntima (la capa más interior de las arterias): el cuerpo intenta reparar las grietas de la íntima taponándolas con colesterol, una sustancia natural y necesaria. Las arterias coronarias, al estar sometidas a tensiones mecánicas regulares e incesantes a causa de la contracción del corazón, tienen más probabilidades de desarrollar grietas si el revestimiento es débil. ¿Y qué es lo que puede debilitar la íntima? Una posibilidad muy verosímil es la falta de vitamina C, ya que esta vitamina es necesaria para la producción de tejido conectivo suficientemente fuerte. Los únicos animales que pueden sufrir enfermedades coronarias aparte de los primates son los conejillos de Indias y los cerdos, que, al igual que nosotros, han perdido la capacidad de sintetizar la vitamina C y tienen que obtenerla de otras fuentes dietéticas. Puesto que la vitamina C es inofensiva, ¿por qué no tomarla en las cantidades suficientes para asegurar que nuestros cuerpos pueden conseguir un tejido de revestimiento fuerte para nuestras arterias?

Tengan en cuenta lo siguiente: la gente que sufre un primer ataque cardíaco tiene niveles normales de colesterol de suero. Una teoría que respaldo considera la inflamación crónica de las paredes de las arterias coronarias como el problema subyacente; la sedimentación de colesterol incluso podría ser una respuesta anómala del cuerpo que intenta arreglar los defectos ocasionados por el daño inflamatorio. (Los análisis sanguíneos con la proteína C-reactiva de alta sensibilidad —PCR—, tan populares en la actualidad, miden la inflamación arterial.) Mucha gente hoy en día sigue dietas que suscitan esta inflamación y pueden incrementar este riesgo. La normalización de los niveles de colesterol de suero sigue siendo una prioridad médica importante, pero puede ser aún más importante la existencia de una inflamación anormal y otros factores de riesgo independientes para la enfermedad coronaria que deberían abordarse con seriedad.

Otra línea de investigación estudia la tendencia de la sangre a coagularse como un factor de riesgo igual o mayor que un nivel elevado de colesterol en la sangre. Aunque las arterias coronarias se estrechan a causa de la placa aterosclerótica, los ataques cardíacos no pueden producirse a menos que en las arterias se formen coágulos de sangre. Existen muchas maneras conocidas de «adelgazar» la sangre: la aspirina, el ajo, la vitamina E, los aceites de pescado y el alcohol contribuyen a lograrlo, y es probable que los factores psicológicos también desempeñen un papel, ya que el estrés afecta al sistema de coagulación. Por lo tanto, ¿por qué no recomendar adelgazantes naturales de la sangre en cantidades adecuadas y ejercicios para reducir el estrés, junto a las exhortaciones para reducir el colesterol en la sangre?

Y eso no es todo. Aunque el flujo de sangre hasta el músculo cardíaco se interrumpa temporalmente, las consecuencias no son predecibles. Algunas personas se mueren instantáneamente, otras se recuperan y continúan funcionando, e incluso consiguen volverse más sanas y activas que antes. ¿Dónde está, pues, la diferencia? Más que la localización y extensión de la lesión, el factor determinante puede ser el estado del corazón y del cuerpo en general. En resumen, si la rama simpática (excitante) del sistema nervioso involuntario es la dominante en el momento del ataque, el músculo cardíaco podría estar predispuesto a una arritmia ventricular: un movimiento caótico e inútil que lleva a la muerte en cuestión de minutos. Por otro lado, si los nervios parasimpáticos (relajantes) son los dominantes, el músculo cardíaco puede protegerse de esta catástrofe aunque la zona de lesión sea amplia. El dominio simpático está en relación recíproca con la ansiedad crónica y la tendencia a la cólera en situaciones de frustración. El dominio parasimpático está en relación directa con la tolerancia, la serenidad y la aceptación. A mi entender, todos deberíamos tomar nota de estos hechos cada vez que nuestros niveles de colesterol se elevan.

Son muchas y muy buenas las razones por las que la mayoría de las personas asocian las emociones al corazón; algunas incluso experimentan los desgarros emocionales como un dolor o malestar en el pecho. Nuestros sentimientos actúan en concordancia con nuestros corazones a través de complejos sistemas nerviosos y hormonales de comunicación que además pueden afectar al estado de nuestras arterias coronarias. Un tipo de evento coronario que puede precipitar un ataque cardíaco es el espasmo de esos vasos como respuesta a un trastorno emocional. En el Programa de Ocho Semanas te recomiendo, como ejercicio espiritual, que intentes reponer las relaciones dañadas, perdonando, por ejemplo, a alguien que te ha lastimado. Según mi experiencia, el acto de perdonar sana al que perdona y, junto con otros muchos componentes del cuerpo, las arterias coronarias pueden ser las beneficiarias de las energías curativas que se liberan.

En otras palabras, aunque tu objetivo particular sea limitado, como evitar un ataque al corazón, tienes que prestar atención al cuadro general igual que cualquier otra persona. No es suficiente con atajar la ingestión de grasa saturada. No basta con tomar productos que reduzcan el colesterol, sean naturales o sintéticos, ni con hacer más ejercicio, o practicar técnicas para disminuir el estrés. *Si quieres perfeccionar el funcionamiento del sistema sanador, debes hacer todo lo que esté en tus manos para mejorar la salud física, la salud mental/emocional y la salud espiritual.*

Relato de una curación:
Las raíces espirituales de la salud

Diana Hydzik, una doctora de Chicago, me envió esta historia de su experiencia con una enfermedad crónica y dolorosa de las articulaciones:

En 1990 me diagnosticaron artropatía seronegativa (destrucción no infecciosa de las articulaciones); tenía cuarenta y un años. Por entonces estaba estudiando el cuarto curso de la carrera de medicina, y hacía tres que había puesto fin a un matrimonio abusivo. Eso me obligó a pasar los dos primeros años de carrera declarando en el juzgado, a lo largo de un proceso de divorcio muy contencioso. Cuando por fin se acabó, me enfermé. Los resultados de un análisis de sangre presentaban algunos puntos anormales, y los rayos X demostraron la destrucción del cartílago de las muñecas. Finalmente recurrí a un reumatólogo para buscar una solución a mi abrumador agotamiento, que estaba amenazando mi capacidad para acabar la carrera. Tenía problemas para mantenerme despierta a lo largo del día, aunque durmiera doce horas seguidas por la noche. Aun así, la prednisona me permitió acabar la carrera (con seis meses de retraso) y realizar un año de residencia. Tenía la impresión de que los demás medicamentos que se empleaban habitualmente en el tratamiento de la artritis autoinmune iban a perjudicar gravemente mi estado general de salud, así que decidí dejar temporalmente la residencia hospitalaria y buscar métodos alternativos. Acepté una plaza para trabajar en las zonas rurales, lo que me concedió tiempo para descansar, leer, viajar y consultar a profesionales de la medicina alternativa.

El primero al que consulté fue a un quiropráctico que había estudiado en Europa. Me recomendó suplementos de aceite de pescado y un tratamiento compuesto de hierbas para una candidiasis intestinal. Experimenté una mejoría considerable, aunque con el resto de tratamientos que me recomendó no noté ningún restablecimiento. A continuación visité a un médico chino, quien me comprobaba el pulso y me miraba la lengua cada mes y me recetaba un preparado de hierbas que yo hervía y me bebía tres veces a la semana; su propósito era reducir el «calor húmedo de mi intestino». También acudí a un acupuntor, que resultó muy eficaz al principio, aunque no tanto pasado un tiempo. Reduje gradualmente en un miligramo la dosis de prednisona, y empecé a tomar vitaminas y un suplemento de hormonas muy útil cuando hay problemas de autoinmunidad (DHEA, dehidroergotamina, una hormona del crecimiento). Para experimentar, dejé por completo de tomar café y me acostumbré a una dieta casi vegetariana (hacía la compra en un establecimiento de dietética). También eliminé los derivados lácteos.

Puesto que mi antigua profesión era la psicología, estaba abierta a explorar la conexión mente-cuerpo. De hecho, éste había sido el motivo de que acudiera a la facultad de medicina, aunque luego no había tenido tiempo de estudiarla. Empecé a practicar técnicas de relajación y visualización y a recibir con regularidad masajes terapéuticos. Después de los primeros dieciocho meses de tratamiento alternativo, fui capaz de dejar por completo la prednisona, gracias a algunos medicamentos antiinflamatorios no esteroidales que usaba cuando los necesitaba.

No obstante, en el verano de 1994, volví a empeorar. Tuve efusiones en las rodillas y contracciones musculares en las pantorrillas. Dejé de tomar las hierbas chinas y volví a la prednisona. Alteré aún más mi dieta y busqué terapias energéticas (reiki y tacto terapéutico) que me procuraron un cierto alivio temporal. Pero lo más importante es que entré en contacto con terapias de imágenes transformativas que me facilitaron el acceso a la memoria celular. También empecé a tomar dos suplementos muy beneficiosos: cartílago de tiburón y la hierba ayunédica *Boswellia* (olíbano o árbol del incienso).

El año pasado significó para mí la resolución casi total de mis síntomas. Fui a Sedona (Arizona), y allí viví experiencias tan impresionantes que sentí que en ellas residía la fuente de mi curación. Decidí renunciar a un contrato laboral de plena dedicación y me puse a trabajar *lucum tenens* (substituto a horas) para disponer de un horario flexible que me permitiera continuar con mi curación. Ya llevo en Sedona dieciséis semanas, básicamente involucrada en una combinación de terapias de respiración, visualización, espiritualidad oriental, medicina energética y medicina ambiental. Hice que me quitaran de la boca los empastes y un implante de aleación, seguí una terapia de quelación para eliminar cualquier residuo de mercurio que estuviera presente en mi cuerpo y seguí un tratamiento para eliminar un parásito intestinal.

No obstante, lo más significativo ha sido ver mi enfermedad como una crisis del espíritu, llegar a reconciliarme con mis experiencias vitales, con mi propósito y con el origen de toda existencia. Aunque había tenido experiencias espirituales con diferentes sanadores antes de este año, mi resistencia a creer en ellas me había hecho desdeñarlas como puras coincidencias que yo estaba dispuesta a aprovechar para la curación, pero sin considerarlas «reales». Pensaba que la curación a través de la fe sólo valía para los creyentes; al fin y al cabo, yo era una científica. Sin embargo, ahora creo que el trabajo espiritual ha sido lo que de verdad me ha aportado la curación, mientras que los suplementos y tratamientos únicamente me producían un alivio sintomático. Al final he logrado el crecimiento espiritual que necesitaba.

Relato de una curación:
Respirar mejor

En 1990, Rachel H., una abogada de San Francisco, me consultó sobre el hecho de que le hubieran diagnosticado la enfermedad de Parkinson. Me explicó que, cinco años antes, su rodilla izquierda había empezado a doblarse con el peso cuando caminaba y que también había desarrollado una rigidez progresiva en el brazo y la pierna izquierda. Después de distintas visitas a ortopedistas y una eventual operación de rodilla, pensaron que padecía esclerosis múltiple, aunque al final los neurólogos se pusieron de acuerdo en que el problema era una forma poco común de enfermedad de Parkinson. Con posterioridad, escribió una serie de artículos sobre sus experiencias con la medicina convencional y alternativa para lidiar con su enfermedad, incluido su trabajo con Peter Behel, M.A., especialista en *biofeedback* respiratorio. En una ocasión me escribió:

> He continuado con el régimen de técnicas alternativas/orientales que describí en mi último artículo y que incluye acupuntura, yoga, masaje, meditación y otras terapias de reducción del estrés.
> El trastorno más grave que tuve desde que me comunicaron mi diagnóstico fue, hacia 1990, la aparición de ataques ocasiona-

les durante el sueño (uno cada varias semanas). Mi respuesta fue buscar alternativas a la medicación que me dieran, para eliminarlos y, finalmente, descubrí el *biofeedback* respiratorio, que me permitió identificar un modelo de «hiperventilación crónica» (respiración demasiado frecuente, poco profunda). Al parecer, tenía que ver con un antiguo síndrome que incluía la ausencia de respiración bajoabdominal, postura incorrecta, constricción en torno a la zona del diafragma y manos y pies fríos. Con el tiempo cambié por completo este patrón combinando las sesiones de *biofeedback* con ejercicios que practicaba con mi instructor de yoga, fisioterapeuta y asesor. Rectifiqué la postura y otras cosas que estaban afectando la estructura de mi cuerpo y la respiración, que presumiblemente desnivelaba la mezcla oxígeno/dióxido de carbono. A medida que empecé a cambiar mi forma de respirar, los ataques disminuyeron en frecuencia y gravedad hasta cesar por completo. Dos años después de haber sufrido el primero, es decir, desde mayo de 1993, no he padecido ningún otro.

Hablé con Rachel en 2006, y ella estaba continuando su exploración de autosanación, incluyendo el aumento de sus estudios de ejercicios de respiración, con resultados positivos. Veinte años después de su diagnosis, está sin ataques, es independiente y productiva y tiene una vida plena y muy ocupada.

4

¿Por qué ocho semanas?

A los pacientes con los que trabajo les recomiendo habitualmente, además de remedios naturales, cambios en el estilo de vida. En una ocasión, una mujer de sesenta y pocos años me hizo una consulta sobre la osteoartritis que padecía, ya que le limitaba el uso de las manos y le provocaba dolores considerables en otras articulaciones. Su médico de cabecera le recetó varios antiinflamatorios no esteroidales, pero ella no pudo tolerar ninguno. Puesto que le producían molestias en el estómago y le hacían sentirse «desorientada» intentó limitar su uso a los momentos en que el dolor se volvía intolerable y no conseguía aliviarlo ni con baños calientes, remedios tópicos u otros métodos sencillos que había aprendido de amigos o sacado de los libros.

Le confeccioné una lista de sugerencias, todas ellas para reducir la inflamación. Empecé por explicarle que las grasas de la dieta pueden promover o retardar la inflamación. En la primera categoría, es decir, en las que la promueven, se incluyen todos los aceites vegetales no saturados —maíz, sésamo, girasol, cártamo y similares—, la margarina y otras grasas hidrogenadas artificialmente, incluidos todos los aceites vegetales parcialmente

47

hidrogenados y productos elaborados a partir de ellos. Le sugerí que los eliminara de su dieta. En su lugar tendría que recurrir al aceite de oliva y comer pescados grasos como salmón, caballa, sardinas y arenques. Estos pescados proporcionan unos ácidos grasos muy especiales, los omega-3, que retardan la inflamación. También tendría que tomar un suplemento de aceite de onagra (*Oenothera biennis*), fuente de otro ácido graso deseable, llamado GLA (gamma linolénico).* La dieta que llevaba no era mala, pero la animé a comer todavía menos alimentos animales, más productos integrales y más verduras frescas. También le dije que usara con regularidad dos especias comunes, como el jengibre y la cúrcuma, que son antiinflamatorios naturales. Le di una fórmula antioxidante básica de vitaminas y minerales para tomar cada día —que conocerás y aprenderás a usar si sigues el Programa de Ocho Semanas— y le sugerí que intentara nadar con regularidad, ya que la natación es el mejor ejercicio para las personas con las articulaciones inflamadas. Por último, la envié a un acupuntor para aliviar sus síntomas con un método que no usara medicamentos sistemáticamente.

Después de seguir estas pautas durante un mes, la paciente me informó de una ligera mejoría en su estado y de la consiguiente reducción, pequeña, de los antiinflamatorios no esteroidales que le había recetado su médico. Al cabo de tres semanas, experimentó una notable mejoría y fue capaz de dejar el tratamiento por completo. Después de eso controló la artritis y en casi todo este tiempo no ha sufrido dolores.

Pero ¿por qué los antiinflamatorios no esteroidales proporcionan alivio al dolor en cuestión de horas, mientras un procedimiento natural precisa semanas? De hecho, ambos métodos persiguen un mismo resultado fisiológico: una familia de hormonas llamada prostaglandinas que regulan el dolor y la inflamación. La inflamación, a pesar del malestar que nos provoca, es

---

* Para una explicación más detallada véase *La salud y los ácidos grasos esenciales,* del Dr. Michel Odent (Ed. Urano, 1991) (*N. del E.*).

un componente natural de la respuesta curativa del cuerpo. Es el aspecto visible y perceptible de la actividad inmunitaria para contener la infección y la lesión y promover la recuperación del tejido dañado. Pero, por bueno que sea algo, nunca es beneficioso en cantidades excesivas, y cuando una respuesta inflamatoria se vuelve demasiado intensa o persistente, la propia inflamación produce enfermedad en vez de curación. Sin embargo, las hormonas prostaglandinas regulan esta poderosa respuesta del sistema inmunitario. Al igual que la mayoría de las sustancias reguladoras, las prostaglandinas se presentan como una familia que se divide en dos ramas funcionales, una que promueve la inflamación y otra que la mantiene a raya. Cuando se está sano, estas fuerzas bioquímicas opuestas se mantienen equilibradas, de tal manera que la inflamación sólo se produce si es necesario para la defensa y la recuperación, sin llegar a ser demasiado intensa. Una excesiva intensificación de la inflamación o de la supresión de ésta son estados de desequilibrio que llevan a la enfermedad.

Los medicamentos antiinflamatorios, tan populares entre médicos y pacientes en los últimos años, obstaculizan las acciones de las hormonas prostaglandinas que promueven la inflamación. Al igual que sucede con la mayoría de los antagonistas farmacológicos, su efecto es rápido y a menudo impresionante, pero a costa de un precio. En este caso existen efectos secundarios —toxicidad— como la irritación de las paredes del estómago, que puede provocar síntomas tan leves como el ardor de estómago y tan graves como la muerte por una repentina hemorragia gástrica. Cada año, son miles los pacientes que siguen tratamientos con antiinflamatorios no esteroidales y que mueren de una hemorragia gástrica. Además, el tratamiento con antagonistas farmacológicos tiene como resultado la reaparición de los síntomas en cuanto se dejan de tomar. Por este motivo, el paciente depende de los medicamentos, ya que en cuanto intenta reducir la dosis o dejar por completo las píldoras, la inflamación, junto con el dolor y la inmovilidad que la acompañan, regresa con toda su intensidad. El modelo es bastante lógico. El cuerpo siempre se esfuerza por lograr la homeostasis, una palabra derivada de la raíz griega que significa «mismo lugar». Es decir, el cuerpo busca el equilibrio, por lo que cuando experimenta una fuerza exterior, contraataca para intentar permanecer donde está. Las medicinas antiinflamatorias son fuerzas del exterior muy potentes, por lo que el cuerpo, siguiendo el principio de la homeostasis, realiza el esfuerzo contrario para contrarrestarlas, en este caso produciendo más prostaglandinas estimuladoras de inflamación. Esto explica por qué cada vez que los pacientes intentan dejar de usar los medicamentos, experimentan un aumento de los síntomas, ya que su sobreabundancia de hormonas en ese momento no encuentra resistencia.

El planteamiento natural busca el mismo resultado —recuperar el equilibrio en el sistema de las prostaglandinas—, pero de manera diferente. El cuerpo fabrica las prostaglandinas a partir de los ácidos grasos de las fuentes alimentarias. Algunos ácidos grasos, como los del aceite de cártamo, el aceite de maíz y la margarina, favorecen la síntesis de prostaglandinas que promueven la inflamación; otros, como el omega-3 de los aceites de pescado y el GLA, favorecen la síntesis de prostaglandinas inhibidoras. La manipulación del sistema de prostaglandinas mediante ajustes dietéticos funciona, pero precisa tiempo para producir un cambio gradual en el equilibrio de la producción hormonal. Las ventajas que compensan la lentitud del tratamiento dietético son la ausencia de toxicidad y el no tener que depender de medicamentos. Al cambiar gradualmente el equilibrio hormonal a través de la dieta, no se altera la homeostasis del cuerpo y no hace falta enfrentarse a una reaparición de los síntomas.

Y aún debería mencionar otra ventaja más sutil en el planteamiento natural, ya que creo firmemente en la interacción mente/cuerpo y en su potencial para crear tanto enfermedad como salud. Para mí es obvio que la mente puede influir de manera impresionante sobre la inflamación, presumiblemente mediante mensajeros químicos —neuropéptidos— producidos en el cerebro y que actúan recíproca y directamente sobre las células inmunitarias, bien activándolas o suprimiéndolas. No entraré en detalles sobre esta influencia excepto para destacar que existen estudios muy conocidos de hipnosis que demuestran que las respuestas inflamatorias en la piel de personas en trance pueden inducirse o prevenirse mediante la sugestión, y que estos efectos son inmediatos. Un hipnotizador puede tocar a un sujeto en trance profundo con un dedo, advirtiéndole que se trata de una pieza de metal incandescente, y aparecer en el lugar donde se ha producido el contacto una ampolla. Y a la inversa, la sugestión puede evitar que se formen ampollas cuando realmente se está tocando al sujeto con un trozo de metal incandescente. Las ampollas son un aspecto del mecanismo inflamatorio, regulado por hormonas que hacen que los vasos sanguíneos de la piel se vuelvan permeables, permitiendo así que la sangre fluya entre las capas exteriores e interiores de la piel.

La respuesta placebo —un resultado terapéutico producido simplemente por creer en la eficacia de un tratamiento— puede contribuir a hacer más efectivos los medicamentos y llegar a desempeñar un papel significativo a la hora de conseguir resultados positivos con agentes antiinflamatorios no esteroides, lo cual se suma a las acciones farmacológicas directas. Ciertamente, la respuesta placebo puede tener que ver con cualquier resultado favorable que se derive de un programa de ajuste dietético y del uso de agentes antiinflamatorios naturales de efecto leve como el jengibre y la cúrcuma. De hecho, las investigaciones recientes con el empleo de tecnología exploratoria PET *scan* demuestra que algunas partes específicas del cerebro se activan en asociación con la respuesta placebo. Son noticias prometedoras. Como profesional de la medicina mente/cuerpo, considero la respuesta placebo —una respuesta curativa pura originada desde adentro— mi mayor aliado y por eso intento estimularla todo lo que puedo. Estaba seguro de que los cambios dietéticos que le sugerí a la mujer con osteoartritis podían alterar su sistema de prostaglandinas en la dirección adecuada. Pero también era consciente de que es muy difícil que la gente cambie sus hábitos de alimentación. Por lo tanto, si desean hacerlo, están comprometiendo una energía mental primordial para la sanación. Las respuestas placebo pueden presentarse de forma rápida cuando la gente se toma medicamentos recetados, pero desaparecen en cuanto se los retiran. Cuando la respuesta placebo surge como resultado de los cambios en el estilo de vida, puede aparecer lentamente y crecer con el tiempo, pero luego se arraiga y se convierte en una contribución constante a la salud.

Mi experiencia es que la respuesta a la medicina natural se produce de manera más lenta que la respuesta a los medicamentos supresivos. Basándome en la observación de muchos pacientes que han aplicado medios terapéuticos naturales y adoptado cambios en el estilo de vida para controlar diversas dolencias, mi impresión es que se requiere un mínimo de seis a ocho semanas para apreciar los efectos de tales programas.

Aquí tienes otro caso que puede ilustrar este punto. Un hombre de treinta y seis años acudió a mí aquejado de indigestión y de ardor de estómago. Los síntomas eran tan persistentes que se había acostumbrado a autorrecetarse antiácidos de modo regular. Era abogado, tenía un trabajo de responsabilidad que le producía un gran estrés, estaba felizmente casado, se tomaba cuatro tazas de café al día y alguna bebida alcohólica después de trabajar, jugaba a *racquet* competitivo para practicar algún tipo de ejercicio físico y, cuando comía en su casa, tomaba comidas razonablemente saludables, pero a menudo se veía obligado a comer fuera con sus clientes y entonces se permitía pesados platos de cocina mexicana. Aunque el resultado de un examen médico reciente, con análisis de sangre incluido, hubiera salido normal, su médico le sugirió que probara un medicamento que le recetó para suprimir la producción de ácido en el estómago. Tras escuchar las respuestas de este hombre a mis numerosas preguntas sobre su vida, creí que se trataba de una persona esencialmente sana, con algunos problemas puntuales en la dieta, en los hábitos y en la manera en que encaraba su estrés.

Le preparé un programa, que comenzaba por eliminar el café, conocido irritante del estómago. Le sugerí ajustes en su dieta, incluyendo diferentes tipos de restaurantes que podía frecuentar y los alimentos que podía pedir cuando comiera afuera. Le enseñé un ejercicio de respiración para relajarse, que también te enseñaré a ti a lo largo del Programa de Ocho Semanas. Le dije que no me oponía a que continuara consumiendo alcohol, pero que a mi entender, tal vez fuera una buena idea que dejara de beber bebidas alcohólicas hasta que los síntomas estomacales remitieran, sobre todo con las técnicas de respiración y el ejercicio físico como sistemas de relajación en su rutina diaria. Analicé con él la posibilidad de encontrar un ejercicio habitual que no fuera un deporte competitivo y descubrí que era un apasionado ciclista, aunque utilizara muy de tanto en tanto la bicicleta. Por último, le hablé de un extracto de regaliz (llamado *DGL*) fácil de encontrar en cualquier tienda de dietética y salud, y con el que podría reemplazar los antiácidos y los medicamentos recetados. (El regaliz incrementa el revestimiento mucoso de las paredes del estómago, volviéndolo más resistente al efecto irritante del ácido.) Como este paciente no quería continuar con nuevos análisis médicos ni con tratamientos farmacológicos, entendí que sus síntomas eran una llamada de atención para establecer cambios en su vida, por lo que aceptó mis recomendaciones y lo encontré dispuesto a intentar aplicarlas. Le pedí que me llamara cada mes para informarme de sus progresos.

La primera vez que lo hizo, un mes después, me dijo que algunas de mis sugerencias le habían resultado fáciles de adoptar; otras no tanto. Tomar el extracto de regaliz era sencillo y le ayudaba a desacostumbrarse de los antiácidos. Practicar el ejercicio de respiración era sencillo y gratificante, ya que podía sentir su efecto relajante de inmediato. Dejar el café era quizá lo más difícil. Bajó a dos tazas al día, pero no podía pasar sin ellas pues por la mañana se sentía demasiado cansado para hacer frente a la jornada que se le presentaba por delante. Se esforzaba por alterar sus hábitos cuando comía fuera de casa, pero la bicicleta continuaba acumulando polvo en el garaje. En vez de tomarse una copa diaria después del trabajo, pasó a tomarla en días alternos. Los síntomas de sus problemas estomacales iban «un poco mejor». Le dije que lo estaba haciendo bien, que fuera poco a poco y que se esforzara un poco más para acabar con su dependencia del café. Le sugerí que probara algún sustituto con cereales, o alguna infusión como la manzanilla o la menta, que aliviaban el estómago. Si sencillamente se veía incapaz de dejar la cafeína, le propuse que probara el té verde japonés como alternativa. No sólo carece de los irritantes estomacales del café, sino que además ofrece otras ventajas diversas para la salud (reduce el colesterol y previene el cáncer) que el café evidentemente no tiene.

En los dos meses siguientes, mejoró aún más. Tomaba dos tazas de té verde por la mañana como sustituto del café y, aunque era un ajuste difícil y lo echaba de menos, su estómago estaba mucho mejor y él contento con el cambio. Le entusiasmaba el ejercicio de respiración. «Creo que me he vuelto adicto —comentó—, pero es una adicción saludable.» Había empezado a montar en bici después del trabajo, jugaba a *racquet* los fines de semana y cada vez disfrutaba más. Sus costumbres, cuando comía fuera de casa, también fueron mejorando. Según él, dormía más profundamente y en general se notaba más enérgico.

Un mes después, me dijo que pensaba que no iba a necesitarme más. Ahora usaba el extracto de regaliz sólo ocasionalmente, apenas sentía molestias en el estómago y había sido capaz de relegar la comida mexicana para comerla sólo ocasionalmente. Le gustaba «tomarse una copa de vez en cuando con los amigos», pero para relajarse ya no le hacía falta ingerir alcohol al finalizar la jornada.

La experiencia vivida por este paciente al intentar cambiar antiguos hábitos es totalmente normal. Por definición, los hábitos son una conducta repetida, y como tales nos resultan fáciles y familiares; son las rutinas en las que caemos al avanzar por la vida. Cambiar de hábitos requiere, sobre todo al principio, un esfuerzo firme y tiempo para conseguir que las nuevas conductas se hagan permanentes. Este hombre necesitó aproximadamente dos meses para abandonar su hábito de tomar café, a pesar de que le hacía doler el estómago.

Y ¿qué se puede decir cuando se trata de hacer cambios importantes con respecto a los hábitos de alimentación o ejercicio, como dejar la carne o caminar cada día? Muchas veces les he recomendado cosas así a mis pacientes y he observado cómo acudían de inmediato a un gimnasio para dar los primeros pasos. Una vez más, creo que existen dos requisitos para tener éxito: la motivación y la determinación de iniciar el cambio, así como tiempo para practicar los nuevos modelos y lograr que éstos se vuelvan permanentes. He observado que dos meses es el período mínimo para que se dé este proceso.

Veamos otro caso interesante. Un joven a punto de cumplir los treinta años me consultó sobre sus problemas de ansiedad. Me contó que siempre había sido excitable y nervioso; se le hacía un nudo en el estómago y le sudaban las palmas de las manos cuando tenía un examen en el colegio, e incluso, en algunas ocasiones, había llegado a tener diarrea. En los últimos años, se había visto afectado por ataques de angustia que se iniciaban sin previo aviso, a menudo mientras se hallaba sentado en su mesa de trabajo (trabajaba como programador de computadoras en un centro médico universitario). En todos los casos, la respiración se le aceleraba, se volvía poco profunda, y sentía que le faltaba. Al mismo tiempo, se ponía pálido y la piel se le enfriaba y se le humedecía. Le invadía una sensación de aprensión, como si fuera a sucederle alguna catástrofe. Estos episodios duraban desde unos pocos minutos a más de una hora y lo dejaban agotado, incapaz de concentrarse durante el resto del día. Un psicólogo al que había acudido unas cuantas veces, lo diagnosticó como trastorno de ansiedad y lo envió a un médico que le recetó un ansiolítico. Sin embargo, a él no le gustaba cómo le hacía sentirse (interfería en su agudeza y memoria a la hora de trabajar), y estaba preocupado porque los ataques eran cada vez más frecuentes.

Evidentemente, este paciente necesitaba una medicina para su estilo de vida. Su dieta era pasable: no bebía ni fumaba y tampoco tomaba cafeína u otras drogas; pero no hacía ejercicio, desconocía las técnicas de relajación, estaba un poco aislado socialmente y —en mi opinión— pasaba demasiado tiempo navegando por Internet y prestando atención a la actualidad internacional, que normalmente lo alteraba. Le recomendé caminatas diarias y ejercicios de respiración, que en mi opinión son el tratamiento específico para la ansiedad. Lo animé a mantener ayunos de noticias, igual que te animaré a ti a lo largo del Programa de Ocho Semanas; le hablé sobre los peligros de la adicción a Internet; y lo envié a un asesor que tal vez lo ayudaría a solucionar sus problemas de aislamiento social. Le expliqué cómo usar extracto de pasionaria, un remedio compuesto de hierbas que se puede comprar en los establecimientos de dietética, elaborado con una planta nativa de Estados Unidos (*Passiflora incarnata*), y que tiene efectos relajantes. Los ataques de ansiedad lo habían asustado lo suficiente como para volverlo muy sumiso. Aceptó sin rechistar todas estas sugerencias y prometió seguirlas al pie de la letra.

Y así lo hizo. Pero al cabo de un mes, le desilusionó no ver demasiados progresos y se sintió tentado a reanudar sus antiguas costumbres: dejar las caminatas y volver a Internet y las noticias. Los ataques de angustia seguían presentándose con la misma frecuencia. Le dije sencillamente que continuara y tuviera paciencia, y que sobre todo practicara religiosamente el ejercicio de respiración, como mínimo dos veces al día y cada vez que notara que le volvía la ansiedad. Al cabo de un mes, me dijo que los ataques estaban disminuyendo tanto en frecuencia como en gravedad, lo cual lo motivó a seguir con el programa, aunque dejó el extracto de pasionaria porque «no creo que me haga efecto». Se sentía «más enérgico y más seguro» y reconoció que ya no podía imaginarse un día sin sus ejercicios de respiración y sus caminatas. Hicieron falta seis meses para que los ataques de ansiedad cesaran por completo. Para entonces, sus nuevos hábitos ya formaban parte de su vida y descubrió que podía tolerar estar conectado más tiempo a Internet y escuchar unas pocas noticias sin perder su equilibrio. Desde mi punto de vista, superó el punto crítico a los dos meses, momento en el que sus nuevos patrones, más sanos, empezaron a convertirse en hábitos.

Por lo tanto, gracias a la observación de los efectos de las terapias naturales y de ver cómo la gente intenta hacer cambios duraderos en su forma de vida, he llegado a la conclusión de que dos meses —ocho semanas— es el tiempo mínimo necesario para constatar los efectos de los regímenes terapéuticos y reemplazar viejos hábitos. Esto no quiere decir que no puedan producirse algunos cambios mucho antes o que otros tal vez precisen más tiempo. Pero si eres capaz de seguir un plan de vida sana durante dos meses, habrás adoptado el compromiso de tiempo y energía necesario para que éste funcione. Si sigues el Programa de Ocho Semanas que te ofrece este libro hasta el final, habrás empezado a reforzar el funcionamiento del sistema curativo de tu cuerpo y tomado la dirección de la salud óptima para el resto de tu vida.

Espero que todos los que inicien el programa logren el tipo de éxito obtenido por estas personas:

• Laura Tabaracci de Poughkeepsie, Nueva York: «¡He seguido el Programa de Ocho Semanas del doctor Weil! Los resultados han sido maravillosos. Mi sistema inmunitario parece haberse fortalecido. He aprendido a respirar de un modo diferente y soy más consciente de la manera en que mi cuerpo responde a situaciones diferentes. Me ha animado a considerar la manera en que estaba viviendo».

• Dennis Stitz de Denville, Nueva Jersey: «He seguido su Programa de Ocho Semanas casi hasta el final (98 por ciento). Me siento más sano física, mental y espiritualmente. Tengo más energía, duermo mejor y menos horas. Me siento más feliz, más sereno, menos nervioso. Mi sistema inmunitario está más fuerte. No me agarro resfríos. No me canso después de un día de actividad. Los resultados de mis análisis de sangre han mejorado. En general, funciono mejor durante todo el día».

SEGUNDA PARTE

El Programa de Ocho Semanas

5
Primera semana

¡Felicidades! Estás a punto de embarcarte en la excitante y saludable aventura de rediseñar tu vida con el objetivo de alcanzar una salud óptima. Voy a darte indicaciones específicas sobre las tareas que deberás realizar así como los cambios que tendrás que aplicar a tu dieta y pautas para practicar ejercicio físico. También voy a hablarte de suplementos dietéticos seguros y eficaces, y te ofreceré sugerencias para sacar provecho de la conexión mente/cuerpo para aumentar la energía espiritual. En primer lugar, esbozaré las medidas que tomarás en esta semana inicial del Programa de Ocho Semanas; luego haré un comentario extenso sobre cada uno de estos pasos, para que puedas entender las razones de por qué se hace así. ¡Empecemos!

Tareas

- Empieza por dar un repaso a tu despensa y frigorífico para identificar y descartar los alimentos habituales que son perjudiciales para tu salud. Deshazte de cualquier aceite que no sea

de oliva y también del aceite de oliva que huela a rancio.
Retira cualquier margarina, manteca vegetal sólida y los productos elaborados con ellas, como galletas o tostadas. Descarta
también los productos elaborados con aceite de semilla de
algodón. Lee con atención las etiquetas de todos los alimentos empaquetados para que puedas deschacerte de cualquiera
que contenga aceites parcialmente hidrogenados, sea del tipo
que sea. Lee también las etiquetas en busca de contenido de
grasa *trans,* peligrosos compuestos presentes en los aceites
parcialmente hidrogenados. El contenido de grasa *trans* en los
alimentos que comes debería ser de cero. Si no dispones de
aceite de oliva extra virgen a mano, compra una botella y
empieza a usarla. Tal vez te convenga comprar una botella
pequeña de aceite orgánico de colza prensado por separadores, que encontrarás en el establecimiento de dietética, y de
algún aceite de sésamo tostado (oscuro) que podrás comprar
en una tienda de comestibles chinos o japoneses o en la sección de alimentos asiáticos del supermercado.

- Retira cualquier edulcorante artificial que incluya sacarina o
aspartamo, así como los productos que lo contienen. Los nuevos edulcorantes no nutritivos como sucralosa (Splenda)
parecen mejores ahora, pero prefiero seguir animándote a evitarlos. (Consulta la página 68 para más información.)

- Elimina cualquier producto que incluya colorantes artificiales,
indicados en la etiqueta con frases como «color añadido»,
«coloreado artificialmente» o con el nombre de algún tinte
determinado (como «E-...»).

- Tómate en serio la lectura de las etiquetas de todos los productos alimenticios que compres. Presta especial atención al
contenido de grasa, sobre todo al contenido de grasas saturadas y grasas *trans.* Me gustaría que mantuvieras tu ingestión
total de grasa en un 30 por ciento de calorías, y la ingestión
de grasa saturada lo más baja posible. En una dieta de 2.000
calorías al día, 600 calorías provienen de la grasa, que aproxi-

madamente representa 70 gramos. Lo ideal sería que la ingestión de grasa saturada no superara las 100 calorías (entre 10 y 12 gramos más o menos). No compres productos cuyas etiquetas enumeren más productos químicos que ingredientes reconocibles.

Dieta

- Esta semana empezarás a comer un poco de brócoli fresco. Si te gusta esta verdura y tienes tus preferencias a la hora de prepararla, adelante, ya sabes qué hacer. Si no es así, prueba la receta de la página 75. Come brócoli dos veces por semana.
- Come salmón (sólo variedades salvajes, como el de Alaska), sardinas o arenque al menos una vez esta semana. (Encontrarás unas recetas excelentes y fáciles para preparar el salmón en la página 76.) Si no quieres comer pescado, compra algunas semillas de lino en la tienda de dietética, muélelas (indicaciones en la página 74) y espolvoréalas sobre la comida una o dos veces esta semana.
- Comienza con la combinación de antioxidantes que recomiendo. Incluye vitamina C, selenio, vitamina E, mezcla de carotenoides y coenzima 10 (Co-Q-10). Consulta la página 232 para más información y el apéndice para mis recomendaciones diarias detalladas, incluyendo una multivitamina diaria y lo que debería contener ésta.

Ejercicio

- Intenta caminar diez minutos al día, cinco días a la semana. Si ya sigues algún programa de ejercicio aeróbico aparte de caminar, añade también estos paseos.

Mental/Espiritual

- Piensa en tus experiencias de curación. Haz una lista de enfermedades, lesiones o problemas de los que te hayas recuperado en los últimos dos años. Anota cualquier cosa que hiciste para acelerar el proceso de curación.
- Empieza a practicar la Observación de la Respiración (consulta la página 85) durante cinco minutos al día.
- Compra algunas flores para la casa y colócalas donde puedas disfrutar de ellas.

COMENTARIO

Tareas

Te he pedido que limpies tu despensa y frigorífico de alimentos perjudiciales para la salud, empezando por las grasas y los aceites. Pero para que entiendas esta medida te explicaré lo siguiente.

Las grasas pasadas son extremadamente nocivas. Con la exposición al aire, las grasas se oxidan. Las grasas ricas en enlaces no saturados (poliinsaturadas) se oxidan antes que las saturadas. Los porcentajes de oxidación aumentan con la exposición a la luz y a temperaturas más altas. Conforme aumenta la oxidación, las grasas se vuelven rancias, una condición que detecta fácilmente el olfato humano. Las grasas oxidadas pueden dañar el DNA, promover el desarrollo del cáncer y acelerar el envejecimiento y los cambios degenerativos en nuestros tejidos. Por eso, hay que oler siempre el aceite antes de usarlo y descartar cualquier aceite en cuanto se detecte el menor atisbo de ranciedad. También conviene adoptar el hábito de oler los alimentos que contengan grasa antes de comerlos, en especial los frutos secos, las papas fritas y los aperitivos en general, para asegurarse de que los aceites no se han oxidado. Cuando se compra aceite, es preferible hacerlo en envases pequeños en vez de grandes, guardarlos en un lugar fresco y oscuro, y consumirlos deprisa.

La tendencia a oxidarse rápidamente es el problema que encierran la mayoría de aceites vegetales, en concreto los poliinsaturados que plagan las estanterías de los supermercados: cártamo, girasol, maíz, sésamo y soja. Desaconsejo el uso de cualquiera de ellos. La única excepción es el aceite de sésamo tostado (oscuro), muy utilizado en la cocina china y japonesa. Su aroma es tan intenso que se puede emplear en pequeñas cantidades —unas pocas gotas o una o dos cucharaditas como mucho— para aderezar sopas o fritos después de cocinados; también para elaborar un fantástico aderezo para ensaladas bajo en grasas (consulta la receta de la página 85).

Sin embargo, el mejor aceite de todos es el de oliva. Se compone básicamente de grasa monoinsaturada, que al parecer es mucho mejor para nuestros cuerpos que la grasa saturada o rica en enlaces no saturados. Por lo visto somos capaces de procesar el ácido oleico, el principal ácido graso del aceite de oliva, mejor que cualquier otro ácido graso, y es un hecho demostrado que los pueblos que utilizan en su cocina el aceite de oliva como principal grasa dietética, presentan porcentajes inferiores de enfermedades cardíacas y de cáncer que los que no, como se evidencia entre los estadounidenses y la mayoría de los europeos, pese a que su ingestión total de grasa no es muy inferior. No olvides que el aceite de oliva, que no deja de ser una grasa, si se come en exceso, puede elevar el colesterol y contribuir a la obesidad. En cantidades moderadas es un ingrediente saludable que hace las comidas mucho más apetecibles. Compra una buena marca de aceite de oliva extra virgen, producto de un primer prensado en frío de las aceitunas, que te permitirá disfrutar de su intenso aroma. Déjate guiar por la vista y el olfato: los mejores aceites de oliva son verdes o amarillos verdosos y tienen un delicioso aroma afrutado. A veces los cocineros profesionales desaconsejan cocinar con la variedad extra virgen pues en su opinión debería reservarse para ensaladas y platos especiales. Yo no estoy de acuerdo. Igual que con cualquier aceite, guárdalo en un lugar fresco o en el frigorífico si hiciera falta, para protegerlo de la luz, el calor y la oxidación resultante. El aceite de oliva se solidificará poco a poco con el frío, pero se puede disolver fácilmente poniendo la botella en agua caliente durante unos minutos. (Si lo usas a menudo, deja cierta cantidad a temperatura ambiente para tu comodidad.)

Si necesitas aceite para un plato que estés preparando y el sabor del aceite de oliva no es el más apropiado, te sugiero que emplees aceite de colza, un aceite monoinsaturado de sabor neutro obtenido de la semilla de una planta afín a la mostaza. En los últimos tiempos se ha dicho que el aceite de colza es beneficioso para el corazón, pero yo lo sitúo por detrás del aceite de oliva. El ácido oleico no es su componente esencial, como en el caso del aceite de oliva, ni tenemos evidencias epidemiológicas comparables a las de éste que sugieran que las poblaciones que lo consumen ampliamente gocen de mejor salud. En cualquier caso, el aceite de colza que se encuentra en la mayoría de las tiendas de comestibles no es aceptable. Se extrae mediante disolventes químicos o prensados a alta velocidad que generan un gran calor, métodos que alteran la química de los ácidos grasos de forma no deseable. (Desarrollaré este concepto cuando explique por qué debes deshacerte de cualquier margarina que tengas por casa.) Y aún más, los productores de colza emplean muchos pesticidas en su cultivo, cuyos residuos van a parar con toda probabilidad al producto final. Por eso, únicamente recomiendo el uso de aceite orgánico de colza, prensado con separadores, que podrás encontrar en establecimientos de alimentación natural.

Pasemos a la margarina. Tiene dos puntos desfavorables que la hacen desaconsejable para el consumo si el objetivo es tener una salud óptima. En primer lugar, el proceso de solidificación de los aceites vegetales para poderlos untar aumenta el porcentaje de grasa saturada y por lo tanto disminuye cualquier ventaja que la margarina pudiera tener sobre la mantequilla en el terreno de la benevolencia cardiovascular. En segundo lugar, y en mi opinión lo más importante, ya que constituye un peligro menos reconocido por los médicos, es que el proceso de hidrogenizar artificialmente los aceites deforma los ácidos grasos y crea especies artificiales llamadas ácidos grasos *trans*. Meterse ácidos grasos *trans* en el cuerpo puede desequilibrar los sistemas hormonales que regulan la curación, ocasionar la construcción de membranas celulares defectuosas y estimular el desarrollo del cáncer.

Si tienes que elegir entre la mantequilla y la margarina, quédate siempre con la mantequilla. Pero espero que seas capaz de reducir también el consumo de mantequilla porque es una de las fuentes más elevadas de grasa saturada de nuestras dietas, implicada claramente en enfermedades como la aterosclerosis y los desarreglos arteriales. Es posible aprender a disfrutar del pan, si es bueno de verdad, sin untarlo con nada, y de las verduras sin añadirles mantequilla o margarina. Si necesitas ponerle alguna grasa al pan, prueba con un poco de aceite de oliva o un poco de aguacate triturado y aderezado (una fuente de aceite monoinsaturado). En las neveras de las tiendas de alimentación natural también puedes encontrar nuevos productos para untar, con aceite vegetal emulsionado, elaborados sin calor ni procesos de hidrogenación.

Por el mismo motivo que rechazo la margarina como alimento, también te insto encarecidamente a evitar cualquier otra fuente de grasas endurecidas artificialmente. No es tan difícil pasar sin las mantecas sólidas vegetales, pero sí sin todos los productos comerciales elaborados con aceites parcialmente hidrogenados. A los fabricantes les gustan estas grasas artificiales porque se oxidan menos deprisa que el aceite líquido, lo cual proporciona una vida más larga en los estantes. Por muy buenos que sean los aceites que intervienen en el proceso de hidrogenación parcial, el resultado es artificial y nocivo para la salud, pues está lleno de aceites grasos *trans*. Como dije hace tiempo, evidencias médicas recolectadas han obligado a los fabricantes a especificar la presencia de aceites grasos *trans* en las etiquetas y los ha comprometido a eliminarlos de los alimentos. Nunca insistiré lo suficiente en que se lean con atención las etiquetas y rechacen todos los productos que contengan aceites parcialmente hidrogenados, habituales en los aperitivos, bollería industrial, galletas, tostadas, productos para untar y otros muchos artículos presentes en las tiendas de comestibles y supermercados.

Te he pedido que evites el aceite de semilla de algodón y cualquier producto que tenga que ver con él porque tiene un alto porcentaje de grasa saturada y puede contener toxinas naturales, así como elevados niveles de pesticidas, ya que los agricultores emplean muchos productos químicos agrarios en el cultivo del algodón. Vuelvo a repetir, adquiere el hábito de leer cuidadosamente las etiquetas cuando hagas las compras.

Las grasas son uno de los tres «macronutrientes» que comemos, junto con las proteínas y los hidratos de carbono. Hoy en día disponemos de abundante información sobre la manera en que la cantidad y tipo de grasa que ingerimos afecta a nuestra salud. Yo lo resumiré en los comentarios que siguen a las instrucciones que doy para cada semana del programa. También te facilitaré los últimos datos disponibles sobre la elección inteligente de proteínas e hidratos de carbono para poder proteger y potenciar tu capacidad para curarte de manera natural.

El resto de los productos que te he pedido que elimines esta primera semana son alimentos que contienen edulcorantes y colorantes artificiales y grandes cantidades de aditivos químicos. Estas sustancias no requieren un comentario demasiado extenso.

No existe prueba alguna de que la utilización de edulcorantes artificiales, no calóricos, haya ayudado a alguien a perder peso —el principal reclamo publicitario— y sin embargo, sí que hay evidencias suficientes de los daños potenciales que pueden producir para excluirlos de una dieta saludable. La sacarina, los ciclamatos y el aspartamo (NutraSweet) tienen un sabor extraño y trastornan la fisiología de algunas personas (provocan dolores de cabeza y problemas menstruales, por ejemplo). Algunos expertos sospechan que favorecen la aparición del cáncer y tienen efectos tóxicos sobre el sistema nervioso. Te irá mucho mejor tomando cantidades moderadas de azúcar antes que cualquiera de estos preparados artificiales.

También se sospecha que los productos químicos empleados para teñir alimentos, medicamentos y productos cosméticos constituyen un grupo de moléculas altamente reactivas que pueden interaccionar con el ADN y aumentar la mutación y transformación maligna de las células. Lee las etiquetas y evítalos. No me opongo a los colorantes naturales como el bijol (amarillo/naranja), la remolacha (rojo/púrpura), el caroteno (amarillo/naranja), la chlorella (verde) y el caramelo.

Dieta

Los cambios dietéticos recomendados en el Programa de Ocho Semanas están concebidos para encauzarte hacia hábitos alimenticios con menos grasa de mala calidad (especialmente grasa parcialmente hidrogenada y grasa saturada), menos proteínas animales y más cereales integrales y otros hidratos de carbono de digestión más lenta, y más frutas y verduras. Esta semana te he pedido que comas brócoli fresco, uno de los miembros más saludables de la familia de las coles o crucíferas. (El nombre hace referencia a la forma de cruz que tienen los pétalos de la flor de las plantas de este grupo.) Las plantas crucíferas tienen importantes propiedades anticancerígenas. El brócoli es la más eficaz en este aspecto, y uno de sus componentes más importantes, el sulforafano, se vende incluso en forma de pastilla («brócoli en píldora») en los establecimientos de productos dietéticos. Por supuesto, el sulforafano por sí solo tiene tanto de «brócoli en píldora» como el betacaroteno de zanahoria. El brócoli contiene muchos nutrientes y componentes protectores, así como fibra. Además, su sabor es excelente y puede constituir una fuente de placer en una dieta si se lo cocina correctamente.

No obstante, a lo largo de mi vida he visto cantidades ingentes de brócoli mal cocinado, algo que puede ser cualquier cosa menos una fuente de placer. La mejor manera de arruinar esta verdura es cocinarla en exceso y convertirla en gachas malolientes de color verde amarillento. Estoy seguro de que a la mayoría de las personas a las que no les gusta el brócoli es porque sólo lo conocen de esta manera. No recomiendo comer brócoli crudo porque su sabor no es especialmente bueno y, además, puede resultar ligeramente indigesto. El brócoli perfectamente cocinado debería tener un precioso color verde intenso y quedar entero a la vez que tierno; a mí me gusta que esté verdaderamente crujiente. Para ello se requieren cinco minutos de cocción o menos, lo cual quiere decir que no puedes meter la fuente al horno y olvidarte de ella. Los tronchos de brócoli son deliciosos si se pelan apropiadamente; esta técnica tan secilla de pelarlos hasta debajo de la capa fibrosa también vuelve los tallos pequeños más tiernos. Reconozco que la preparación de verduras frescas requiere cierto tiempo —no demasiado en el caso del brócoli— y, sobre todo, un conocimiento de la manera de resaltar su sabor, apariencia y valor nutritivo. Espero que te animes a experimentar con nuevas verduras y maneras de prepararlas. Las pruebas científicas sobre los efectos protectores de las verduras para la salud son amplísimas. En las próximas semanas, te ofreceré otras sugerencias sobre cómo enriquecer la dieta con verduras y las recetas necesarias para prepararlas.

El otro cambio dietético que te he pedido que hagas esta semana es que empieces a comer algo de pescado, si es que no lo haces ya. Las variedades de pescado que te he recomendado son pescados grasos de aguas frías, nórdicas: salmón, sardinas, arenque y bacalao negro de Alaska (conocido también como *sablefish* o *butterfish*). El salmón de buena calidad no es tan fácil de conseguir como cree la gente, y hay diferencias importantes entre las variedades salvajes y las de piscifactoría. Recomiendo elegir salmón salvaje de Alaska, sobre todo la variedad conocida como *sockeye,* que se consigue en lata además de fresco. El motivo de que incluya estos pescados en el Programa de Ocho Semanas es que son fuentes excelentes de ácidos grasos omega-3, unas grasas especiales que tienen efectos beneficiosos sobre muchas funciones corporales. Por ejemplo, estas grasas inhiben la tendencia a formar trombos (coágulos) en la sangre, lo cual reduce el riesgo de ataque cardíaco. Mejoran el perfil serolípido (grasas de la sangre) y modifican la producción de hormonas (eicosanoides; consulta la página 172) que controlan el crecimiento y reparación del tejido, reducen la inflamación excesiva y favorecen la curación. Si no quieres comer pescado, existen algunas fuentes vegetales de ácidos omega-3 que te revelaré enseguida, pero no olvides que incluir un poco de pescado en la dieta puede mejorar la salud de otras maneras. Por regla general, las poblaciones que comen pescado son mucho más longevas y padecen menos enfermedades que las que no lo consumen, y es posible que estas diferencias no tengan nada que ver con la ingestión de ácidos grasos omega-3.

Pese a lo que me entusiasma el pescado, se me plantean dos serias preocupaciones a la hora de recomendar a la gente que coma más. La primera tiene que ver con las toxinas medioambientales que contiene —incluido el mercurio y los bifenilos policlorados, los carcinógenos a los que normalmente nos referimos sencillamente como PCB— resultado de la polución de lagos, ríos y mares. La segunda es la posibilidad de acabar perdiendo el pescado como recurso natural como consecuencia de la pesca abusiva en las mismas masas de agua. Centrémonos en el salmón, por ejemplo. Casi todo el salmón que se sirve hoy en día es de piscifactoría («salmón atlántico»). El salmón de piscifactoría tiene menos sabor, menos proteína y más grasa que el de río, y su contenido en ácidos grasos omega-3 quizá no sea tan alto. También es probable que contenga residuos de pesticidas, antibióticos y otros medicamentos empleados para controlar enfermedades que tienen lugar cuando el pescado se amontona en los cercados de las piscifactorías. Estas enfermedades se pueden propagar desde los cercados y diezmar la población salvaje de salmón. La mayoría de gente da por supuesto que las piscifactorías son la respuesta a un recurso en vía de extinción. Pocos saben que degradan el entorno y que para producir un kilo de salmón se requieren varios kilos de alimento a base de otros pescados. El resultado neto de la producción de salmón en piscifactorías es una disminución muy acelerada de las cantidades de pescado en los mares. La verdad es que a mí me gusta mucho el salmón salvaje de Alaska y voy a facilitarte mis recetas favoritas al final de esta sección (consulta la página 76). El salmón de río tiene mucho mejor sabor y es más nutritivo, y comerlo no plantea el impacto medioambiental de comer salmón de piscifactoría, ni los riesgos para la salud que conlleva asociados.

En cuanto a otros pescados, ten cuidado con las especies de mayor tamaño, más carnívoras, ya que es más probable que contengan niveles peligrosos de contaminantes. Yo evito el pez espada, la aguja, el tiburón, el pez azul y la caballa gigante por ese motivo. El tamaño de un pez sin duda guarda correlación con su carga tóxica. Si tienes que comer atún albacora, intenta comprarlo a proveedores que compren piezas pequeñas (consulta el apéndice); lo mismo se aplica al halibut. Yo también evito el mero, la lubina del Mar Negro, la perca y la mayoría de cuberas, ya que esas especies están en peligro de extinción. El bacalao, el abadejo, la platija, el halibut, el lenguado y el gallo aún abundan relativamente en el Pacífico, pero han disminuido de forma seria en el Atlántico. Para acabar, la raya, la perca, la lubina chilena y el emperador son especies amenazadas que no desovan hasta que son mayores —treinta años en el caso del emperador—, y a menos que se regulen bien su pesca, acabarán por desaparecer. Entre las especies que aún abundan y están bien reguladas se incluyen el salmón de Alaska, el arenque, las sardinas, las anchoas, la caballa, el mahi mahi, el halibut de Alaska y la albacora del Pacífico. Intenta recordar estas distinciones si quieres seguir disfrutando del pescado en tu plato.

Las sardinas siguen siendo una fuente segura de omega-3. Me encantan las sardinas frescas, asadas a la parrilla sin nada más que sal y jugo de limón, y me alegra ver que cada vez se pueden comprar en más sitios. (Antes sólo solía encontrarlas en los mejores restaurantes griegos e italianos.) Por supuesto, puedes comprar sardina en lata en cualquier supermercado. Las marcas envasadas en agua son más bajas en calorías. Si compras una variedad envasada en aceite, que sea preferentemente aceite de oliva o el de la propia sardina, escurre el máximo de aceite que puedas antes de usar el pescado. Yo hago puré de sardinas de lata, y luego le añado mostaza y cebolla picada para obtener una pasta para untar. Pruébalo, es una manera fácil de introducir pescado azul en tu dieta.

También puedes comprar suplementos de aceite de pescado en los supermercados y tiendas de alimentación natural, tanto en forma líquida como en cápsulas. Los mejores suplementos de aceite de pescado han sido destilados para eliminar los contaminantes, y son los que yo recomiendo. Son una alternativa aceptable a comer pescado graso. Las investigaciones realizadas al respecto sugieren que a algunas personas les puede beneficiar tomar suplementos de aceite de pescado además de comer pescado: las personas con trastornos inflamatorios y autoinmunes, enfermedades cardíacas, diabetes o resistencia a la insulina, y trastornos mentales o emocionales (como depresión y trastorno bipolar). Puesto que estos suplementos pueden incidir en la formación de coágulos de sangre, evítalos si tomas algún medicamento anticoagulante como el Coumadin (*warfarin*), si has sufrido hemorragias o tienes programada alguna operación quirúrgica.

Si eres vegetariano, busca suplementos omega-3 elaborados con algas (consulta el apéndice) o considera la posibilidad de añadir a tu dieta semillas de lino recién trituradas; son una fuente barata y útil de estos ácidos grasos que te interesan. Compra semillas integrales de lino, orgánicas, en una tienda de alimentación natural. Consérvalas en el frigorífico y muele media taza cada vez, con un mortero o un molinillo de café. El lino molido tiene un sabor picante realmente bueno, y lo puedes añadir a los cereales, ensaladas, papas, arroz o verduras cocinadas. Una cucharada al día te proporcionará una buena ración de omega-3. Ten en cuenta que las semillas de lino tienen un alto contenido en fibra y aumentarán tus evacuaciones; en algunos individuos tienen un efecto laxante. A la mayoría les va bien que sea así pero a otros no. Si te molesta, disminuye la dosis.

En los frigoríficos y compartimientos refrigerados de los establecimientos de alimentación natural encontrarás también aceite de linaza embotellado en envases de plástico oscuro. En mi opinión, es preferible el lino natural, ya que no es tan caro y es más sabroso. El aceite de linaza se oxida enseguida y, a menos que se maneje y envase con sumo cuidado, adquiere un desagradable sabor a pintura al óleo, señal de que está rancio y que, francamente, no lo convierte en el aditamento más deseable para la comida. Hay otros aceites especiales menos asequibles para el público en general que también ofrecen ácidos grasos omega-3; se trata de los provenientes de semillas de cáñamo y lúpulo. El aceite de colza y el de soja son los únicos aceites vegetales comunes que incluyen ácidos omega-3, aunque no en la misma proporción que el de lino.

Las nueces son otra fuente vegetariana de omega-3. Puedes comer una al día o puñados de ellas, o buscar aceite de nueces en tiendas especializadas y emplearlo en ensaladas. La única verdura que contiene omega-3 es la verdolaga (*Portulaca oleracea*) que a veces se come en Estados Unidos como verdura silvestre, aunque habitualmente es despreciada por los horticultores como una mala hierba. En otras partes del mundo, la gente la cultiva y la consume como verdura; los griegos la añaden a menudo a las sopas, y algunos expertos dicen que es uno de los ingredientes más beneficiosos para el corazón de las dietas mediterráneas. Los catálogos de semillas especiales ofrecen variedades mejoradas para huertas caseras. Si tienes pensado producir algunos de los alimentos que consumes, considera esta planta trepadora de fácil crecimiento, con hojas pequeñas y suculentas.

A continuación te ofrezco algunas recetas que te ayudarán a poner en práctica las recomendaciones dietéticas de esta primera semana del programa:

Brócoli
PARA 4 PERSONAS

Esta es mi receta favorita a la hora de preparar esta verdura sana y estupenda:

1 brócoli grande, entero
1 cucharada de aceite de oliva extra virgen
sal al gusto
varios dientes de ajo, picados
pimienta de Cayena molida, al gusto (opcional)

1. Corta el extremo de los tronchos del brócoli y sepáralos. Retira los tallos principales de cada troncho, quítale la piel fibrosa y córtalos en pequeños trozos. Divide la cabeza del brócoli y córtala también en trozos pequeños, pelando un poco la piel de los tallos pequeños para que queden más tiernos.

2. Limpia el brócoli bajo el chorro del agua fría, escúrrelo y colócalo en la olla con ¼ de taza de agua, el aceite de oliva, la sal y el ajo. Añade un pellizco o dos de la pimienta de Cayena si quieres que el plato quede más aromático.

3. Lleva a ebullición, tapa bien la olla, y deja cocer hasta que la verdura adquiera un color verde intenso y esté tierna pero

firme, lo cual no precisará más de 5 minutos. Escúrrelo y sírvelo al instante. También puedes servirlo (junto con el líquido que haya quedado) como acompañamiento de una pasta (a mí me gusta sobre todo con *penne* o *rigatoni*) y aderezado con queso parmesano; gratínalo si te apetece.

Salmón a la plancha o a la parrilla
CADA FILETE SIRVE UNA PERSONA

Filetes de salmón (algo más de 6 onzas [150 g] por persona)
rodajas de limón (opcional)

ADOBO
1 taza de sake
½ taza de salsa natural de soja o tamari
1 cucharada de raíz de jengibre fresca, rallada
2 dientes de ajo aplastados
1 cucharada de azúcar moreno

1. Prepara el adobo mezclando el sake (vino japonés de arroz), la salsa natural de soja (usa una variedad baja en sodio a ser posible), el jengibre, el ajo y el azúcar moreno.

2. Lava los filetes de salmón con agua fría, colócalos en un plato de vidrio o cerámica y vierte por encima el adobo. Tapa y deja marinar en el frigorífico durante 1–3 horas, esparciendo el líquido de vez en cuando con una cuchara si alguna parte del pescado no ha quedado cubierta.

3. Prepara la parrilla o calienta la plancha a fuego fuerte.

4. Escurre el pescado y colócalo sobre la plancha o en la parrilla del horno. Cocínalo para que quede al punto deseado pero sin que se haga excesivamente. Sírvelo al momento acompañado por unas rodajas de limón si te apetece. Es un plato bastante completo si lo comes con arroz o con una ensalada o verduras hervidas.

Receta fácil de salmón escalfado

CADA FILETE SIRVE UNA PERSONA

Filetes de salmón (algo más de 6 onzas [150 g] por persona)
1 zanahoria en rodajas
1 cebolla pequeña en rodajas
1 tallo de apio en rodajas
2 rodajas de limón
varias ramitas de perejil
6 hojas de laurel
sal al gusto
1 vaso de vino blanco seco
el jugo de medio limón

1. Corta los filetes de salmón en porciones individuales.

2. Pon en la sartén la zanahoria, la cebolla, el apio troceado, el limón, el perejil y las hojas de laurel.

3. Añade el pescado, cúbrelo con agua fría, sal al gusto, vino y jugo de limón. Lleva a ebullición sin tapar.

4. Reduce la llama a fuego lento y deja que el pescado se haga durante 5 minutos.

5. Apaga el fuego y deja reposar el pescado durante 10 minutos. Luego sácalo con sumo cuidado y ponlo en una fuente; el salmón estará perfectamente hecho. Queda delicioso servido tanto caliente como frío.

Salmón en papel pergamino

CADA FILETE SIRVE UNA PERSONA

Se trata de una receta para un primer plato fácil y distinguido. Se necesita pergamino de cocina, que encontrarás en rollos o a láminas en muchos supermercados y en la mayoría de los establecimientos de utensilios de cocina.

Espaguetis delgados
aceite de oliva extra virgen
sal
eneldo o perejil fresco, picado
verduras frescas (véase núm. 3)
1 filete de salmón
mostaza de Dijon
papel pergamino para el horno

1. Calienta el horno a 400°F.
2. Cuece los espaguetis hasta que estén *al dente,* escurre, aderézalos con un poco de aceite, sal y eneldo fresco picado (usa perejil si no dispones de eneldo).
3. Prepara un acompañamiento de verduras frescas: zanahorias y calabacines cortados en juliana, puntas de espárragos y vainas de judías o guisantes, etcétera.
4. Lava el filete de salmón, córtalo en porciones individuales y dales unas palmaditas para escurrirlas. Unta con mostaza de Dijon la parte superior de cada una de ellas.
5. Coloca para cada persona una ración de pasta sobre una lámina de pergamino, un filete de salmón encima, y añade las verduras. Acto seguido, enrosca las esquinas del pergamino para cerrarlo, dándole la forma de un saquito.
6. Pon los saquitos en el centro del horno previamente calentado y hornéalos durante 10 minutos. Sírvelos inmediatamente. Sólo se abrirán justo antes de comer.

Aderezo para ensaladas del doctor Andrew Weil, con bajo contenido en grasa

Vinagre de vino de arroz sazonado
aceite de sésamo tostado (oscuro)
1 diente de ajo (opcional)

Nota: el vinagre de vino de arroz sazonado se puede comprar en tiendas de comestibles japonesas o en la sección de comida oriental del supermercado; está sazonado con azúcar y sal. Evita marcas que contengan glutamato monosódico (MSG). También puedes comprar vinagre normal de vino de arroz y sazonarlo tú mismo con azúcar o miel y sal al gusto.

1. En un bol o ensaladera, vierte suficiente vinagre sobre la ensalada para que quede ligeramente cubierta.
2. Añade una cucharadita de aceite de sésamo tostado; su aroma es tan intenso que con un poco basta.
3. Remueve bien y sirve.

No podría ser más sencillo. Para darle variedad, puedes probar añadiendo al vinagre un diente de ajo picado antes de rociarlo sobre la ensalada.

Suplementos

Esta semana vas a empezar a tomar el suplemento antioxidante de multivitaminas/multiminerales, cuya fórmula he creado yo. Consulta el apéndice para obtener detalles sobre las vitaminas y minerales necesarias y también sobre los productos que recomiendo. Hablaremos de los cinco elementos de la fórmula antioxidante en las próximas semanas, empezando ahora por la vitamina C. Tal vez la tomes ya junto a otros suplementos dietéticos. Pero, si no es así, a continuación te revelo los motivos para que empieces a hacerlo.

Casi todos los animales producen vitamina C en sus cuerpos. Sólo los seres humanos, otros primates y unas pocas especies más han perdido esta capacidad y necesitan obtener la vitamina cada día a partir de fuentes dietéticas, principalmente fruta y verduras frescas. Para crear un tejido conectivo fuerte, incluidos los revestimientos de las arterias coronarias, y permitir que el sistema curativo repare las heridas, se precisan ciertos niveles de vitamina C. Aunque, en mi opinión, dosis más elevadas de esta vitamina pueden estimular la curación a todos los niveles, así como ayudar al cuerpo a protegerse del daño oxidante de los radicales libres, las investigaciones realizadas al respecto sugieren que el cuerpo sólo puede usar entre 200 y 250 miligramos de vitamina C al día.

Para ponerte un ejemplo del efecto de la vitamina C sobre el sistema curativo, permíteme que te cuente la historia del hermano mayor de un amigo mío, que tuvo que someterse a una operación para que le eliminaran porciones de su estómago y esófago. Antes de que entrara en el hospital, me preguntó qué podía hacer para acelerar su recuperación y yo le di dos de mis recomendaciones habituales. Primero, pedirle al anestesista que le dejara llevar puestos unos auriculares durante la operación para oír una cinta con sugerencias sobre el éxito de la operación y de una recuperación rápida y poco dolorosa. Esto serviría para bloquear las conversaciones que tuvieran lugar en el quirófano, que podrían introducir ideas no deseadas en la mente, y aprovechar la influencia de la mente sobre el sistema curativo en un estado en el que la mente inconsciente acepta la sugestión. Mi segunda recomendación fue que le dijera a su cirujano que quería que le introdujeran dosis altas de vitamina C en el goteo intravenoso desde el momento en que entrara en la sala de operaciones hasta que le retiraran el sistema: 20 gramos cada veinticuatro horas. También le dije que, según mi experiencia, la mayoría de los hospitales no atenderían a una petición de este tipo.

Sin embargo, este paciente adoptó una postura dura con sus médicos e insistió en lo de la vitamina C. Cuando el cirujano lo examinó varios días después de la operación, le dijo que jamás había visto una recuperación tan rápida de una herida quirúrgica y que estaba tan impresionado que empezaría a ordenar la administración de vitamina C intravenosa en todos los casos.

Los suplementos de vitamina C no son tóxicos pero el

cuerpo no puede emplear dosis altas, es decir, más de varios cientos de miligramos al día. La gente que toma megadosis de esta vitamina, en algún momento sobrepasa el nivel de tolerancia intestinal, marcado inicialmente por flatulencias y luego por deposiciones frecuentes y diarrea. Pero sin duda querrás mantenerte por debajo de la dosis que provoca estos efectos. Yo solía recomendar grandes cantidades de vitamina C (hasta varios gramos al día), pero ahora estoy convencido de que el cuerpo no puede usar más de 250 miligramos al día, como sugería antes. Puesto que la vitamina C aumenta la absorción de hierro, en dosis altas puede resultar peligrosa para las personas que padecen hemocromatosis (sobrecarga de hierro), un trastorno hereditario poco habitual que se diagnostica con un simple análisis de sangre. Por lo demás, los únicos problemas asociados al exceso de vitamina C son los que ya he mencionado.

No emplees los comprimidos dulces masticables (son malos para los dientes) o los comprimidos grandes y duros (pueden no disolverse), ni tampoco las marcas que están de moda, ya que son muy caras. Tampoco esperes obtener efectos inmediatos, aunque puede disminuir la frecuencia con que se contagia un resfriado y, en algunas personas, puede reducir la tendencia a magullarse. El suplemento de vitamina C forma parte de una estrategia a largo plazo para proteger el sistema curativo y potenciar su funcionamiento de tal manera que sea capaz de mantener tu bienestar cotidiano y estar listo para serte útil en caso de enfermedad.

También me gustaría que tomaras conciencia de las nuevas investigaciones que se están realizando con la vitamina D. Aunque no es un antioxidante y ni siquiera una vitamina (de hecho es una hormona), cumple amplias funciones de importancia crítica para el organismo, incluida la prevención de la esclerosis múltiple, el cáncer de pulmón, el cáncer de colon, el cáncer de próstata y la osteoporosis. El cuerpo puede producir vitamina D gracias a la exposición al sol, pero la mayoría de la gente no produce la cantidad suficiente, y los protectores solares bloquean la síntesis de la vitamina D. Mucha gente tiene carencia de vitamina D, pero la mayoría de los complejos de multivitaminas proporcionan cantidades demasiado pequeñas (normalmente entre 200 y 400 UI —unidades internacionales) y normalmente de la clase menos utilizable, la vitamina D_2 (ergocalciferol). Recomiendo encarecidamente que todo el mundo tome suplementos de vitamina D_3 (cholecalciferol), al menos 1.000 UI al día. Este nivel no presenta toxicidad alguna, y tal vez la cantidad sea insuficiente. Toma vitamina D con una comida que incluya grasa para asegurar la absorción.

Ejercicio

El ejercicio es un elemento clave en un estilo de vida sano. No puedes disfrutar de una salud y un sistema curativo óptimos si eres una persona sedentaria. Seguro que alguna vez habrás oído que caminar es el mejor ejercicio. Es cierto, y en este Programa de Ocho Semanas te voy a pedir que lo practiques con mucha frecuencia. Éstas son las ventajas:

- Es algo que ya sabes hacer.
- Puedes hacerlo en cualquier lugar.
- No requiere ningún equipo especial, sólo un buen calzado.
- El riesgo de lesiones es menor que en cualquier otra actividad deportiva.
- Puede proporcionar un ejercicio físico completo, igual o mejor que cualquier otra actividad deportiva.
- Satisfará todas tus necesidades de ejercicio físico en cualquier momento de tu vida, incluida la vejez.

Muchos entusiastas de la forma física consideran el caminar como algo insustancial comparado con correr, practicar deportes competitivos o acabar exhausto y sudoroso sobre bicicletas fijas y otros instrumentos de tortura aeróbica. Pero esto no es cierto. Yo he conocido a muchas personas que alcanzan una forma física excelente sólo con andar. Lo hacen a conciencia y con tanta regularidad que aprovechan el maravilloso efecto de preparación del cuerpo sin usar ninguna otra forma de ejercicio físico para conseguir su objetivo. También he visto gente muy obesa bajar a su peso ideal en pocos meses gracias a combinar las caminatas diarias con una modificación sensata de sus dietas (consulta el capítulo 23).

Yo prefiero caminar al aire libre y en un entorno agradable, pero cuando estoy en una ciudad, también lo hago todo lo que puedo y, si el clima no acompaña, simplemente camino de un lado a otro por alguna galería comercial o intento encontrar un gimnasio que tenga una cinta deslizante. Para sacar las máximas ventajas cardiovasculares al hecho de caminar, deberías intentar incluir algún paseo cuesta arriba —las pendientes largas, moderadas y graduales son fantásticas— o hacerlo lo suficientemente rápido como para elevar tu ritmo cardíaco.* A veces me gusta caminar solo para encontrarme con mis pensamientos y la natu-

---

* Puedes comprarte un monitor del ritmo cardíaco en miniatura y llevarlo puesto como un reloj de pulsera (además de una banda sujeta alrededor del pecho), o aprender a tomarte el pulso en la muñeca durante quince segundos y multiplicarlo por cuatro para calcular las pulsaciones por minuto. La «Zona de ritmo cardíaco aconsejado», en el que la preparación aeróbica se sitúa en su nivel más elevado y se quema la grasa, se puede calcular con una fórmula no demasiado complicada. Primero determina tu «Máximo ritmo cardíaco aconsejado». Para hombres y mujeres físicamente inactivos, o de bajo nivel de actividad, este índice es igual a 220 menos la edad de cada uno. Para hombres físicamente activos, el índice es de 205 menos la edad. Por lo tanto, la zona aconsejada se sitúa entre un 65 y un 75 por ciento de tu ritmo máximo. Por ejemplo, cuando yo escribí este libro tenía 54 años y era físicamente activo, mi ritmo máximo era de 151; mi zona aconsejada era de 98 a 113 y el pulso en quince segundos en esta franja sería la cuarta parte de estas cifras, de 24 a 28. En general, cuando te encuentres por encima de tu zona aconsejada, estás demasiado tenso aeróbicamente como para mantener una conversación, y si te encuentras por debajo, no notarás que tu corazón y tu respiración vayan más rápido de lo normal.

raleza. O bien con algún amigo para pasar el rato conversando. Otras veces, llevo un reproductor de CD portátil y escucho música animada cuyo ritmo me hace mover los pies a buen paso. Para mucha gente, los iPods y los CD han convertido el ejercicio de caminar en otra cosa; sé de personas a las que les gusta oír libros grabados o clases de idiomas mientras dan sus paseos diarios.

Te he pedido que inicies esta práctica con una caminata diaria de diez minutos (si ya lo hacías, ¡no lo dejes!) y quiero que lo sigas haciendo aunque practiques otro ejercicio, pues en mi opinión caminar ofrece ventajas que otras formas de preparación física no contemplan, como es adaptar los ritmos cerebrales en respuesta a los movimientos coordinados de brazos y piernas. Si no estás habituado a caminar, asegúrate de que llevas el calzado adecuado. Recomiendo zapatillas diseñadas específicamente para caminar lo suficientemente almohadilladas por el interior en la plantilla; hay muchas marcas distintas en los establecimientos de material deportivo, donde también encontrarás consejo profesional. También encontrarás medias especiales de doble capa para prevenir las ampollas y la transpiración de los pies. Piensa a dónde quieres ir a caminar y cuándo, y cómo vas a incorporar esta actividad a tu rutina diaria. A mí me gusta pasear por la mañana, antes del desayuno, pero cuando no puedo hacerlo, disfruto igualmente con una buena caminata al final del día.

Durante unas cuantas semanas más, a medida que aumente el tiempo de las caminatas, te ofreceré información suplementaria sobre este componente clave del Programa de Ocho Semanas.

Mental/Espiritual

Las recomendaciones que se incluyen bajo este título son sumamente importantes. Si has leído mis anteriores textos sobre temas de salud, sabrás que defiendo encarecidamente la medicina mental/corporal, según la cual la enfermedad en el cuerpo físico a menudo es resultado de un desequilibrio de la mente o del campo espiritual. Para que tu sistema curativo funcione de forma óptima, debes abordar estas áreas de tu ser a la vez que cuidas las necesidades de tu cuerpo. Te facilitaré el acceso a esta parcela de trabajo con prácticas que son fáciles e interesantes, de las que creo que disfrutarás y que, pese a su simplicidad, resultan profundamente eficaces.

Para esta semana, te he pedido que pienses en las experiencias de curación de cualquier enfermedad, lesión o problema reciente (emocional así como físico) que hayas vivido. Quiero que concentres tu atención en la curación, porque para experimentar algo que deseas hace falta ser más consciente de ello. Si te gusta llevar un diario, tal vez te convenga conseguir una libreta para registrar estas experiencias y otras nuevas. Es una manera de ganar confianza en el poder de la curación espontánea que reside en tu interior.

Después, te he pedido que empieces a trabajar con la respiración, una práctica que desarrollarás a medida que avances por el Programa de Ocho Semanas. En mis libros anteriores he escrito extensamente sobre el poder de curación que tiene la respiración. Basta con decir que la respiración es la conexión entre el cuerpo y la mente y entre la mente consciente y la inconsciente. Es la llave maestra para controlar las emociones y el funcionamiento del sistema nervioso involuntario. Y aún más, la respiración representa el movimiento del espíritu en la materia. Concentrarte en la respiración te lleva a la relajación y a la meditación de una forma natural, y crea una conexión consciente con tu esencia vital, no física.

La técnica de respiración más simple consiste sencillamente en prestarle atención, en seguir simplemente el ciclo respiratorio con tu mente observante, sin intentar influirla de ninguna manera. Estas son las instrucciones:

1. Siéntate en posición cómoda con la espalda recta y los ojos entrecerrados, después de haber aflojado cualquier prenda que te apriete.

2. Concentra tu atención en la respiración y sigue las curvas del ciclo a través de la inspiración y la espiración. Si puedes, toma nota de los momentos en los que una fase cambia a la otra.

Haz esto durante cinco minutos una vez al día. Tu objetivo es simplemente mantener la atención en el ciclo de la respiración y apreciarlo. No importa de qué modo cambie tu respiración; aunque los movimientos se vuelvan muy pequeños, continúa siguiéndolos. Ésta es la forma básica de meditación, un método de relajación y una manera de armonizar cuerpo, mente y espíritu.

Por último, lo que te he pedido esta semana es que compres flores para la casa y las coloques en un lugar donde puedas disfrutar de ellas. No creo que sea necesario comentar mucho sobre este punto. Las flores son una manifestación de belleza y de la naturaleza, un deleite para los sentidos. Es bueno verse rodeado de ellas. Suben el ánimo.

Esta es toda la información que necesitas para la primera semana del Programa de Ocho Semanas.

Relato de una curación: El valor de los suplementos

Una historia breve y feliz, contada por Patti Lewis de Tempe, Arizona:

He seguido sus recomendaciones sobre vitaminas y suplementos nutricios, y gracias a eso, el proceso de recuperación de un cáncer de pecho que me diagnosticaron fue una experiencia curativa positiva. El cáncer de pecho ha cambiado para siempre mi vida. Antes del diagnóstico nunca se me había ocurrido ni había hecho ningún esfuerzo por reforzar mi sistema inmunitario. Estaba sana, así que no le daba importancia. Ahora intento cuidar de mí misma y sigo sus consejos prácticos y de sentido común sobre la buena salud.

Los suplementos me mantuvieron sana en la época de los resfriados y las gripes pese a las alteraciones que había sufrido mi sistema inmunitario tras someterme a la quimioterapia. También desempeñaron un papel clave a la hora de mantener el equilibrio entre mente, cuerpo y espíritu. Conservé el buen ánimo durante mi recuperación y fui capaz de ver en todas las cosas el lado positivo. Continué montando en bici mientras me recuperaba, lo cual me mantuvo en forma y feliz. Mis amigos y familiares sacudían la cabeza y se maravillaban de lo bien que me iba. Sus recomendaciones han valido su peso en oro. Voy a continuar con los suplementos y pensaré con ilusión en una vida larga, sana y feliz.

6
Segunda semana

Tareas

- Averigua, si no lo sabes, de dónde procede el agua que bebes y qué impurezas podría contener. Deja de beber agua clorada. Infórmate sobre algún sistema de depuración del agua del grifo, en caso de que no lo tengas ya instalado. Mientras tanto, compra agua embotellada.

Dieta

- Vuelve a comer pescado al menos una vez esta semana, y brócoli dos veces.
- Intenta aumentar el consumo de cereales integrales. Selecciona panes o cereales de harina integral, por ejemplo. O prueba cualquiera de las recetas de platos de cereales integrales que incluyo en este libro (a partir de la página 104).
- Acércate a la tienda de alimentación natural y echa un vistazo a la sección de productos congelados y refrigerados para fami-

liarizarte con los diferentes alimentos elaborados a partir de la soja. Elige uno y pruébalo.

- Compra té verde japonés o chino y pruébalo. Si tomas café o té negro, intenta sustituirlo, en parte o del todo, por el té verde.

Suplementos

- Empieza a tomar con el desayuno una cápsula diaria de mezcla de carotenos. El producto debería proporcionar entre 10.000 y 15.000 UI (unidades internacionales) de betacaroteno junto con compuestos asociados (como alfacaroteno, luteína, zeaxantina). El preparado debería contener además licopeno para aportarte todas las ventajas de esta familia de pigmentos naturales.

Ejercicio

- Aumenta a quince minutos la caminata diaria.

Mental/Espiritual

- Visita un parque o algún otro espacio natural que te guste. Pasa allí todo el tiempo que puedas sin hacer nada en concreto, simplemente percibiendo la energía del lugar.
- Prueba a hacer un día de «ayuno de noticias». No leas, mires o escuches noticia alguna a lo largo del día.
- Continúa con la Observación de la Respiración durante cinco minutos al día y añade un segundo ejercicio de respiración: durante un minuto al día intenta experimentar el ciclo respiratorio empezando por la espiración y acabando por la inspi-

ración. En la página 113 hallarás los detalles del ejercicio «Empieza con la espiración».

Opcional

• Presta atención a tus imágenes mentales y toma nota de las que tengan un fuerte impacto emocional sobre ti. Piensa en cómo podrías adaptarlas para usarlas en visualizaciones curativas.

COMENTARIO

Tareas

Beber agua es una de las principales fuentes de toxinas ambientales que pueden dañar a tu sistema curativo así como al inmunitario; por suerte, puedes hacer algo al respecto.

Según informes recientes, beber agua en Estados Unidos continúa siendo un riesgo para la salud, tanto si vives en una gran ciudad como si resides en una zona rural. Más de cien millones de estadounidenses beben agua con niveles significativos de tres productos químicos que provocan cáncer: los derivados del arsénico, radón y cloro (trihalometanos o THM). Se han detectado niveles excesivos de nitratos —que pueden provocar el síndrome mortal del «bebé azul» cuando los alimentos para bebés se elaboran con agua del grifo contaminada— en más de dos mil sistemas de suministro de agua en cuarenta estados en la última década; las zonas rurales con importantes cantidades de agua de escorrentías agrícolas son las que sufren mayor peligro.

Además de la contaminación química, los virus y parásitos resistentes al cloro, como el *Cryptosporidium, Giardia* y el virus de Norwalk, pueden infiltrarse en los más de un millar de grandes sistemas de suministro de agua de Estados Unidos que todavía carecen de filtros apropiados. (Según los Centros de Control y Prevención de Enfermedades y la Agencia de Protección Ambiental, más de diez millones de casos ocurren cada año a causa de los microorganismos contenidos en el agua.) En mi opinión, el cloro es en sí mismo un riesgo para la salud y se debería eliminar paulatinamente, en favor de métodos más seguros de desinfección, como la ozonización. Aparte de la formación de THM cuando el cloro reacciona con los compuestos orgánicos, en sí mismo constituye un fuerte agente oxidante que puede provocar enfermedades coronarias y deteriorar las defensas del cuerpo.

En respuesta a la calidad degradada del agua que bebemos, la legislación que regula el tratamiento del agua está cambiando, aunque muchos continúan pensando que sigue siendo insuficiente y que los métodos para controlar el cumplimiento de las normativas son ineficaces por falta de financiación. Los niveles «seguros» de contaminación simplemente se fijan demasiado altos y no regulan suficientes elementos contaminantes probados (sólo recogen 60 de los 700 productos químicos peligrosos que normalmente se encuentran en el agua que bebemos). La Agencia de Protección Medioambiental de Estados Unidos (EPA) ha dado pasos de gigante en la última década, y a finales de los años noventa revisó los protocolos de detección de radio y uraniol. A principios de 2006 han habido cambios significativos en lo que respecta a la filtración del *Cryptosporidium,* y en 2009 entrarán en vigor nuevas regulaciones para el control de los derivados del cloro. No obstante, las empresas de suministro de agua incumplen por rutina las normas de la EPA, y en muchos casos no notifican a los consumidores que se ha detectado que el agua está contaminada, aunque la ley les exija hacerlo.

Por lo tanto, a continuación detallo las medidas que yo emprendería, dada la situación a la que nos enfrentamos:

- No bebas nunca agua con sabor a cloro, aunque signifique pasar sed. Pide agua embotellada cuando estés de viaje o llévate contigo un filtro de carbono portátil (consulta el apéndice) con el que podrás filtrar un vaso cada vez y eliminar el cloro y otros malos sabores.

- Si eres cliente de una compañía de agua, pide resultados de los análisis exigidos a estas compañías, una información que deben ofrecer a sus consumidores. Pero si el suministro es privado, haz que un laboratorio analice anualmente el agua (consulta el apéndice). Lo que te interesa saber es si las bacterias fecales-coliformes, el plomo, flúor, cloro, arsénico, los nitratos y el nivel de dureza se mantienen dentro de los niveles de seguridad, y también, si el agua contiene parásitos, otros microorganismos, sulfatos, herbicidas, pesticidas y otros contaminantes que se puedan dar en tu zona. Usa el agua que sale de tu grifo para saber si se detectan disueltos contaminantes como el plomo provenientes de tu propio sistema de cañerías. Analiza el agua en diferentes momentos del año, ya que algunos contaminantes como los nitratos a veces sólo están presentes en algunas estaciones. Sólo los resultados de los análisis del agua te pueden decir si necesitas comprar un sistema de depuración y, de ser así, de qué tipo.

- Si tu suministro de agua proviene del sistema municipal y dispones de los análisis, asegúrate de analizar el agua del grifo para detectar niveles de plomo, ya que las tuberías de tu casa son una fuente importante de contaminación en este sentido, y eso no constará en los análisis municipales. El agua que contiene más de una parte de plomo por cada 100 millones es peligrosa para la salud, especialmente para los recién nacidos, niños y mujeres embarazadas, y probablemente para todos los demás.

- Limpia a diario las tuberías dejando correr el agua entre tres y cinco minutos por la mañana, o después de períodos en que hayan estado fuera de uso, antes de beberla o emplearla para preparar alimentos. La primera agua que sale del grifo es más peligrosa, ya que puede contener una mayor concentración de plomo y otros contaminantes.

- Nunca uses agua caliente del grifo para beber o cocinar. No es adecuada para el consumo humano, ya que disuelve con más facilidad las impurezas de las tuberías y de los interiores de los calentadores.

- El agua embotellada es, en el mejor de los casos, una solución temporal para el problema del agua potable. Es demasiado cara para su uso regular, y tampoco se puede confiar en que sea segura. Buena parte del agua embotellada (en Estados Unidos) es agua del grifo enmascarada, e incluso el agua mineral puede estar contaminada. (En 1990, por ejemplo, se encontró benceno —un disolvente orgánico— en algunas botellas de agua gaseosa Perrier.) La principal preocupación es la limpieza, ya que las bacterias pueden reproducirse rápidamente en el agua no tratada con cloro. En una comprobación efectuada por la Agencia de Protección Medioambiental en veinticinco plantas de embotellamiento, se detectaron serios problemas de limpieza en todas ellas.

- Si tomas agua embotellada, pide al fabricante información sobre la fuente de agua y los resultados de los análisis. Si la fuente es fiable, haz que te envíen el agua directamente a casa o cómprala en establecimientos que haya un buen movimiento de remesas. Manténla alejada de la luz solar y gástala deprisa. Para reducir al mínimo la contaminación química de los envases, compra botellas de vidrio o de plástico duro trasparente; no consumas la que viene en botellas de plástico blanco, blando y opaco, de las utilizadas para envasar leche, ya que este material se disuelve en el agua.

- Instalar un sistema doméstico de depuración es una buena inversión para tu salud, pero si realmente lo necesitas —dependiendo de los resultados de los análisis del agua— antes debes estudiar un poco el tema para decidir el tipo que requieres. Tal vez puedas ir tirando con un simple mecanismo que elimine los malos sabores y olores, aunque lo más seguro es que te haga falta un sistema que emplee más de una tecnología para suprimir productos químicos orgánicos, metales pesados, nitratos y bacterias.

Recientemente he tenido conocimiento de dos sistemas específicos de filtración que parecen buenos: uno para destilar agua y otro para filtrarla con una tecnología de barrera múltiple. Las destiladoras son la mejor apuesta a largo plazo. Eliminan casi todos los contaminantes y dejan sólo agua pura, y por otro lado su mantenimiento es mínimo, pero el costo inicial es considerable. El nuevo sistema para destilar agua en casa, llamado D-3, es más eficaz que los anteriores. Se puede instalar debajo del fregadero, es silencioso, siempre da agua fresca (algunos sistemas de destilación dan agua caliente cuando la unidad está reponiendo sus reservas) y tiene un procedimiento autoestirilizante.

El D-3 trae una bomba incorporada, desagüe automático y todas las mangueras, elementos de instalación y «extras» que acaban elevando el precio de otros sistemas de purificación. Aunque el sistema sale un poco caro (unos 2.200 dólares, con instalación), el costo compensa a largo plazo ya que es inferior al gasto en agua embotellada. En el pasado, los sistemas de destilación parecían poco prácticos para el uso doméstico —eran grandes, ruidosos y requerían bastante electricidad, agua y mantenimiento— pero yo siempre he recomendado el agua destilada como la forma más pura.

Aun así, algunos críticos afirman que no es saludable, dicen que el proceso elimina minerales, y que el agua destilada puede filtrar minerales de nuestros cuerpos. Sin embargo, creo que nuestras fuentes primordiales de minerales son las frutas y las verduras, no el agua de beber. De hecho, nuestros cuerpos tienen sistemas muy activos para retener los minerales que necesitamos. También cabe la posibilidad de que la destilación no elimine algunos compuestos orgánicos volátiles (COV) que hierven a la misma temperatura que el agua, pero hoy en día prácticamente todos los sistemas de destilación tienen filtros de carbono aceptados que eliminan los COV. Para más información sobre el nuevo sistema de destilación, consulta el apéndice.

El otro sistema de interés aplica tecnología de filtración de barrera múltiple para producir agua biológicamente pura. El sistema es el único de su tipo que ha superado las normas y protocolos de la Agencia de Protección Medioambiental para sistemas de purificación microbiológica. Emplea un proceso de siete pasos que elimina bacterias, virus, parásitos, metales, elementos químicos y pesticidas. Y a diferencia de los sistemas de radiación UV y de destilación, no requiere electricidad, por consiguiente sigue funcionando aunque se produzca un corte de luz. El primer paso del proceso es el prefiltro utilizado para reducir las partículas y sedimentos de mayor tamaño, tras lo cual una membrana de osmosis inversa elimina metales pesados, compuestos y quistes de parásitos. Otros filtros biológicos del sistema suprimen bacterias y virus, mientras un posfiltro de bloqueo del carbono elimina los sabores, olores y COV que aún puedan quedar. Un grifo especial libre de plomo completa el suministro de agua biológicamente pura. Este sistema proporciona unos veinte galones diarios de agua potable en condiciones de uso normal para una familia típica de cuatro miembros: cuatro galones de agua por persona al día. Resulta un poco menos caro que la tecnología D-3, pero no demasiado; sale aproximadamente 2.000 dólares incluida la instalación. Para averiguar más detalles sobre esta tecnología, consulta el apéndice.

- No confíes en los análisis gratuitos que ofrecen las empresas vendedoras de depuradoras: no son lo bastante exhaustivos. Recurre a un laboratorio independiente.
- Consulta el apéndice al final del libro, donde encontrarás la información necesaria sobre los diferentes modelos de depuradoras de agua, y compra únicamente un sistema que cumpla con las normas de la NSF International, anteriormente llamada Fundación Nacional de Medidas Sanitarias.
- En estos momentos, uno de los sistemas mejores y más asequibles emplea una combinación de dos tecnologías: filtros de

bloques de carbono y un método electroquímico que expone el agua a una aleación cobre-cinc llamada KDF. Los sistemas de este tipo, no oficiales, cuestan menos de 500 dólares y su mantenimiento es sencillo. Eliminan la mayoría de contaminantes molestos (aunque tal vez tengas que añadir otro componente para eliminar los nitratos si vives en una zona agrícola con aguas de escorrentía), y dejan cantidades residuales de cobre y cinc en el agua, lo cual es considerado beneficioso por la mayoría de los expertos.

- Compra un sistema con cartuchos de tamaño estándar, de manera que puedas conseguir recambios si el fabricante cierra el negocio. No te dejes llevar por lo que cuesta instalarlo, y ten en cuenta también el precio que pagarás por litro de agua purificada. Algunos sistemas cuestan menos al principio, pero después resultan más caros por el gasto de energía y el elevado costo de las piezas de recambio.

- Si consigues un modelo no oficial, asegura que tenga una espita de acero inoxidable, ya que las de aleación bronce-plomo, pueden disolver plomo en el agua.

- Estudia el programa de mantenimiento de tu sistema y síguelo. Los filtros se estropean con el tiempo, y en algunos sistemas las bacterias pueden reproducirse. Considera la posibilidad de comprar un contador para basar el recambio de los cartuchos en el número de litros purificados y no en el tiempo límite.

- Si purificas el agua, quizá tengas que depender de suplementos de fluoruro para proteger tus dientes; consulta al dentista sobre este tema.

Puede parecerte que me extiendo demasiado sobre este tema, pero si lo he hecho es para dejarte bien claro la importancia que tiene protegerte a ti y a tu sistema curativo de toxinas. Las que están presentes en nuestra comida y en el aire no son tan fáciles de dominar, pero todos podemos hacer algo con respecto al agua.

Dieta

Los cereales integrales, que además de fécula contienen el germen y el salvado de los cultivos de grano, son fuentes excelentes de fibra, un elemento que por lo general es escaso en nuestras dietas. La fibra hace funcionar correctamente nuestro sistema digestivo, ayuda a bajar el colesterol, reduce el riesgo de contraer cáncer de colon, ralentiza la absorción de azúcar por el riego sanguíneo y probablemente consigue otras muchas cosas favorables para nuestros cuerpos, aunque los investigadores aún no conozcan los detalles y mecanismos. Lo recomendado es comer 40 gramos de fibra al día, el doble de lo que la mayoría de nosotros consumimos. La harina blanca proporciona muy poca cantidad; habría que comer cincuenta barras de pan blanco para conseguir la cantidad recomendada.

La mejor manera de ingerir más fibra es sencillamente comiendo más verdura y fruta fresca así como productos elaborados con cereales integrales. En la actualidad, en el mercado se pueden encontrar muchos desayunos de cereales integrales deliciosos, tanto para comerlos fríos como calientes, así como una buena variedad de cereales integrales que son una alternativa excelente al arroz blanco. Actualmente se pueden conseguir distintas variedades de arroz (arroz rojo y negro), además del integral de grano corto y largo, así como sémola de trigo sarraceno (kasha), quinua y arroz salvaje, que ahora se cultiva con toda normalidad y es mucho más asequible de lo que solía ser. No tienes por qué excluir de tu vida el pan blanco y otros productos elaborados con harina refinada. Simplemente cómelo en menor cantidad y consume mayor proporción de alimentos elaborados con cereales integrales junto con las verduras y las frutas.

Esta semana quiero que conozcas también las maravillas de la semilla de soja. Los chinos y los japoneses han cultivado esta planta durante siglos como uno de los componentes principales de su dieta, una fuente excelente de proteína que puede convertirse en innumerables productos, desde una especie de leche y de queso, a alimentos que son una copia exacta de los obtenidos de los animales y que fueron prohibidos por algunas tradiciones budistas. Los occidentales han empezado a descubrir hace poco los deleites de los alimentos elaborados con soja y sólo muy recientemente los investigadores occidentales han empezado a tomar nota de lo mucho que ha contribuido a la baja incidencia de las enfermedades occidentales en algunas partes de Asia.

La semilla de soja, además de no ser tan cara, supera a los alimentos de origen animal de diferentes maneras. Su proteína no presenta las cantidades de grasa saturada que obligan al hígado a fabricar colesterol y proporciona fibra al aparato digestivo. También contiene isoflavonas, compuestos poco habituales que pueden servir de protección contra el cáncer. Estas sustancias parecen crear una interacción con los receptores de estrógenos del cuerpo humano y, por este motivo, los investigadores también los llaman fitoestrógenos, que quiere decir, sustancias similares a los estrógenos, pero derivadas de las plantas.

Ciertas enfermedades femeninas son estimuladas por los estrógenos, es decir, son el resultado de una producción incrementada de hormonas estrógenas o de la exposición a éstas, lo que lleva a un crecimiento excesivo o anormal de células que reaccionan a ellas. Los cambios fibrocísticos en los pechos, el cáncer de pecho, el cáncer de útero, los fibromas uterinos y la endometriosis son algunos ejemplos de tales enfermedades. Y las hay, como en concreto el cáncer de pecho, que aumentan a un ritmo alarmante por todo el mundo.

Existe una teoría que explica este aumento como una mayor exposición de las mujeres a los xenoestrógenos: estrógenos extraños, que no han sido creados por los propios ovarios de las mujeres. Se sabe que las hormonas estrógenas se usan para estimular el crecimiento de los animales criados con fines comerciales en el sector de la alimentación; los residuos de esas hormonas se quedan en la carne de ternera, de cerdo, pollo y derivados lácteos, a menos que los alimentos lleven un certificado conforme están libres de estos productos químicos. Pero lo que aún sería más preocupante es que nuestro entorno pudiera estar saturado de toxinas que actúan como xenoestrógenos, que entran en nuestro cuerpo provocando que las células receptoras se dividan mucho más y aumenten su crecimiento, lo que incrementaría el riesgo de transformación maligna. En esta categoría se sitúan ciertos subproductos y pesticidas industriales que hoy en día están ampliamente esparcidos por el suelo y el agua.

Lamentablemente, poco puedes hacer para evitar que estas toxinas entren en tu cuerpo, aunque los fitoestrógenos de las semillas de soja te ofrecen una sólida estrategia defensiva: son capaces de ocupar las células receptoras de estrógenos y activarlas sólo débilmente, bloqueando el acceso a los estrógenos extraños más fuertes. Las mujeres japonesas que seguían dietas tradicionales tenían porcentajes muy bajos de cáncer de pecho. (hablo en pasado, porque la dieta tradicional se está convirtiendo en la actualidad en historia, a medida que la carne y otros alimentos occidentales conquistan el mercado japonés.) Cuando las mujeres japonesas empezaron a mirar hacia Estados Unidos y a adoptar dietas occidentales, sus tasas de cáncer de pecho subieron rápidamente hasta igualar las de las ciudadanas estadounidenses. Los investigadores médicos pensaban que el contenido en grasa de la dieta era la que marcaba la diferencia —la dieta japonesa tradicional es una de las más bajas en grasa del mundo, mientras que los estadounidenses obtienen más de una tercera parte de sus calorías a partir de grasas—, aunque estudios recientes arrojan ciertas dudas sobre la importancia de la alta ingestión de grasa como principal factor de riesgo de contraer cáncer de pecho.

Creo que es más probable que la diferencia se encuentre en el predominio en Japón de los alimentos elaborados con soja. Por otro lado, las mujeres japonesas tienen muchos menos problemas con los síntomas menopáusicos que las mujeres estadounidenses, probablemente porque obtienen fitoestrógenos protectores de su dieta. Y hay motivos para pensar que estos compuestos también permiten a los hombres protegerse del cáncer de próstata, otra enfermedad de origen hormonal (suscitada en este caso por los andrógenos —hormonas sexuales masculinas— a las que se enfrentan los estrógenos). Dos de los isoflavonas de soja que más se han estudiado son el genistein y el daidzein. No hace mucho, he visto estos compuestos en los establecimientos dietéticos en forma de píldora, promocionados como si se tratara de una semilla mágica que protege a la gente del cáncer. Como ya hemos comentado antes en el caso del sulforafane («brócoli en píldora»), nos encontramos ante otro ejemplo de pensamiento reduccionista: la parte es igual al todo. La semilla de soja completa y muchos alimentos elaborados a partir de ella han demostrado tener propiedades anticancerígenas, pero sería tonto pensar que un componente aislado reproduce ese mismo efecto.

Un aperitivo que gusta mucho en Japón es la soja verde integral y fresca —conocida como edamame— hervida en su vaina en agua salada, y que se sirve fría en los bares de sushi o bien se come en casa acompañada con cerveza, del mismo modo que nosotros comemos cacahuetes con cáscara. Toma una vaina y deja caer las sabrosas semillas de soja directamente en la boca. Antes sólo se encontraban en Japón en la temporada de verano, pero ahora es posible comprar edamame congelado durante todo el año en las tiendas de comestibles japonesas de Occidente. Por favor, pruébalo. Creo que te parecerá sumamente apetitoso.

En mi opinión, uno de los cambios más saludables que la gente puede hacer en su dieta es sustituir algunos de los alimentos de origen animal que consume por otros de soja. Para iniciar este cambio, lo primero que tienes que hacer es familiarizarte con la gama de opciones disponibles, motivo por el cual te pido que esta semana le eches un vistazo a una tienda de alimentación natural. Encontrarás tofu, tempeh, salchichas y *burgers* de soja, «embutidos» variados y otros muchos productos. Algunos son excelentes, otros terribles; puedes comerlos directamente del paquete, mientras otros requieren una mayor elaboración. El tofu es un alimento extremadamente versátil, pero no puedes llevártelo sin más a casa y arrojarlo a la ensalada y esperar que a tu familia le guste. Con un poco de ingenio y esfuerzo, estos productos se pueden convertir en platos deliciosos, en productos para untar, e incluso en postres nada chocantes. La nueva generación de *burgers* de soja disponibles en la actualidad en el mercado se parecen tanto a la carne, en aspecto y gusto, que algunos vegetarianos hasta los rechazan. Experimenta, por favor.

Permíteme hacerte algunas advertencias sobre los alimentos de soja. Algunos, especialmente la sémola de soja, la harina de soja y la proteína vegetal texturizada (PVT), pueden provocarte una terrible flatulencia si no estás habituado a ellos. Sin embargo, estos ingredientes predominan sobre todo en los alimentos de soja elaborados a la antigua usanza que han consumido siempre grupos como los adventistas del Séptimo Día, que rechazan la carne. Los nuevos no presentan este problema. No hay que olvidar tampoco que la semilla de soja tiene un alto contenido en grasa. Se trata de grasa poliinsaturada, que no es dañina desde el punto de vista de la salud cardiovascular, lo cual hace que estos productos sustitutivos de los alimentos animales sean un paso positivo en lo que respecta a salvaguardar el corazón. No obstante, como grasa, el tofu puede añadir muchas calorías a tu dieta. Busca uno bajo en grasa y comprueba el contenido que puedan tener los alimentos procesados. Algunas de las mejores salchichas y *burgers* de soja que encontrarás en el mercado están completamente libres de grasa y son muy sabrosas. Ten en cuenta que los productos altamente procesados, elaborados con «proteína de soja aislada», en muchos casos no proporcionan isoflavonas anticancerígenos. A medida que los consumidores sean más conscientes de sus ventajas, tal vez los fabricantes vuelvan a añadírselas, y las etiquetas hagan constar el contenido de genistein y daidzein. Por último, siempre que sea posible, intenta comprar productos elaborados con soja de cultivo orgánico.

En los últimos años, han aparecido muchas advertencias en la prensa occidental sobre los supuestos peligros de la soja. Pueden ser aplicables a los suplementos de soja o a los «nutracéuticos» con isoflavonas añadidas, pero no creo que haya que preocuparse por el consumo moderado de alimentos integrales de soja. Las cantidades muy grandes pueden interferir en la función tiroidea de algunas personas, y también puede haber casos de alergia a la soja. Incluso éstos pueden crear tolerancia si la comen con regularidad en pequeñas cantidades y aumentan el consumo de forma gradual.

Una vez que encuentres productos de soja que te gusten, te pediré que los sustituyas por algunos de los alimentos de origen animal de tu dieta. Por ejemplo, prueba el tofu horneado y prensado, una forma de tofu que se presenta con varios sabores que van desde el ahumado con leña de nogal al teriyaki. Es una variedad de tofu que puedes comer directamente del paquete. A menudo yo lo corto en rodajas para poder tomarlo en sándwiches o crepes. También hago una versión de fajitas —para mi gusto, genial— mezclando tofu asado con cebollas salteadas, champiñones y pimiento.

El otro experimento que te he pedido que lleves a cabo esta semana es comprar y beber un poco de té verde japonés. El té verde es la hoja sin fermentar de la planta de té, *Camellia sinensis*. En la preparación del más conocido té negro las hojas se amontonan en pilas, para que «suden» un poco, un proceso natural de fermentación que las oscurece y altera su aroma y sabor. Recientemente, los investigadores médicos han descubierto en el té unos cuantos beneficios para la salud, relacionados con su contenido en polifenoles (catecuinas). El té verde proporciona más catecuinas que el té negro, ya que algunos de estos compuestos se destruyen durante la fermentación. (El té oolong se sitúa entre ambos, con un color, aroma y contenido en catecuinas intermedio entre el té verde y el negro.) Las catecuinas reducen los niveles de colesterol y mejoran el metabolismo de los lípidos. También tienen efectos anticancerígenos y antibacterianos. A medida que se han ido difundiendo las propiedades sobresalientes del té verde, los establecimientos de productos dietéticos han empezado a venderlo en forma de píldora, algo que les hace mucha gracia a mis amigos japoneses. Incluso hay desodorantes de té verde que se basan en sus propiedades antibacterianas.

Todos los tés contienen teofilina, pariente cercano de la cafeína y estimulante natural. La gente puede volverse adicta al té, pero no tan fácilmente como al café. Con moderación —digamos cuatro tazas al día— el té verde, con su delicado aroma y ligero sabor amargo, se convertirá en un complemento agradable y saludable de tu dieta. Existen muchas clases y calidades de té verde; vete de compras para ver cuál te gusta más. En algunos supermercados lo encontrarás comercializado en bolsitas de infusión, pero, para que puedas hacer una selección más interesante, acude a una tienda de comestibles asiática o a cualquiera de las tiendas especializadas en té que cada vez encontrarás en más sitios. Si lo encuentras, prueba el matcha, una deliciosa forma en polvo del té verde japonés a la que se agrega agua caliente, revolviéndola en un bol para preparar un brebaje espumoso y refrescante.

Si tomas café o refrescos de cola, intenta sustituirlos por té. Pero si ya tomas té negro, prueba a cambiarlo por el verde. Y si no tomas nada de cafeína, considera la posibilidad de beber un poco de té descafeinado, que conserva aún sus catecuinas. Tal vez incluso puedas encontrar una forma descafeinada de té verde. Las bolsitas normales de té a las que están acostumbrados la mayoría de los norteamericanos contienen calidades claramente inferiores de té negro. Vale la pena invertir cierto tiempo y esfuerzo en descubrir un té de buena calidad para disfrutar de él. Yo aprendí a beber té verde en Japón, por eso ahora lo asocio a los buenos ratos que pasé allí; cuando inhalo su sutil fragancia me siento transportado a las salas *tatami* de los templos o de las casas rurales, donde me sentaba en el suelo con mis amigos a admirar los arreglos florales y la comida servida tan artísticamente. La experiencia es sensual y meditativa al mismo tiempo y sé que le reporta a mi cuerpo algo beneficioso.

A continuación te ofrezco algunas recetas que puedes probar esta semana:

Kasha *con verduras*

PARA 4 PERSONAS

Esta receta incluye sémola de trigo sarraceno (*kasha*), un cereal corriente en el norte de Europa y Rusia. Resulta más fácil preparar el plato con kasha tostada; si sólo la encuentras cruda, puedes tostarla ligeramente en una sartén bien seca a fuego medio; remuévela con frecuencia.

2 onzas (50 g) de hongos secos
1 taza de sémola de trigo sarraceno (kasha)
1 zanahoria grande en rodajas
1 cebolla mediana, cortada a trozos
sal o salsa de soja natural al gusto

1. Pon en remojo los hongos secos (las variedades shiitake o porcini son muy aromáticas) hasta que se ablanden. Seca, reserva el agua y córtalas; descarta cualquier trozo duro.

2. Pon 3 tazas de agua a hervir (incluido el líquido en el que has remojado los hongos). Cuando hierva, echa la sémola, baja el fuego y añade la zanahoria, la cebolla y los hongos.

3. Tapa y deja cocer a fuego lento hasta que se absorba el agua. Añade sal o salsa de soja natural al gusto.

Sopa fácil de miso
PARA 4 A 6 PERSONAS

El miso es un producto tradicional de la semilla de soja fermentada, que se emplea a diario en la cocina japonesa. Encontrarás muchas variedades de miso natural en las cámaras refrigeradas de los establecimientos de productos dietéticos, tanto el oscuro de aroma más fuerte como el claro más suave. Todos son buenos y se conservan de forma indefinida en el frigorífico. Esta sopa te ofrece las ventajas de la semilla de soja y también de las verduras y el jengibre.

2 cucharaditas de aceite de colza
3 cortes de raíz de jengibre
1 cebolla grande en rodajas
2 zanahorias en rodajas finas
2 tallos de apio en rodajas finas
4 tazas de col troceada
4 cucharadas de miso
2 escalonias en rodajas muy finas
aceite de sésamo tostado (oscuro) al gusto

1. Calienta el aceite de colza en una olla grande.

2. Agrega el jengibre y la cebolla y saltea a fuego medio durante cinco minutos.

3. Añade las zanahorias, el apio y la col. Remueve bien.

4. Añade 5 tazas de agua, llévalas a ebullición, luego baja el fuego y cuece a fuego lento, tapado, durante unos diez minutos, hasta que las verduras estén tiernas. Retira del fuego.

5. Coloca el miso en un cuenco, añade un poco de caldo y remueve hasta conseguir una crema suave. Echa más caldo para diluir la mezcla y a continuación añádela a la sopa. Déjala reposar durante unos minutos.

6. Sírvelo en cuencos con las escalonias. Tal vez prefieras

retirar los trozos de jengibre antes de servir. También puedes añadir unas gotas de aceite de sésamo a cada cuenco si así lo deseas.

Ensalada de tofu o relleno para sándwich
PARA 4 PERSONAS

1 libra (½ kg) de tofu sin cortar
1 cucharadita de cúrcuma molida
1 cucharada de mostaza preparada
1 cucharada de condimento de salmuera dulce
3 cucharadas de apio picado
3 cucharadas de cebolla picada
1 cucharada de perejil fresco picado
una pizca de pimentón
sal al gusto
salsa picante (opcional)

1. Seca bien el tofu y desmenúzalo con el tenedor en un cuenco.
2. Añade la cúrcuma, la mostaza, el condimento dulce de salmuera, el apio, la cebolla, el perejil, el pimentón y la sal al gusto.
3. Mézclalo y haz una masa. Rectifica de sal y aderezo. Añade salsa picante al gusto.

Sofrito de verduras con tofu

1 libra (½ kg) de tofu prensado y asado
8 tazas de verduras cortadas: cebollas, zanahorias,
pimientos, hongos, apio, brócoli, espárragos,
brotes de judías mung (pueden sustituirse)
1 cucharada de aceite de colza

MEZCLA AROMATIZANTE
PARA 4 PERSONAS

¼ taza de jerez seco
¼ taza de salsa de soja natural
2 dientes de ajo aplastados
2 cucharadas de azúcar moreno fino
1 cucharadita de raíz de jengibre picada fina
1 cucharadita de aceite de sésamo tostado

Nota: el tofu prensado y asado se puede conseguir refrigerado en los establecimientos de productos dietéticos y tiendas de comestibles orientales.

1. Corta el tofu en tiras y dispónlo en un plato con las verduras ya preparadas, separadas por variedades. En muchos supermercados se pueden encontrar mezclas de verduras a granel o empaquetadas, preparadas para menestras o fritadas.

2. Pon el aceite de colza en una sartén grande o *wok*, caliéntalo a fuego medio y añade las verduras. Cocina primero las verduras más duras y reserva para más tarde las más tiernas, como los brotes de judía y espárragos. Remuévelas constantemente, y añade un poco de agua si fuera necesario para que no se peguen ni se quemen. La idea es elaborar una mezcla en la que todos los productos queden tiernos y crujientes y mantengan su color y carácter individual.

3. Añade el tofu y la mezcla aromatizante (agítala hasta que el azúcar se disuelva). Continúa cocinándola a fuego fuerte durante aproximadamente 1 minuto; sírvela sobre el arroz o los fideos.

Sándwiches de tempeh a la plancha
CADA LIBRA DE TEMPEH SIRVE 4 PERSONAS

El tempeh es otro producto de la semilla de soja fermentada, un alimento primordial en Indonesia, con una textura carnosa y de sabor suave. Encontrarás paquetes en las secciones de productos refrigerados o congelados de las tiendas de dietética.

1 paquete de tempeh

A D O B O
1 taza de vino tinto
4 cucharadas de aceite de oliva
3 dientes grandes de ajo aplastados
3 cucharaditas de semillas de coriandro para moler en el mortero
(o 1 cucharadita de coriandro molido)
sal al gusto
pan
lechuga y tomate, cortados

1. Descongela el tempeh si lo guardabas en el congelador y corta transversalmente los pastelillos por la mitad, luego parte cada mitad horizontalmente con un cuchillo largo y afilado.

2. Marine los cortes de tempeh durante 1 hora como mínimo a temperatura ambiente o 3 horas en el frigorífico.

3. Seca el tempeh y hazlo a la plancha o a la parrilla hasta que esté bien dorado. Prepara sándwiches con él; utiliza pan tostado, lechuga, tomate y la salsa para untar que más te guste.

Panecillos de manzana y salvado de avena
HACE 12 PANECILLOS

2 tazas de harina integral de trigo para repostería
1 taza de harina refinada sin blanquear
1¼ tazas de salvado de avena (oat bran)
2½ cucharaditas de bicarbonato de sodio
1 cucharadita de canela
¼ de cucharadita de nuez moscada

1 lata de 1 onza (350 g) de concentrado puro de jugo de manzana
  2 manzanas verdes grandes para cocinar, peladas y troceadas

1. Calienta el horno a 325°F y unta ligeramente con aceite una bandeja para hornear panecillos.

2. En un cuenco, echa la harina de repostería, la harina blanca, el salvado de avena, el bicarbonato de sodio, la canela y la nuez moscada. Agrega el concentrado de jugo de manzana, las manzanas troceadas y agua suficiente (1 taza más o menos) para obtener una mezcla pastelera ligera. Procura que se humedezcan todos los ingredientes.

3. Distribuye la mezcla entre los 12 moldes de la bandeja y hornéalos hasta que estén ligeramente tostados, entre 25 y 30 minutos. Retira los panecillos de los moldes mientras aún estén calientes.

Pudín de quinua

PARA 4 PERSONAS

A continuación te propongo un postre saludable y poco conocido elaborado con la simiente de esta planta del altiplano andino, que ahora se encuentra en tiendas especializadas y establecimientos de productos dietéticos.

1 taza de quinua
2 tazas de jugo de manzana
1 taza de pasas
1 taza de nueces troceadas
el jugo de un limón
canela al gusto
sal al gusto
2 cucharaditas de extracto de vainilla
bayas, banana en rodajitas o jarabe de arce (opcional)

1. Pon las semillas de quinua en un tamiz y lávalas bien bajo un chorro de agua. Sécalas y colócalas en una olla con 2 tazas de agua fría. Lleva a ebullición, tápala, reduce el fuego y déjalas hervir hasta que absorban el agua. La quinua estará tierna en aproximadamente unos 15 minutos.

2. Separa 2 tazas de quinua cocinada y agrégale el jugo de manzana, las pasas, las nueces, el jugo de limón y pellizcos de canela y sal al gusto. Cuécela a fuego lento y tapada, durante 15 minutos.

3. Retírala del fuego y añade el extracto de vainilla.

4. Enfríala. Sírvela sola con bayas o con trocitos de banana. Añádele un poco de jarabe de arce si lo prefieres más dulce.

Suplementos

El preparado de carotenoides que te pedí que empezaras a tomar esta semana es el segundo componente de la fórmula antioxidante para proteger tu sistema curativo. Las frutas y verduras que contienen carotenoides, una familia de pigmentos rojos y naranjas relacionados con la vitamina A, tienen un gran valor protector contra el cáncer. Entre ellas se incluyen el melón cantalupo, el melocotón, el albaricoque, el mango, la calabaza, el boniato y, por supuesto, las zanahorias. Los carotenoides también se encuentran en verduras de hojas oscuras como las coles rizadas y berzas, aunque la clorofila verde que predomina en estas plantas los ocultan. Hasta hace poco, muchos profesionales de la salud recomendaban a la gente tomar suplementos de betacaroteno, uno de los principales miembros de la familia de los carotenos y precursor directo de la vitamina A, pero los nuevos trabajos de investigación han arrojado dudas sobre la capacidad del betacaroteno por sí solo para reproducir el efecto protector de los alimentos que lo contienen. De hecho, hay varios estudios que han demostrado que el betacaroteno aislado puede incrementar el riesgo de cáncer en algunas personas.

Suponer que el betacaroteno es una zanahoria contenida en una píldora es igual de erróneo que lo que antes he apuntado sobre los suplementos de sulforafane del brócoli y del genistein de la soja. En ciertas personas (fumadores y exfumadores, por ejemplo) el betacaroteno aislado puede funcionar como un pro-oxidante, aumentando los riesgos de ciertos tipos de cáncer. Recomiendo tomarlo sólo en combinación con otros carotenoides. Un miembro de esta familia, el licopeno, el pigmento rojo de los tomates, reduce el riesgo de cáncer de próstata, y otro, la luteína, puede proteger contra la pérdida de visión debida a cataratas y degeneración muscular. Tomar un suplemento de mezcla de carotenos no te dispensa de comer tomates, zanahorias y verduras en general, pero es una garantía contra la falta de provisión de carotenos dietéticos que tu cuerpo necesita para protegerse del riesgo tóxico y de los efectos del envejecimiento.

Ejercicio

Aumenta tus caminatas diarias a quince minutos. Intenta caminar con brío para elevar tu ritmo cardíaco y tu respiración; sube, por ejemplo, una colina. Quiero que esta semana camines como mínimo cinco días. Recuerda, este es el mejor ejercicio de preparación que le puedes ofrecer a tu cuerpo.

Mental/Espiritual

Conectar con la naturaleza significa curación. Nos desacelera, nos obliga a salir de nuestras rutinas y nos recuerda que vivimos en un planeta extraordinario que compartimos con otras muchas formas de vida. Caminar o sentarnos tranquilamente en un marco natural es una forma sencilla de meditación, un antídoto contra nuestra tendencia a poner excesiva atención a nuestros propios pensamientos y emociones. Si vives en una gran ciudad, busca un parque para pasear. Encontrarás que allí el aire es mejor y los árboles te reconfortarán. No tienes que hacer otra cosa en particular, sólo sentarte en silencio y dejar que el lugar te relaje. Quizá tengas ya un rincón favorito al que ir o tal vez quieras aprovechar esta semana para explorar y descubrir un lugar nuevo.

También te he pedido que intentes hacer un día de ayuno de noticias esta misma semana. No pretendo que dejes de estar informado de lo que pasa en el mundo, pero has de saber que, normalmente, prestar atención a las noticias provoca ansiedad, rabia y otros estados emocionales que probablemente no sean favorables para el correcto funcionamiento del sistema curativo. Te he propuesto muchas sugerencias dietéticas, para nutrir tu cuerpo. Pero creo que será útil ampliar el concepto de nutrición para incluir también en él lo que introducimos en nuestra conciencia. Por regla general no se lleva demasiado control sobre eso y, como resultado, metemos en nuestras mentes un montón de «comida basura». Mi propósito al pedirte que practiques ayunos de noticias a lo largo del Programa de Ocho Semanas es que descubras tu poder para decidir cúanto material informativo quieres dejar entrar. No me opongo a que mires las noticias para informarte de lo que de verdad necesitas saber; pero me preocupa la gente que las pone de forma compulsiva o inconsciente, esos adictos que se ven afectados por las subidas y bajadas emocionales que te provocan. Presta atención a cualquier diferencia que sientas en tu estado mental y corporal cuando optes por no escucharlas. ¿Estás menos ansioso? ¿Menos tenso? ¿Menos furioso? ¿Menos asustado? Cuando llegues al final del Programa de Ocho Semanas, volveré a hacerte esta pregunta y en ese momento podrás decidir qué cantidad de noticias querrás que vuelva a entrar en tu vida.

Por último, quiero que añadas un segundo ejercicio de respiración a tu rutina de Observación de la Respiración de la semana pasada. Se llama «Empieza con la Espiración» y creo que lo encontrarás interesante.

La respiración es continua, sin principio ni fin, pero tendemos a pensar que cada respiración empieza con una inspiración y acaba con una espiración. Por eso ahora me gustaría que practicaras para invertir esa percepción. Inténtalo cuando finalicen los cinco minutos de la Observación de la Respiración. Para ello, concentra de nuevo la atención en la respiración, sin intentar influirla, pero experimentando la exhalación como el principio de cada nuevo ciclo. Hazlo sólo durante un minuto. Creo que te sorprenderá descubrir lo diferente que es la respiración planteada de esta manera. Cuando empiezo a respirar con la espiración, me encuentro a mí mismo mucho más implicado en mi proceso respiratorio, y trabajo activamente con ella en vez de experimentarla de forma pasiva.

Lo que me lleva a pedirte que hagas esta inversión es un importante factor psicológico: potencialmente tienes más control sobre la espiración que sobre la inspiración, ya que puedes usar los músculos voluntarios situados entre las costillas (los músculos intercostales) para expulsar el aire de tus pulmones; esta musculatura es mucho más poderosa que la que usamos para tomar aire. Cuanto más aire expulses, tanto más aire inspirarás. La respiración profunda es algo deseable. La manera más fácil de conseguirlo es pensar en la respiración como la primera parte del ciclo; no te preocupes para nada de la inspiración. Por cierto, el carácter chino para *respiración* tiene dos componentes, uno que significa «espiración» y el otro «inspiración», y la espiración es la que se coloca antes.

Ten presente que los ejercicios de respiración son un aspecto integral y único del Programa de Ocho Semanas. La respiración es una llave maestra para la salud y la curación y, por lo tanto, quiero que aprendas a emplearla a fondo. «Si pudieras decir a la gente que hiciera una sola cosa para que tuvieran más posibilidades de alcanzar la curación espontánea, ¿qué les dirías?» Nunca dudo en responder: «Practica la respiración».

Opcional

No es la primera vez que escribo acerca de la visualización como una poderosa técnica para tener acceso a la curación. La hipnoterapia, la terapia de imágenes comentadas y otras variaciones de estas técnicas aprovechan la imaginación visual para la conexión mente/cuerpo. Por experiencia, sé que ninguna parte del cuerpo o proceso de enfermedad queda fuera del alcance de estos planteamientos. En algunos casos, la visualización puede producir respuestas de curación completa; en otros, potenciar su eficacia y mitigar la toxicidad de las terapias convencionales. Para aumentar la posibilidad de obtener buenos resultados, debes usar imágenes que tengan en ti un fuerte impacto emocional. No es suficiente que alguien te diga que bañes tu cuerpo de luz blanca. Es mucho más fácil que consigas activar tu sistema curativo empleando imágenes con carga emocional, tanto si se han extraído de la naturaleza, las has sacado de una computadora o de fantasías sexuales. Sólo tú sabes qué tipo de imágenes mentales evocan una respuesta visceral en ti; merece la pena que hagas inventario y busques las que puedan ayudarte. Apúntalas y piensa en cómo puedes aprovecharlas si alguna vez necesitas recurrir a la visualización como ayuda para tratar una enfermedad o lesión.

Relato de una curación:
Ver mejor con zanahorias

Nardia Boyer, música profesional de Mountain View, California, me envió esta carta:

> Me sorprendió la mejora experimentada en mi visión después de seguir el Programa de Ocho Semanas. En la segunda sugería tomar un suplemento de caroteno. Sin embargo, yo preferí pelar y exprimir zanahorias frescas. Al cabo de una semana, un problema de visión que me había importunado durante tres o cuatro años se arregló. Estaba tan impresionada que compartí las buenas nuevas con mi oftalmólogo, que se puso de inmediato a leer su libro.
>
> El problema era el siguiente: soy arpista, pero hace ya bastante tiempo que después de tocar durante un rato empezaba a ver las cuerdas dobles, especialmente cuando había poca luz. Hace cuatro años, con cuarenta y seis, me pusieron gafas. Sin embargo, este verano, mientras tocaba en una boda, me quité las gafas para ver al sacerdote y comprobar cómo iba la ceremonia. Cuando volví a mi música, todo estaba perfectamente claro. Me asombré de haberme librado de mi problema de vista. Toqué el resto del día y de la noche, con poca luz, *sin gafas*. Y así lo he hecho desde entonces.

7
Tercera semana

Tareas

- Averigua dónde puedes comprar alimentos orgánicos. Investiga en las tiendas de productos dietéticos o emplea la guía de recursos del apéndice. Comprométete a comprar sólo frutas y verduras de cultivo orgánico, sobre todo las que enumero en la página 120 por ser las que con toda probabilidad llevan más residuos nocivos de productos químicos agrarios.
- Si empleas una manta eléctrica, deja de hacerlo. Retira los radiorrelojes que tengas junto a la cama. Cómprate gafas de sol con protección de rayos ultravioleta, si aún no las tienes.

Dieta

- Haz el esfuerzo consciente de comer una ración extra de fruta o verdura al menos en una de tus comidas semanales.
- Come pescado al menos dos veces esta semana.
- Reemplaza una ración de carne como mínimo por un producto de soja de tu elección.

Suplementos

- Los suplementos que vamos a comentar esta semana son la vitamina E y el selenio.
- Con el almuerzo del mediodía o con tu comida principal, toma entre 400 y 800 UI de vitamina E, y 200 microgramos de selenio.

Ejercicio

- Aumenta a veinte minutos la caminata diaria. Si practicas algún otro ejercicio aeróbico, considera la posibilidad de reducirlo a dos o tres días semanales y reemplazarlo por una caminata aeróbica que realizarás en tus días libres.
- Haz algunos ejercicios sencillos de estiramiento para mejorar tu flexibilidad (consulta las páginas 137–138).

Mental/Espiritual

- Añade un nuevo ejercicio al trabajo de respiración. Se llama «Déjate aspirar», que encontrarás descrito en la página 139.
- Consulta a amigos y personal de librerías sobre libros inspiradores que puedan recomendarte. Haz una lista con algunos que te gustaría leer sobre temas de espiritualidad, autoayuda, poesía, biografías o cualquier otra categoría, y selecciona uno para empezarlo a leer esta semana.
- Confecciona una lista de amigos y conocidos en cuya compañía te sientas más vivo, feliz y optimista. Anímate a pasar un rato con uno de ellos esta semana.
- No olvides abstenerte de noticias un día de esta semana.

Opcional (pero altamente recomendado)

• Compra más flores.
• Averigua cómo cultivar algunos de los alimentos que tomas, aunque sólo sea en las jardineras de una terraza o patio.

COMENTARIO

Tareas

Las dos tareas de esta semana implican tomar nuevas medidas para protegerte a ti mismo de las toxinas: de las toxinas químicas de la comida y de las toxinas energéticas presentes en el hogar. La acumulación de deterioros por toxicidad es una de las razones básicas de que el sistema curativo se vuelva ineficaz a medida que la gente envejece.

Nunca recalcaré lo suficiente la importancia de ser consciente de los residuos tóxicos que hay en los alimentos y de hacer un esfuerzo para reducir la exposición a ellos. Una de las razones para excluir gradualmente los alimentos de origen animal de la dieta es evitar las hormonas y medicamentos que contienen. Los animales que ocupan los puestos más altos en la cadena alimenticia tienden a concentrar toxinas medioambientales, que acumulan sobre todo en la grasa. El marisco también es peligroso debido a sus hábitos de alimentación y a la cantidad de residuos que nosotros arrojamos a nuestras costas. El pescado de agua dulce también entraña un riesgo, ya que una gran proporción de las aguas de la superficie del planeta está contaminada. Y algunas de las especies del océano han dejado definitivamente de ser seguras, especialmente los pescados grandes y carnívoros como el pez espada y el pez vela.

Con el Programa de Ocho Semanas, aumentarás el consumo

de fruta y verdura por las numerosas ventajas que ofrece para la salud. La fruta madura es un deleite de la dieta; además proporciona vitaminas, minerales, fibra, pigmentos con propiedades anticancerígenas (estoy pensando en las proantocianidinas rojas y púrpuras de la uva negra y el arándano, por ejemplo) y azúcares naturales que sobrecargan mucho menos el páncreas que el azúcar de mesa (sacarosa). Las verduras tienen un contenido bajo en grasa y calorías y alto en fibra, y están repletas de factores de protección para la salud.

Pero, a menudo, las frutas y verduras están rociadas con pesticidas, tratadas con fungicidas y llenas de las toxinas al que las raíces de las plantas absorben del terreno. Uno de los cambios más saludables que preveo para nuestra sociedad en un futuro no muy lejano es el auge de la agricultura orgánica como respuesta a la demanda de alimentos libres de productos químicos por parte de los consumidores. Te animo a sumar tu voz al coro que exige esta demanda. En algunas partes de Europa y Norteamérica ya se pueden obtener alimentos orgánicos de excelente calidad y variedad, a precios no mucho más altos que los producidos con métodos regulares. En otras zonas no se encuentran, o bien son escasos, de calidad desigual y bastante caros. Según donde vivas, aprovecha la oferta y compra productos orgánicos en la medida de lo posible, o entérate de qué productos son los que tienen más probabilidades de estar contaminados y concéntrate en descubrir sus versiones orgánicas. Si no puedes hacerlo, te recomiendo que los evites —o al menos que no los comas en grandes cantidades— o que los sustituyas por otros más seguros. Los productos alimenticios orgánicos probablemente son más nutritivos. En 2003, los investigadores de la Universidad de California en Davis descubrieron que las frutas y las verduras cultivadas sin pesticidas y herbicidas contenían respectivamente un 19 por ciento y un 60 por ciento más de flavonoides para combatir el cáncer que los alimentos cultivados de manera convencional.

Aunque los alimentos orgánicos reducen el contacto con pesticidas y herbicidas, de todos modos hay que seguir lavando y pelando estos alimentos. Algunos estudios han demostrado que lavar y pelar las bananas, calabazas, naranjas, zanahorias y papas elimina los restos de pesticidas de aproximadamente la mitad de alimentos que tienen residuos detectables. También elimina los fungicidas de las manzanas, los pepinos y otras frutas y verduras que se lavan. Frota con cuidado y enjuaga las judías verdes, las bayas y otros productos alimenticios que no puedas pelar y elimina las hojas externas de las verduras con hojas. Por favor, ten en cuenta que el agua por sí sola no consigue ningún truco. En vez de agua sola, emplea una cantidad diminuta de jabón (una gota o dos de lavavajillas para una tina pequeña de agua) y enjuaga a fondo. Además puedes buscar productos comerciales de lavado en los establecimientos de alimentación natural y en catálogos relacionados con este sector. Estos productos, que contienen bicarbonato de sodio, ácido cítrico, aceite de pomelo y otros ingredientes naturales, suprimen la cera y los pesticidas y están disponibles tanto en rociadores como en forma líquida, para poner a remojo los alimentos.

Una organización no lucrativa de investigación, la Environmental Working Group (en el apéndice encontrarás su dirección) informa periódicamente sobre los riesgos para la salud de los pesticidas que se emplean para cultivar los productos agrícolas. Este grupo afirma que se puede reducir la exposición a estos contaminantes en un 90 por ciento simplemente con reducir el consumo de los «doce indecentes», es decir, las doce frutas y verduras que, según han comprobado, están más contaminadas, y comer en su lugar las menos contaminadas. En el momento de publicar esta obra, estos doce alimentos son: los melocotones, las fresas, las manzanas, las nectarinas, las peras, las cerezas, las frambuesas rojas, las uvas de importación, las espinacas, el apio, la papa blanca y el pimiento dulce. Las cosechas menos contaminadas son los espárragos, los aguacates, el brócoli, la coliflor, el maíz tierno, el kiwi, los mangos, las cebollas, la papaya, las piñas y los guisantes.

Yo añadiría a la lista de los «doce indecentes» el trigo, las semillas de soja y los champiñones. Por «trigo» me refiero a todos los productos elaborados con trigo y harina de trigo: cereales para el desayuno, tostadas, galletas, etcétera. Con «semillas de soja» me refiero a artículos como el tofu, las imitaciones de carnes y todos los productos elaborados con estas versátiles semillas; puesto que quiero que las comas, te insto a que busques marcas orgánicas. Y por champiñones, a la variedad común blanca o pardusca que se encuentra en los supermercados (*Agaricus brunnescens*).

Al enumerar esos alimentos no exculpo otros productos. Yo cultivo muchas de las verduras que consumo, pero cuando mi huerto no produce, intento comprar tomates, lechugas o brócoli orgánicos. En el sur de Arizona, así como en otros muchos lugares, los productos agrícolas orgánicos aún no son tan abundantes como en California y, a menudo, resultan significativamente más caros que los ordinarios. Vale la pena conocer los cultivos que son más peligrosos para así establecer prioridades en tus compras y reducir el consumo de esas frutas y verduras si no puedes encontrar o permitirte las versiones orgánicas.

Soy perfectamente consciente de que muchos científicos y representantes institucionales menosprecian la inquietud que algunos han manifestado con respecto a los residuos químicos presentes en la comida, aludiendo que las cantidades son demasiado insignificantes como para provocar algún daño. Pero yo veo dos incongruencias en su argumento. En primer lugar, las tablas de niveles aceptables de agroquímicos tóxicos en los alimentos se basan en los riesgos de toxicidad aguda, es decir, en la posibilidad de que la exposición provoque un daño inmediato. No se tiene en cuenta el riesgo de que produzca un deterioro acumulativo de las defensas del cuerpo y de su capacidad curativa. En segundo lugar, quienes argumentan que estas toxinas químicas no tienen trascendencia para la salud no consideran la posibilidad de sinergía entre ellas, es decir, que los efectos de la exposición a toxinas múltiples unidas puedan ocasionar verdadero daño.

Un experimento divulgado en la edición del 7 de junio de 1996 de la revista *Science* muestra evidencias inquietantes sobre esta última posibilidad. Un grupo de investigadores de la Universidad de Tulane empleó un sistema novedoso —células de levadura tratadas genéticamente para producir estrógeno humano— para evaluar los efectos estrogénicos de cuatro pesticidas. (Lee mi comentario en el capítulo 6 sobre los efectos estrogénicos de los pesticidas y otros contaminantes medioambientales, que considero factores de la epidemia mundial de cáncer de pecho.) La actividad estrogénica de los cuatro productos químicos probados sobre las células de levadura era débil cuando se empleaban por separado. Pero cuando se emparejaron dos de ellos —endosulfán y dieldrín—, la potencia combinada se multiplicó por factores de 160 a 1.600. En una entrevista, el director de la investigación dijo: «Lo más impresionante fue la sinergía que se produjo entre estos dos productos químicos distintos. En vez de que uno y uno fueran dos, descubrimos que uno y uno sumaban mil partes. Esperábamos interacciones, pero la verdad es que nos sorprendió que éstas fueran tan fuertes».

El endosulfán es uno de los insecticidas de uso más corriente en Estados Unidos, donde se aplican aproximadamente un millón de kilogramos al año sobre frutas, verduras y otros cultivos. La Agencia de Protección Medioambiental prohibió el dieldrín en los años ochenta, debido a que su persistencia sigue contaminando en muchas partes del país.

Protegerte de las toxinas es una medida crucial para desarrollar un estilo de vida saludable. Te he facilitado información sobre el agua potable y lo que se puede hacer para reducir al mínimo los riesgos que representa para la salud. Ahora te explicaré las medidas que deberías tomar con la comida. Por favor, tómate en serio estos consejos y actúa en consecuencia.

En el año 2003, el Congreso promulgó unas pautas nacionales uniformes y coherentes para los alimentos orgánicos. Antes de ese momento, los alimentos de cultivo ecológico venían certificados por diversas organizaciones privadas y estatales, cada una de ellas con sus propias normas. La nueva ley prohíbe el empleo de ingeniería genética, sedimentos de aguas residuales y radiaciones en la producción de productos alimenticios etiquetados como orgánicos. La ley también prohíbe el uso de antibióticos en la producción orgánica de ganado. La carne no puede etiquetarse como orgánica a menos que los animales reciban una alimentación cien por cien orgánica. Algunos grupos con intereses especiales llevan intentando desde 2003 que el Congreso haga menos estrictos los requisitos. Es importante que los consumidores se mantengan alertas en todo momento para que el gobierno no ablande la normativa para alimentos orgánicos.

Los tipos de toxinas de los que hemos hablado hasta ahora son todas sustancias materiales: metales, agroquímicos, microorganismos. Sin embargo, a continuación voy a hacerte algunas sugerencias para protegerte de formas tóxicas de energía. En cierto modo se trata de un tema más difícil de abordar ya que algunas de las formas más peligrosas de energía, como los rayos X, son invisibles o completamente imperceptibles. Además, la ciencia médica ha prestado poca atención a los riesgos de la contaminación electromagnética para la salud y es difícil establecer conexiones causales entre la exposición a estas formas tóxicas y enfermedades que tal vez no se muestran hasta años después. Las pruebas científicas son escasas y contradictorias a este respecto, lo que hace que todo el tema parezca «controvertido»; de todos modos, creo que sería una tontería no emprender alguna acción mientras esperamos a que salgan a la luz las evidencias.

No es la primera vez que escribo acerca de los riesgos que entraña una radiación ionizante, la suficientemente enérgica como para sacar a los electrones de sus órbitas y provocar un deterioro directo del ADN, aumentando los porcentajes de mutación y cáncer. Los rayos X y la radiación nuclear también se sitúan en esta categoría. Por ello, lo que voy a hacer aquí es recordarte de nuevo que no existe nada parecido a una dosis segura de radiación, ya que el riesgo a que se produzca un daño genético y un deterioro del sistema inmunitario está en relación directa con la cantidad total de radiación que hayas recibido a lo largo de tu vida; cualquier cantidad, por muy pequeña que sea, se suma al total acumulativo, aumentando así el riesgo. *Nunca le creas a alguien que te dice que la cantidad de radiación que te llega de cualquier fuente es demasiado leve como para preocuparse.*

En esta sección no voy a hablar de la radiación ionizante, reconocida ahora universalmente como peligrosa para la vida, sino de formas más débiles de contaminación electromagnética que en mi opinión plantean riesgos verdaderamente sutiles a nuestro bienestar y capacidad de curación natural. Seguro que no tienes aparatos de rayos X ni residuos nucleares tirados por casa, pero sí tienes aparatos que generan campos electromagnéticos. Aunque los campos sean débiles, es posible que desorganicen el delicado mecanismo biológico del sistema curativo, menoscabando su funcionamiento a largo plazo y predisponiéndonos a enfermedades degenerativas a medida que envejecemos.

En relación con estos peligros medioambientales, un factor de suma importancia es el hecho de que el campo pierda fuerza exponencialmente conforme la distancia aumenta entre ti y la fuente. Por consiguiente, poner distancia, por pequeña que sea, entre la persona y la fuente puede proporcionar gran protección. Por ejemplo, los monitores de computadoras más antiguas (las fabricadas a principios de los noventa) producen una importante contaminación electromagnética (los modelos nuevos están bien protegidos), especialmente por la parte posterior del monitor, pero también por la pantalla. Tu mejor defensa es apartarte del monitor.

Desaconsejo encarecidamente el uso de mantas eléctricas y almohadillas calentadoras. Generan grandes campos electromagnéticos y además se los usa pegados al cuerpo. Emplea mantas o edredones convencionales y, si necesitas calor local, los sistemas no eléctricos son bastante satisfactorios: hay bolsas de agua caliente que precisan hervir agua y otras que se preparan en un instante en el microondas. Otro peligro doméstico común son los radiodespertadores, los que van conectados a la red, no los que funcionan con pilas. Si tienes uno al lado de la cama, no lo sitúes a menos de treinta centímetros de tu cabeza. Ten cuidado con los secadores eléctricos para el pelo que se conectan a la corriente; también son peligrosos y se los usa muy cerca del cerebro.

Los indicios sobre el peligro que representan para la salud los teléfonos móviles siguen siendo contradictorios. Por seguridad, recomiendo emplear micrófonos remotos o auriculares inalámbricos para distanciarte de los extremos de las antenas que emiten radiación. Un peligro obvio de los teléfonos móviles es el aumento del riesgo de accidentes por emplearlos durante la conducción.

Los hornos microondas son otra cuestión. No permanezcas cerca de ellos mientras funcionan y, sobre todo, úsalos sólo para descongelar, recalentar o cocinar comida rápidamente. Las cocciones largas de platos —digamos, por ejemplo, treinta minutos o más— pueden alterar la química de las proteínas y crear nuevas especies moleculares que resulten dañinas. Aparte, nunca calientes comida dentro de recipientes o envoltorios de plástico, ya que la radiación puede impeler las moléculas de plástico hacia la comida; utiliza únicamente recipientes de vidrio o de cerámica, y papel parafinado o toallitas de papel para cubrirlos.

Y hablando de microondas, casi con toda certeza se puede afirmar que es peligroso vivir en la proximidad o en el trayecto de transmisores de microondas, como los que hay en las bases militares. (Otra forma de radiación sospechosa ampliamente utilizada en comunicaciones militares de larga distancia son las frecuencias ELF [*extremely low-frequency*, frecuencias extremadamente bajas].) Tampoco es una buena idea vivir debajo o junto a líneas eléctricas de alto voltaje o antenas de compañías de telefonía móvil.

Encontrarás más información sobre formas tóxicas de energía en el apéndice.

Antes de abandonar el tema, quiero advertirte sobre otra fuente de radiación nociva con la que estamos totalmente familiarizados: el sol. No sólo baña nuestro planeta de calor y luz, vitales para la vida, sino que también desprende una emisión constante de radiación ultravioleta (UV) y radiación ionizante. La atmósfera de la tierra filtra la mayoría de las longitudes de onda peligrosas, incluida la no solar —la radiación cósmica del espacio exterior—, pero si vives a una altitud elevada, donde hay menos atmósfera por encima de ti, o viajas mucho en avión, sufrirás una exposición significativamente más intensa. Y todos nosotros, los que nos encontramos sobre la superficie de la tierra, estamos expuestos a los rayos ultravioletas, en mayor grado a algunas horas del día que a otras y en algunos momentos del año que en otros.

La radiación ultravioleta no es ionizante ni es lo bastante enérgica como para penetrar bajo la piel, pero puede dañar el ADN de las células de la epidermis, provocando mutaciones malignas. Es la causa primordial del cáncer de piel, incluido el tumor maligno mortal melanoma, que aumenta a un ritmo alarmante: la incidencia anual se ha doblado desde los años ochenta. Un motivo de esto puede ser el deterioro de la capa de ozono de la tierra, que absorbe buena parte de la radiación ultravioleta proveniente del sol. Por supuesto, la radiación UV también provoca quemaduras y envejecimiento prematuro de la piel y daña la vista; de hecho, es de las principales causantes de dos enfermedades de la vista responsables de la mayoría de pérdidas de visión en la gente mayor: las cataratas y la degeneración macular. La fórmula antioxidante que estás aprendiendo a usar en el Programa de Ocho Semanas ayudará a tu sistema curativo a defender el cuerpo contra el daño de la radiación UV y a repararlo, pero no te exime de saber cómo protegerte de los niveles peligrosos de exposición al sol.

A través de la atmósfera se abren camino dos tipos de rayos ultravioletas que alcanzan tu piel. Los rayos UV-B provocan quemaduras y el bronceado de la piel (que no es un signo de buena salud sino del intento de tu piel de repeler la radiación) y que hasta hace poco se consideraban los principales culpables de la aparición de arrugas, cáncer de piel y otros daños. Los trabajos de investigación más recientes revelan que, de todos modos, los rayos UV-A, con longitud de onda más larga, pueden provocar incluso más problemas que los primeros, ya que todavía penetran más en la piel y por lo tanto pueden dañar las células subyacentes; parece ser que son los UV-A los que promueven el melanoma. Por cierto, no existen rayos bronceadores distintos de los rayos que producen quemaduras, pese a la propaganda que hace la industria de los salones de bronceado. Los salones de bronceado son un riesgo para la salud. Por favor, mantente alejado de ellos.

La primera regla para protegerte del sol es permanecer fuera de su alcance cuando los rayos son más fuertes: de 10 a.m. a 2 p.m. durante los tres meses de verano, tanto en latitudes bajas como altas, y cerca de superficies reflexivas como el agua y la arena blanca. Un sombrero de ala ancha te protege la cara y el cuello de los rayos del sol en un 70 por ciento, pero la ropa de trama floja no sirve de gran cosa. La mayoría de las camisetas sólo tienen un factor de protección 10 o menos. Sin embargo, en la actualidad se puede conseguir tejido especial de protección solar factor 30 (para más información consulta el apéndice).

Si no eres capaz de mantenerte alejado del sol, te recomiendo que uses con regularidad productos para bloquear los rayos del sol, e incluso adoptes el hábito de aplicártelos sobre las zonas que expongas del cuerpo desde que te levantas, como parte del ritual matinal. Las cremas de protección solar fueron diseñadas en un principio para bloquear los rayos UV-B, pero los nuevos productos, como los que contienen Parsol 1789, también bloquean los rayos UV-A; comprueba las etiquetas para estar seguro de disponer de toda la protección. El factor de protección refleja únicamente la eficacia contra los rayos UV-B e indica el tiempo que puedes permanecer al sol sin quemarte. Emplea un producto con factor alto, más que uno con factor bajo. Asegúrate de proteger bien a los niños y hazles tomar conciencia del peligro; los dermatólogos sostienen que con una sola quemadura solar importante que se haya sufrido durante la infancia se eleva significativamente el riesgo de contraer un melanoma maligno en edades posteriores. Busca también nuevos productos de protección que incluyan vitaminas antioxidantes como la C, la E y el betacaroteno, ya que pueden potenciar la eficacia del agente de protección y de hecho reducen el peligro ocasionado por los radicales libres, las moléculas altamente reactivas generadas en la piel por los rayos UV.

Por último, protege siempre tu vista con gafas que bloqueen los rayos UV, sean de sol o las normales, pero reforzadas para bloquear los rayos UV. Asegúrate de que sean productos que garantizan el bloqueo de los rayos UV en un 99 por ciento.

Dieta

Estas son las recetas de verduras que puedes probar esta semana:

Caldos vegetales

Los platos de verduras mejoran mucho cuando se usan caldos vegetales en vez de agua. Aquí tienes tres versiones diferentes de caldos vegetales entre los que escoger. Es conveniente prepararlos y congelarlos en cantidades por separado para poder usarlas con más facilidad posteriormente. Si no tienes ninguno a mano o no tienes tiempo de prepararlo, usa polvos o cubitos instantáneos de los que venden en las tiendas de alimentación natural.

I

2 puerros medianos
4 cebollas
6 zanahorias
3 tallos de apio
1 manojo pequeño de ramitas de perejil
1 cucharada de aceite de oliva
2 cucharaditas de mejorana en hojas largas
½ cucharadita de tomillo seco
3 hojas de laurel turco (o ½ hoja de laurel californiano)

1. Trincha los puerros (que han de estar bien pelados y limpios para evitar que queden sucios por dentro; usa solamente las partes blancas y verde claro), las cebollas, las zanahorias, el apio y el perejil.

2. Calienta el aceite de oliva en una olla grande, añade las verduras y sofríelas hasta que estén doradas. Añade 5 litros de agua fría y a continuación añade la mejorana, el tomillo y las hojas de laurel.

3. Lleva a ebullición, reduce el calor y déjalo hervir a fuego lento, parcialmente cubierto, durante 1 hora.

4. Cuela el caldo con un colador de tela, déjalo reposar y enfriar y después congélalo.

II

1 cebolla grande picada
1 papa grande, sin pelar, cortada a trozos de 1 pulgada (2,5 cm)
2 puerros, preparados como en la receta anterior, troceados
2 zanahorias grandes, peladas y troceadas
2 tallos de apio, troceados
2 tomates, cortados

4 dientes de ajo, cortados
¼ taza de perejil, cortado
1 cucharadita de albahaca seca
2 hojas de laurel
½ cucharadita de tomillo seco
¼ cucharadita de salvia molida

1. Mezcla en una olla grande las cebollas, la papa, los puerros, las zanahorias, el apio, los tomates, el ajo, el perejil, la albahaca, el laurel, el tomillo, la salvia y 3 cuartos de galón (3 litros) de agua fría.

2. Lleva a ebullición, reduce el calor, tápalo y déjalo hervir a fuego lento durante 1 hora.

3. Cuélalo, déjalo reposar y enfriar y congélalo.

III

PARA 6 A 8 PERSONAS

6 papas grandes de cultivo orgánico
(preparadas como se describe a continuación)
1 cebolla grande, en rodajas
2 zanahorias, peladas y troceadas
1 tallo pequeño de apio, troceado
1 rama de perejil
1 diente de ajo, cortado

1. Limpia las papas y pélalas. Las peladuras han de tener como mínimo ¼ de pulgada (½ centímetro) de grosor.

2. Pon las peladuras en una olla grande y las papas en otro recipiente. Añade las cebollas, las zanahorias, el apio, el perejil y el ajo.

3. Añade 6 tazas de agua fría, llévalo a ebullición, tápalo, reduce el calor y deja hervir a fuego muy lento durante 1 hora y

media. Añade agua si fuera necesario para mantener siempre el mismo nivel.

4. Colar, dejar reposar y enfriar, y después congelar.

Sopa de cebada y verduras

PARA 6 A 8 PERSONAS

¾ taza de cebada (barley) perlada
2 tazas de caldo vegetal (ver receta anterior)
2 cucharadas de aceite de oliva
1½ tazas de cebolla cortada
1 taza de zanahoria
½ taza de apio troceado
1 taza de champiñones cortados muy finos
sal al gusto
½ manojo de perejil

1. En una cacerola mezcla la cebada y tres tazas de caldo vegetal. Llévalo a ebullición a fuego medio, tápalo y déjalo hervir a fuego lento durante una hora o hasta que el líquido sea absorbido.

2. Calienta el aceite de oliva en una olla grande; añade la cebolla, las zanahorias, el apio y los champiñones. Tápalo y deja que las verduras suelten el agua durante 5 minutos, hasta que empiecen a ablandarse.

3. Añade el caldo vegetal y que hierva a fuego lento durante 30 minutos, tapado.

4. Echa la cebada y déjalo hervir 5 minutos más. Añade sal al gusto y sírvelo en boles. Preséntalo aderezado con un poco de perejil fresco cortado.

Col lombarda estofada a fuego lento

PARA 8 PERSONAS

1 cucharada de aceite de oliva
1 cebolla grande, picada
2 zanahorias grandes, peladas y troceadas
1 col lombarda grande, sin el troncho central y troceada
1 manzana verde grande, pelada, sin el corazón, y cortada en dados
sal al gusto
3 dientes grandes de ajo, aplastados
1 hoja de laurel
¼ cucharadita de clavo molido
1½ taza de vino tinto seco
¼ taza de vinagre de vino tinto
2 cucharadas de azúcar moreno claro
1 taza de castañas peladas (opcional)

1. En una olla grande, calienta el aceite de oliva. Añade la cebolla y las zanahorias y saltea a fuego medio hasta que la cebolla quede trasparente.

2. Añade la col y la manzana mezclándolo todo bien. Luego añade el ajo, el laurel, el clavo, el vino, el vinagre, el azúcar y la sal al gusto.

3. Hierve a fuego lento, tápalo y cuécelo durante aproximadamente 1 hora. Retira el laurel y rectifica los condimentos. (Además puedes añadir una taza de castañas peladas y hacerlas en la mezcla para estofar preparada en el segundo paso.)

Tubérculos asados

CADA LIBRA DE VEGETALES SIRVE 4 PERSONAS

De 1 a 2 libras (½ a 1 kg) de tubérculos (papas, zanahorias,
chirivías, nabos, nabos suecos, remolacha), pelados y
cortados en trozos pequeños
1 cebolla mediana, pelada y picada
2 cucharadas de aceite de oliva
sal al gusto
1 cabeza de ajo, separado en dientes y pelado
hierbas o vinagre balsámico (opcional)

1. Calienta el horno a 400°F. Pon los tubérculos y las cebollas en la placa para asar.
2. Condimenta las verduras con el aceite de oliva y la sal, sin amontonarlos.
3. Asa la mezcla durante 45–50 minutos, removiéndolos cada 15 minutos hasta que queden tiernos y uniformemente dorados. Después de ½ hora, esparce el ajo sobre las verduras.
4. Antes de servir, pruébalo y añade los condimentos que desees. Puedes espolvorear hierbas frescas o añadir vinagre balsámico, por ejemplo.

Verduras a la parrilla

CADA LIBRA SIRVE 4 PERSONAS

1 libra (½ kg) de verduras variadas (cebollas, champiñones,
pimientos rojos y verdes, zanahorias, boniatos, berenjenas)
cortadas en trozos
gruesos

MARINADA

¼ cucharada de aceite de oliva
½ taza de vermouth seco
1 cucharada de azúcar moreno claro
2 dientes de ajo grandes, aplastados
sal al gusto
salsa picante (opcional)

MARINADA ALTERNATIVA

¼ taza de salsa de soja natural
½ taza de sake o jerez seco
2 cucharadas de azúcar moreno claro
1 cucharada de aceite de sésamo tostado
2 cucharadas de raíz de jengibre cortada muy fina

1. Prepara una parrilla de carbón vegetal o gas y extiende las brochetas.

2. Pon las verduras en un bol y la marinada por encima de ellas.

3. Marina los vegetales durante al menos 15 minutos. Después sécalos bien y acto seguido ponlos en las brochetas.

4. Asa las verduras; gira las brochetas para lograr que se asen de manera uniforme, hasta que estén tiernas y empiecen a dorarse. Sírvelas con arroz.

Suplementos

La vitamina E y el selenio son el tercer y cuarto componente de mi fórmula antioxidante. La vitamina E es un protector potente para el cuerpo, sobre todo para las membranas celulares. Entre otras propiedades, bloquea la oxidación del colesterol LDL (lipoproteínas de baja densidad), el tipo de colesterol que daña las arterias, aunque sólo cuando se halla en su forma oxidada. Es difícil obtener cantidades óptimas de vitamina E a partir de fuentes dietéticas, pues se presenta principalmente en semillas y frutos secos ricos en aceite. La naturaleza produce la vitamina E como un grupo de ocho moléculas asociadas: cuatro tocoferoles y cuatro tocotrienoles. Todas ellas tienen efectos protectores para la salud, pero las investigaciones científicas se han centrado sobre todo en el alfa-tocoferol, por lo cual la mayoría de los suplementos proporcionan sólo ese componente.

Los científicos creen que diferentes compuestos presentes en la vitamina E pueden ser responsables de acciones diferentes. Por ejemplo, parece que el gamma-tocotrienol es capaz de reducir los niveles de colesterol en suero, mientras que el gamma-tocoferol puede ser más beneficioso en la prevención del cáncer, en concreto el cáncer de próstrata. Los otros tocotrienoles también parecen contribuir a las propiedades beneficiosas de la vitamina E natural, pero pocos estudios los han incluido hasta hace bien poco. Esta investigación preliminar me ha convencido de que los tocotrienoles cumplen funciones importantes en el cuerpo. Los productos con menores cantidades de vitamina E aportan *dl*-alfatocoferol sintético, del cual sólo la mitad le sirve al cuerpo. Los productos de mejor calidad ofrecen *d*-alfa-tocoferol natural, y los mejores de todos son los que te ofrecen los cuatro tocoferoles («mezcla de tocoferoles naturales»). Por lo tanto, los mejores productos proporcionan tanto tocoferoles como tocotrienoles, pero son difíciles de encontrar. Si encuentras un producto completo, toma al menos 80 miligramos de mezcla de tocoferoles y tocotrienoles (un mínimo del 15 miligramos deberían ser tocotrienoles). Toma siempre vitamina E con una comida rica en grasas para garantizar una absorción adecuada.

La vitamina E no es tóxica en absoluto. Sin embargo, vuelve la sangre menos espesa, por lo cual deberías tener cuidado al ingerir agentes con estas mismas propiedades, como el Coumadin (warfarin) o si sigues la terapia de tomar aspirina a diario. (Que tu médico te haga un seguimiento, y vigila la aparición excesiva de magulladuras o el sangrado prolongado de heridas.) El ajo, el gingko biloba y el aceite de pescado son otros anticoagulantes naturales con los que deberías tener precaución en caso de que te hayan recetado medicamentos para prolongar la coagulación de la sangre.

El selenio es un mineral menor con propiedades demostradas para combatir el cáncer. Recomiendo tomarlo junto con la vitamina E, ya que los dos potencian la mutua absorción. Toma 200 microgramos de selenio al día. El selenio puede resultar tóxico ingerido en dosis altas. No tomes más de 300 microgramos al día. Los primeros síntomas de sobredosis se advierten con facilidad: descamación obvia en piel y uñas, y pérdida de cabello.

Ejercicio

Los estiramientos son la forma más natural de ejercicio no aeróbico. Los considero un complemento esencial para la preparación aeróbica y quiero introducirlos esta semana como parte permanente del Programa de Ocho Semanas. Si te fijas en los perros y en los gatos, aprenderás mucho acerca de nuestra necesidad de estirarnos; lo hacen con frecuencia, en varias posiciones, sobre todo al despertarse y tras una prolongada inactividad. Todos nosotros tendemos a estirarnos después de estar mucho tiempo en una misma postura. Los expertos en fisiología humana afirman que deberíamos desarrollar hábitos de estiramiento, opuestos a las posturas en las que pasamos la mayor parte del tiempo, para mantener en forma nuestros músculos y la elasticidad de nuestros tendones, ligamentos y articulaciones. Así, por ejemplo, si trabajas doblado sobre un escritorio, al llegar a casa deberías pasarte unos minutos con la cabeza, el cuello y los hombros arqueados hacia atrás.

El estiramiento diario es la manera más ventajosa de mejorar la flexibilidad, uno de los componentes de la buena forma física. Cuanto más flexible sea tu cuerpo, mejor podrá hacer frente a las exigencias de la vida y resistir las lesiones. Además, da gusto estirarse. Los animales dan muestras de pasarlo muy bien cuando lo hacen; este es el caso de los perros que hasta emiten sonidos de placer. De hecho, las sensaciones que provoca el estiramiento rozan tanto el placer como el dolor, aunque el resultado final es una agradable alteración de la conciencia. Los músculos contienen receptores sensorios del estiramiento, grupos especiales de células que informan al cerebro del estado de tensión. Esta vía de comunicación directa con el sistema nervioso central es una posible explicación de por qué estirarse puede cambiar nuestro nivel de estimulación y disposición de ánimo de forma tan rápida.

Estirarse es tan natural que es fácil inventar las propias maneras de hacerlo. También encontrarás clases de estiramiento en la mayoría de los gimnasios o puedes aprender la técnica con la ayuda de libros o videos (para más información consulta el apéndice). En mi opinión, los estiramientos, combinados con las caminatas que te pediré que hagas con el Programa de Ocho Semanas, cubrirá la mayoría de las necesidades corporales de tu preparación física. Esta semana quiero que practiques cinco minutos de estiramiento diarios. Hazlo después del trabajo cuando ya estés en casa, antes de irte a la cama o a cualquier hora del día que te parezca conveniente. Pero hazlo.

Estos son algunos ejemplos de estiramientos sencillos que puedes intentar llevar a cabo. Evita la tendencia a contener la respiración mientras los practicas.

- Entrelaza los dedos, luego estira los brazos hacia delante con las palmas hacia fuera. Mantén el estiramiento durante veinte segundos, descansa otros tantos y vuélvelo a repetir seguidamente.
- Entrelaza los dedos, a continuación vuelve las palmas hacia arriba estirando los brazos por encima de la cabeza. Aguanta durante diez segundos, descansa y vuélvelo a repetir.
- Extiende los brazos a los lados, con las palmas hacia delante,

y estíralos hacia atrás. Aguanta durante diez segundos, descansa y vuélvelo a repetir.

- Sujétate el brazo derecho con la mano izquierda, justo por debajo del codo. Ahora tira del codo hacia el hombro izquierdo mientras miras por encima del hombro derecho. Aguanta durante diez segundos. Ahora repite el ejercicio con el brazo izquierdo.

- Sentado en una silla, inclínate hacia delante para estirarte y aliviar la tensión en la baja espalda. Aguanta durante cuarenta y cinco segundos, luego pon las manos sobre los muslos para ayudarte a levantar el tronco y volverte a incorporar.

Tal vez te apetezca examinar los ejercicios de yoga de estiramiento del cuerpo. De hecho, esta antigua ciencia india es un sistema filosófico-religioso para alcanzar la unidad de conciencia, pero su componente físico, conocido como hatha yoga, incluye un número de asanas o posturas que la mayoría de la gente identifica con la palabra *yoga*. Puedes aprenderlas a través de libros o videos aunque lo más fácil es trabajarlas con un instructor. Si quieres recibir clases en este sentido, hallarás una buena oferta en gimnasios, centros comunitarios y universidades. Y una vez que aprendas lo más básico podrás practicar por tu cuenta; además, no es necesario dedicar una cantidad específica de tiempo.

Considerado únicamente una forma muy estructurada de estiramiento no aeróbico, el yoga ofrece varias ventajas. Tonifica los músculos, equilibra todas las partes del cuerpo, y a menudo aumenta la flexibilidad de forma impresionante. (Se lo recomiendo a cualquiera que sufra de dolor de espalda crónico.) También procura una profunda relajación y su eficacia es excelente como terapia para reducir el estrés. Puedes aprender yoga a cualquier edad. Empieza con ejercicios de hatha yoga para principiantes y no intentes las variedades más difíciles (ashtanga, kundalini o yoga Iyengar, por ejemplo), que superan en mucho la esfera de este Programa de Ocho Semanas.

Mental/Espiritual

El ejercicio de respiración de esta semana es un poco diferente; se trata más bien de un ejercicio de imaginación y eso posiblemente lo hace más difícil. Precisa poco tiempo y, si lo practicas bien, creo que lo encontrarás sorprendentemente refrescante. Lo llamo «Déjate aspirar».

La mejor manera de hacerlo es tumbado de espaldas, por lo que quizá quieras intentarlo cuando empiezas a quedarte dormido o al despertarte por la mañana.

1. Cierra los ojos, mantén los brazos estirados a lo largo del cuerpo y concéntrate en tu respiración, sin intentar influir en ella.

2. Ahora imagina que con cada aspiración el universo sopla aire en tu interior y con cada espiración lo absorbe de ti. Contémplate como el recipiente pasivo de la respiración. Mientras el universo respira dentro de ti, percibe cómo penetra la respiración en cada parte de tu cuerpo incluso por tus dedos y puntas de los pies.

3. Intenta mantener esta percepción durante diez ciclos de espiración. Hazlo una vez al día.

También te he pedido que pienses en amigos y amistades que te hagan sentir más vivo, feliz y optimista. Dedícate a estar con esas personas. Nuestras identidades espirituales reverberan con los demás. Si la interacción es positiva, la conexión humana es un sanador sumamente eficaz, capaz de neutralizar muchas influencias nocivas en el plano material.

Opcional

La horticultura es una actividad saludable por muchas razones. Te pone en contacto con la naturaleza, aporta actividad a tu cuerpo, plantea diversos retos que complace materializar y te ofrece la ocasión de cultivar tus propios productos agrícolas orgánicos. Aunque vivas en un piso, puedes cultivar tomates, hierbas y flores en las macetas de las ventanas o en las jardineras de una terraza o patio. Además puedes colaborar en algún huerto comunitario, lo que te ofrecerá la posibilidad de compartir con otros el esfuerzo.

Relato de una curación:
Efectos de los ejercicios
de respiración

F. E. de Ann Arbor, Michigan, escribe:

Soy una fisioterapeuta de cuarenta y tres años que ha seguido su Programa de Ocho Semanas. Mi objetivo era sentirme más saludable en términos generales. He padecido durante años dolores crónicos de espalda y en las piernas, así como problemas menores de depresión. He seguido diversos tratamientos alternativos y su plan me atrajo porque integraba satisfactoriamente la nutrición y los componentes mentales/espirituales. (Ya me había iniciado con anterioridad en varios métodos mentales/espirituales, lo cual me facilitó el seguimiento de su plan.)

Creo que los ejercicios de respiración fueron la cosa más eficaz que he incorporado a mi vida. (Desde entonces he aprendido otros nuevos a través de distintas lecturas.) Además, en mi opinión, la relajación profunda constituye una habilidad desarrollada para rememorar los sueños. He practicado distintas cuestiones planteadas en un libro de sueños y, gracias a ello, he sido capaz de aclarar aspectos de mi vida con mucha más rapidez. El efecto se incrementa cuando me reúno con regularidad con amigos que escriben a diario. Estas personas se han convertido en mis compañeros de crecimiento espiritual.

Hace ya unos diez meses que inicié su programa y creo que los cambios que he experimentado constituyen ya una parte permanente de mi vida. También continúo integrando otras estrategias y, como resultado de todo ello, tengo que decir que mi salud ha mejorado aún más. Este otoño ha sido el primero en catorce años en que me he librado de mi alergia a la ambrosía. Sufro menos dolores, mi energía es más constante y he sido capaz de sentirme esperanzada en cuanto a gozar de una salud completa.

8

Cuarta semana

Tareas

- Inspecciona la cama, el colchón y la habitación donde duermes. ¿Es incómoda la cama o hay ruidos que te impidan dormir tranquilo? ¿Puedes identificar alguna otra cosa que no te permita descansar bien por la noche? De ser así, propónte adoptar algunos cambios como los descritos en las páginas 144–148.
- Pregunta dónde puedes conseguir un filtro de aire para tu casa o habitación si vives en una zona contaminada o padeces alergias respiratorias, asma, sinusitis u otros males que pudieran empeorar con la inhalación de irritantes.

Dieta

- Aumenta el consumo de ajo esta semana, en la forma que más te guste.
- Sustituye al menos dos comidas de proteína animal por proteína de soja.
- Asegúrate de que la multivitamina que tomas te aporta el

grupo del complejo B, incluyendo como mínimo 50 miligramos de B$_6$ y 400 microgramos de ácido fólico.

Ejercicio

• Aumenta la caminata aeróbica a veinticinco minutos, cinco días a la semana.

Mental/Espiritual

• Esta semana practica dos días de ayuno de noticias.
• Continúa practicando los ejercicios de respiración que has aprendido. Esta semana añadirás un eficaz Ejercicio de Relajación que mejorará tu salud mental y física (consulta la página 157).
• Contacta a alguien que sepas que ha tenido una experiencia curativa o se ha recuperado de alguna enfermedad o lesión. Pídele detalles sobre la experiencia.

Opcional

• Antes de las comidas, procura guardar un momento de gratitud por los alimentos que vas a recibir, de la manera que te resulte más cómoda.

COMENTARIO

Tareas

Dormir lo suficiente es un elemento clave para procurarse un estilo de vida saludable; la falta de sueño incrementa las posibilidades de contraer una enfermedad. Estoy seguro de que cuentas con algún ejemplo de cómo una buena noche de sueño atajó los primeros síntomas de enfermedad y te devolvió la salud. Sé por propia experiencia que la falta de sueño es señal de mala salud y de predisposición a caer en nuevas indisposiciones.

Entre los motivos más habituales de que la gente no duerma bien se incluyen el de no tener la cama adecuada, el de hallarse en un dormitorio ruidoso, el excesivo estímulo provocado por las drogas o sensaciones durante el día, el dolor o malestar corporal y los trastornos mentales o emocionales, como depresión y ansiedad o no ser capaz de dejar de pensar en algo que te haya sucedido.

Si tienes la más ligera sospecha de que tu cama no es la adecuada para ti, sal de compras y busca otra mejor. Es posible que el colchón sea demasiado blando o demasiado duro y que la almohada tampoco cumpla los requisitos deseados. Pero por suerte puedes elegir entre muchas opciones, desde colchones «ortopédicos» hasta futones o colchones de aire (incluidos los que tienen controles individuales, de manera que tanto tú como tu pareja de sueño puedan disfrutar del grado de firmeza que mejor le vaya a cada uno). De modo similar, hay una amplia selección de almohadas que difieren en forma y textura.

Si duermes en una habitación ruidosa, la solución más sencilla es adquirir un generador de ruido blanco. Los he visto anunciados en muchos catálogos de venta por correo y en Internet; yo mismo uso uno. No son caros y funcionan: producen sonidos relajantes que tapan los ruidos. Algunos tienen diferentes opciones de programación que imitan olas de mar, cascadas o lluvia tropical.

Las drogas estimulantes, cafeína en la mayoría de los casos, son las culpables de muchos casos de insomnio. Algunas personas son tan sensibles al efecto de la cafeína sobre el ciclo del sueño que incluso una o dos tazas de alguna bebida con cafeína a la hora de comer les impedirá quedarse dormidos muchas horas después. Si tienes problemas para dormir, controla la cantidad de café, té, cola o chocolate que consumes y fíjate también en el contenido de cafeína de cualquier medicamento con o sin receta que estés tomando. Cuidado también con el belcho y la efedrina (prohibidos por la Food and Drug Administration en 2003–2004), antes componentes activos de muchos productos para adelgazar y productos energéticos a base de hierbas, vendidos tanto en farmacias como en tiendas de dietética; la pseudoefedrina, un descongestionante de muchos medicamentos para el resfriado, y la fenilpropanolamina, presente en muchas píldoras para adelgazar y medicamentos para combatir el resfriado que se venden sin receta médica. Todos son estimulantes que pueden interferir en el sueño, dependiendo de la sensibilidad de cada uno y de las cantidades que se ingieran. Advierte que hay nuevos productos en el mercado que han substituido la efedra y la efedrina por el extracto de naranja amarga y su compuesto activo principal, la sinefrina, que se parecen mucho a la efedra y la efedrina y conllevan los mismos riesgos y problemas a la hora de dormir.

Si el dolor o el malestar corporal te impiden dormir bien, es especialmente importante prestar atención al diseño de tu colchón. Además, recomiendo acudir a un osteópata que se especialice en terapia manipulativa osteopática (consulta el apéndice para saber cómo localizar uno). Una sesión o dos de este tratamiento seguro y eficaz puede cambiarte la vida.

Si tienes una mente excesivamente activa, te costará quedarte dormido aunque tengas la cama más cómoda y la habitación más tranquila del mundo y no tomes una sola gota de café o té. El exceso de actividad mental puede despertarte también después de haberte quedado dormido. Es muy útil aprender a dejar atrás las preocupaciones del día una vez que te metes en la cama. Cuando mi mente está muy activa lo que hago a menudo es leer hasta que empiezan a cerrárseme los ojos; muchos de los libros que selecciono —buenos o malos— son eficaces inductores del sueño. También utilizo la Respiración Relajadora que te enseñaré al final de este capítulo (consulta la página 157). Nunca la recomendaré lo suficiente como uno de los mejores métodos para bajar el volumen de nuestros pensamientos y quedarnos dormidos. Otra posibilidad es hacer unos cuantos estiramientos antes de meterte en la cama. No sólo equilibra el sistema musculoesquelético, sino que también puede ayudar a apartar la atención de los pensamientos y, en su lugar, a centrarla en el aquí y ahora de las sensaciones corporales.

Los médicos recetan numerosos medicamentos hipnóticos (inductores del sueño), a los que hay que sumar los muchos que se venden sin receta, que en mi opinión son sedantes potencialmente peligrosos, debido a la adicción que crean, su tendencia a distorsionar los estados de ánimo y la forma en que perjudican a la memoria y la función intelectual. Otro peligro no tan conocido es que todos los sedantes suprimen el movimiento rápido del ojo (REM), es decir, la fase del descanso asociada a los sueños, necesaria para gozar de una salud mental aceptable. No dependas de ninguna de estas drogas excepto para el tratamiento a corto plazo de períodos de insomnio situacional: por ejemplo, por la muerte de algún miembro de tu familia o por la pérdida de un empleo.

Cuando escribí *La curación espontánea,* la melatonina (el neurotransmisor segregada por la glándula pineal) acababa de saltar al mercado de los medicamentos sin receta. Se trata de un regulador no tóxico del ciclo sueño-vigilia y otros biorritmos diarios. Ahora es la melatonina sintética la que se puede conseguir con facilidad como suplemento sin necesidad de receta. Yo prefiero las gotas sublinguales o los comprimidos (que pueden ponerse debajo de la lengua para dejar que se disuelvan). Toma 2,5 miligramos a la hora de acostarte, como dosis ocasional, y asegúrate de que la habitación esté completamente a oscuras. Los nuevos estudios sugieren que una dosis mucho más baja, entre 0,25 y 0,3 miligramos, es más eficaz para el uso habitual. La melatonina provoca un incremento de los sueños en la mayoría de la gente; algunas pocas personas no la toleran porque tienen pesadillas. Por otro lado, no se conocen efectos secundarios, e incluso potencia la función inmunológica. (En dosis altas —hasta 20 miligramos cada noche al irse a dormir— puede ampliar la supervivencia en personas con metástasis.)

Otro sistema seguro y natural para ayudar a conciliar el sueño es la hierba valeriana, la raíz de una planta europea, la *Valeriana officinalis,* que los seres humanos han usado durante siglos sin que haya provocado ninguna reacción adversa. Puedes comprar tinturas de raíz de valeriana en tiendas de dietética o en farmacias que vendan productos naturales; la dosis es de una cucharadita diluida en un poco de agua caliente a la hora de dormir. La valeriana no es adictiva, pero no por ello deja de ser un sedante que afecta a los individuos de forma muy diversa. A la mayoría de la gente le parece un hipnótico satisfactorio que no tiene efectos secundarios. Otros la consideran ineficaz; unos cuantos sienten que les produce cierta agitación y a algunos pocos les provoca resaca matinal. Yo suelo viajar con un frasco de cápsulas de valeriana por si me hace falta, algo que sólo me sucede en contadas ocasiones. De cualquier modo, no recomiendo su uso de manera regular ni tampoco como estrategia principal a la hora de tratar problemas de insomnio crónico.

Esta semana también te he sugerido que pienses en la posibilidad de adquirir un filtro de aire para tu casa, una medida de protección especialmente importante si padeces enfermedades respiratorias del tipo que sea, incluidas las alergias a irritantes inhalados. Pero también es útil para cualquiera que viva en zonas donde el aire a menudo está sucio, lo cual, por desgracia, es lo normal en la mayoría de los núcleos urbanos. Son dos los tipos de contaminación que convierten el aire en un problema en muchas partes del mundo: las partículas de materia, entre ellas el polen, el polvo y el moho, y los gases dañinos producidos por la propia naturaleza (volcanes, incendios forestales) y por el hombre (automóviles, cigarrillos, industria).

En la actualidad disponemos de la tecnología adecuada para eliminar del interior de nuestras casas las macropartículas del aire. Se trata de filtros muy eficaces (filtros HEPA: High Efficiency Particulate Air) que se venden a precios bastante asequibles. Puedes adquirir modelos autoestables que eliminarán toda la contaminación de partículas de tu dormitorio, o versiones más grandes que se pueden instalar en el sistema general de calefacción y refrigeración de toda una casa. He conocido numerosos casos de recuperaciones en la salud respiratoria verdaderamente impresionantes, en cuanto los pacientes seguían esta recomendación.

La contaminación gaseosa es más difícil de evitar y puede ser un motivo primordial del incremento de la incidencia del asma, de la bronquitis y de la sinusitis en el mundo industrializado, así como un factor que contribuye al desarrollo del cáncer de pulmón y del enfisema. Algunos sistemas de filtración del aire incluyen carbono activado, que elimina la contaminación gaseosa siempre que el carbono se cambie con regularidad. Una estrategia más sencilla y más ecologista es llenar tu casa de plantas conocidas por su capacidad de absorber los gases tóxicos del aire. Una de las más habituales es la planta araña (*Chlorophytum comosum*) que es de fácil cultivo y que vive incluso con poca luz. Otras posibilidades son los helechos de Boston (*Nephrolepis exaltata bostoniensis*), la hiedra inglesa (*Hedera helix*) y el drago rayado (*Dracaena marginata*).

Para las personas expuestas a un exceso de toxinas medioambientales, en forma de humo de tabaco, hollín en el aire, amianto o polvo y otras partículas, las investigaciones recientes han demostrado que una combinación de varios productos botánicos puede servir para desintoxicarse de dichas substancias. Estos preparados a base de hierbas ayudan a evitar que los carcinógenos potenciales como el benzopireno adopten sus formas más tóxicas. También pueden potenciar la actividad del glutatione y otros compuestos que combaten los radicales libres del cuerpo. Extractos concentrados de té verde, jengibre y, especialmente, turmerico pueden proteger tu cuerpo de las toxinas comunes.

Si te inquieta respirar aire contaminado, ten en cuenta que la fórmula antioxidante que estás tomando ayudará a tu cuerpo a neutralizar los efectos dañinos de cualquier toxina que inhales, y no olvides que beber agua pura en abundancia ayudará a tu cuerpo a eliminar las toxinas; la próxima semana te explicaré por qué las saunas y los baños de vapor son otra manera eficaz de reforzar tus defensas naturales contra todas las formas de toxicidad.

Dieta

Podría escribir largo y tendido —algo que probablemente haré algún día— sobre el ajo (*Allium sativum*), cuyo aroma es uno de mis favoritos en la cocina y cuyos beneficios para la salud han sido reconocidos desde hace tiempo internacionalmente, y también cada vez más, aunque de mala gana, por los investigadores y los profesionales de la medicina. Me cuesta imaginarme alguna comida que no esté preparada con ajo; el olor que desprende cuando se lo cocina hace que me sienta a gusto inmediatamente, como en casa, sea donde sea que me encuentre. También quiero decir aquí y ahora que el olor a ajo jamás me ha molestado en otra persona y que una de las respuestas que más me desagrada recibir por parte de los presentadores de los programas de radio y televisión a los que acudo para hablar de las propiedades de esta excelente planta es: «Claro, seguro que todo el mundo se mantiene a distancia.» Si comes ajo con regularidad —y si el resto de la gente tiene una actitud positiva— es difícil notar algún olor.

En los últimos años se han escrito muchos ensayos científicos sobre el ajo, y también se han celebrado dos conferencias internacionales sobre sus propiedades terapéuticas. El ajo es sobre todo un tónico excelente para el sistema cardiovascular. Cuando llegues a la sexta semana te hablaré extensamente de los tónicos, pero por ahora me limitaré a recalcar que se trata de productos naturales no tóxicos que, si se toman de forma regular, tonifican y fortalecen gradualmente los sistemas naturales del cuerpo para la defensa y la curación. Volviendo a las propiedades del ajo, cabe decir que sus efectos son muy generales, y que actúan sobre más de un aspecto de nuestra fisiología. Así, por ejemplo, además de su maravillosa influencia sobre el corazón y las arterias, es también un antibiótico de gran eficacia y un agente anticancerígeno.

El ajo tiene tres efectos cardiovasculares muy importantes: Primero, disminuye la presión sanguínea y es un elemento clave para tratar la hipertensión de manera natural. Segundo, reduce el colesterol y las grasas (triglicéridos) de la sangre al elevar la fracción de protección del colesterol total (lipoproteínas de alta densidad, HDL) y acortar la susceptibilidad de la fracción perjudicial a la oxidación (lipoproteínas de baja densidad, LDL), disminuyendo por lo tanto el potencial de deterioro de las paredes de las arterias. Tercero, el ajo inhibe la formación de coágulos en la sangre al limitar la tendencia de las plaquetas a amontonarse. La agrupación de plaquetas sobre las paredes endurecidas de las arterias afectadas por aterosclerosis inicia normalmente la formación de coágulos en la sangre, lo que produce la muerte de porciones de músculo del corazón (ataques cardíacos). Por lo tanto, el ajo ofrece una importante protección contra las enfermedades cardiovasculares. Los epidemiólogos consideran que su elevado consumo en algunas zonas de España e Italia puede contribuir a una menor incidencia de las enfermedades coronarias entre estas poblaciones de lo que se esperaba.

Además, el ajo es un fuerte antiséptico que contrarresta el crecimiento de muchas clases de bacterias y hongos que pueden provocar enfermedades. Refuerza también la actividad del sistema inmunitario al estimular las células asesinas naturales (células NK), que son nuestra principal defensa contra el cáncer. Por último, parece ofrecer otra protección añadida contra el cáncer ya que deja inactivos algunos de los carcinógenos que la gente ingiere, y protege al ADN del daño que puedan ocasionar otros. Como antioxidante natural, el ajo puede proteger, además, a las células de cambios degenerativos, especialmente en el hígado y en el cerebro.

Para conseguir todos estos efectos tonificadores, sólo te sugiero que tomes más ajo fresco con la comida. El calor destruye algunas de sus propiedades, particularmente las antibióticas, de modo que añádeselo a los alimentos cuando estés acabando de cocinar para así preservar sus beneficios. Si te sientes capaz de comer un poco de ajo crudo de vez en cuando —en láminas muy finas o bien picado—, te aconsejo que lo pruebes combinado con los sándwiches, la pasta o las ensaladas. (Si esto es demasiado fuerte para ti, no te preocupes; simplemente pon más ajo cuando cocines.) Yo no soy un entusiasta del ajo en polvo o de cualquier otra forma seca o conservada, incluidas muchas marcas de píldoras de ajo que se encuentran en el mercado, ya que todas ellas son formas de ajo procesado que pueden reproducir o no los muchos efectos de la hierba fresca. Los mejores productos de este tipo están estandarizados en cuanto a su contenido en alicina, el más estudiado de la familia de compuestos sulfurosos del ajo, que se forma instantáneamente cuando se corta un diente de ajo, se aplasta o se expone de alguna otra forma al aire. Pero la química del ajo es extremadamente rica y aún no he encontrado pruebas que me convenzan de que la alicina sea el único componente saludable del ajo, ni tan siquiera el más importante. Desaconsejo el uso de píldoras de ajo excepto como último recurso: cuando viajas, o sencillamente cuando no puedas obtener el producto natural.

A continuación te ofrezco las recetas de esta semana, todas ellas elaboradas con la hierba fresca:

Caldo de ajo

HACE 6 TASAS

6 tazas de caldo vegetal (consulta las páginas 129–131)
1½ cucharada de aceite de oliva
2 hojas de laurel
1 cabeza de ajo, pelada y cortada a trozos
¼ cucharadita de tomillo seco
un pellizco de salvia seca
sal al gusto

1. Añade al caldo vegetal el aceite de oliva, el laurel, el ajo, el tomillo y la salvia.

2. Llévalo a ebullición, reduce la llama y tápalo para que hierva a fuego lento durante 30 minutos. Añade sal al gusto.

3. Cuélalo, sírvelo así o utilízalo como base para otras sopas.

Espinacas con ajo

PARA 4 PERSONAS

1½ libras (¾ kg) de espinacas frescas
2 cucharaditas de aceite de oliva
1 cabeza de ajo, separada en dientes, pelados y picados
sal al gusto
jugo de limón natural, vinagre aromático o pimentón en polvo (opcional)

1. Lava bien las espinacas, sécalas y quita los tallos más largos. Si las hojas son muy largas, córtalas por la mitad; en caso contrario, puedes dejarlas enteras. Las espinacas se reducen de modo sorprendente al cocinarlas, así que asegúrate de poner suficientes. Con 1 libra (½ kg) de espinacas frescas obtendrás tres raciones de guarnición.

2. Calienta en una sartén grande el aceite y añade el ajo. Sofríelo, removiéndolo, durante 2 minutos.

3. Echa las espinacas en pequeños montoncitos a medida que se vayan reduciendo los anteriores y quita el líquido que se vaya acumulando. Sofríelas hasta que todas las espinacas estén hechas, de color verde intenso. Añade sal si lo deseas.

4. Sírvelas así o sazonadas con alguno de los siguientes condimentos: jugo de limón fresco, vinagre balsámico o pimentón en polvo.

Puré de judías con ajo

1 bote de judías en puré
1 o 2 dientes de ajo

1. Tritura 1 o 2 dientes de ajo y añádeselos a tus judías preferidas (existen purés muy buenos sin grasa añadida, suaves o especiados), mézclalo bien y déjalas reposar durante 1 hora antes de servirlas.

Pasta con ajo y aceite

PARA 6 A 8 PERSONAS

Se trata de una especialidad italiana, retocada para proporcionarte los efectos más beneficiosos del ajo sin cocinarlo excesivamente.

1 libra (½ kg) de pasta seca
¼ taza de aceite de oliva
5 dientes de ajo grandes, picados
sal al gusto
pimienta de Cayena en polvo o perejil fresco troceado (opcional)

1. Mientras se cocina la pasta, calienta el aceite de oliva en una sartén pequeña y añade los dientes de ajo. Sofríelos durante 1 minuto.

2. Vierte la mezcla sobre la pasta hervida y escurrida y mézclalo todo bien. Sazónalo al gusto con la sal.

Opcional: podrías espolvorear pimienta Cayena en polvo o perejil sobre la pasta.

Pasta con ajo y hierbas

PARA 4 A 6 PERSONAS

1 libra (½ kg) de pasta seca
2 cucharadas de aceite de oliva
1 cebolla mediana, cortada en dados
3 dientes de ajo, picados
1 copa de vermouth seco
sal al gusto
¼ cucharadita de pimienta de Cayena molida
1 cucharadita de orégano seco en hojas
2 cucharadas de albahaca fresca trinchada
(o 1 cucharada de albahaca seca)
¼ taza de perejil fresco cortado
queso parmesano rallado (opcional)

1. Mientras la pasta se cuece, calienta el aceite en una sartén, añade la cebolla, y sofríela hasta que quede trasparente. Después añade el ajo y sofríelo 1 minuto más.

2. Añade el vermouth, la sal al gusto, la pimienta de Cayena, el orégano, la albahaca y el perejil. Mézclalo todo bien y cocínalo durante cinco minutos más a fuego mediano o fuerte.

3. Por último, viértelo sobre la pasta cocida y escurrida, remuévelo bien y sírvelo con queso rallado parmesano si lo prefieres.

Suplementos

Esta semana quiero que aprendas acerca de la importancia de las vitaminas B, sobre todo el ácido fólico. Los alimentos con alto contenido en vitaminas B son los cereales y los jugos enriquecidos, las verduras con hojas verdes y las legumbres. Las vitaminas B ayudan a tu cuerpo a descomponer la homocisteína, un aminoácido derivado del metabolismo de las proteínas. Los niveles altos de homocisteína en la sangre se han asociado a un riesgo elevado de enfermedad cardiovascular y a la aterosclerosis. Se considera que la homocisteína daña las paredes de los vasos sanguíneos, y los niveles altos se asocian también al riesgo de cáncer y a la displasia, así como algunas anormalidades congénitas en niños, como los defectos en el tubo neuronal, por ejemplo la espina bífida. Tomar un mínimo de 400 microgramos de ácido fólico y 50 miligramos de piridoxina (B_6) y B_{12} pueden reducir los niveles elevados de homocisteína.

Las vitaminas B también ayudan a la prevención de daños neurológicos y a la vez refuerzan la función suprarrenal. Yo recomiendo a menudo vitaminas B para las lesiones de compresión del nervio, estrés elevado, síntomas de menopausia y, en ocasiones, para aliviar las incomodidades del síndrome postmenopausia.

Solíamos pensar que las vitaminas B eran por completo inócuas porque, al igual que la vitamina C, son solubles en agua y por lo tanto no pueden acumularse en el cuerpo como sucede con las vitaminas solubles en grasa (A, D, E y K). No obstante, sabemos ahora que ingestas demasiado altas de ciertas vitaminas B pueden presentar problemas. Por ejemplo, la vitamina B_6 puede provocar toxicidad nerviosa, aunque por lo general no da problemas en dosis inferiores a 200 miligramos al día. Recomiendo probar dosis entre 100 y 200 miligramos de B_6 para el síndrome del túnel carpiano, pero siempre prevengo a los pacientes para que dejen de tomarla si se desarrolla cualquier entumecimiento inusual.

Las dosis altas de niacina (vitamina B_3) también pueden dar problemas, pero es probable que no tengas dificultades a menos que tomes entre 2.000 y 3.000 miligramos en total al día para reducir el colesterol. Con estas cantidades, pueden darse náuseas, ictericia y elevadas enzimas del hígado, un cuadro tóxico que adquiere la apariencia de una hepatitis. Estos síntomas desaparecen al interrumpir su consumo. No deberías tomar dosis altas de niacina si estás embarazada, tienes úlceras, gota, diabetes, problemas de vesícula, enfermedades hepáticas o has sufrido un ataque cardíaco recientemente. Cualquiera que tome esta vitamina B para reducir el colesterol debería estar bajo la supervisión de un médico y debería hacerse análisis de su función hepática antes de comenzar la terapia y después con cierta periodicidad.

Ten en cuenta que uno de los componentes del complejo B —la vitamina B_2 o riboflavina— dará un tono amarillo intenso a tu orina durante unas horas, un cambio inofensivo. Para más información sobre el uso terapéutico de las vitaminas B, consulta el capítulo dedicado a las personas con riesgos de enfermedad cardiovascular.

Mental/Espiritual

Esta semana deberás realizar dos tareas nuevas: aprender otro ejercicio de respiración, el más importante de todos, y entrevistar a alguien sobre una experiencia de curación.

El nuevo ejercicio de respiración es una antigua técnica de la tradición yóguica de la que ya he hablado antes en otros libros, y que yo mismo practico como mínimo dos veces al día; siempre se la recomiendo a la mayoría de mis pacientes. Se realiza de la siguiente manera:

Pon la lengua en la posición yóguica, es decir, toca con la punta de la lengua la superficie interior de los dientes frontales superiores, luego deslízala justo por encima de los dientes hasta que descanse en el saliente alveolar, el tejido blando situado entre los dientes y el paladar. Mantenla ahí durante todo el ejercicio. A continuación, exhala por completo el aire por la boca, produciendo un sonido audible (una especie de *whuuush*). Luego cierra la boca e inhala tranquilamente por la nariz mientras cuentas (en silencio) hasta cuatro. A continuación, contén la respiración mientras cuentas hasta siete. Finalmente, exhala audiblemente el aire mientras cuentas hasta ocho. Acabas de realizar un ciclo completo de respiración. Repítelo cuatro veces y después respira con toda normalidad. Si tienes problemas para exhalar el aire con la lengua en esta posición, intenta fruncir los labios; pronto le agarrarás el truco. No importa la velocidad con que hagas el ejercicio, mientras mantengas el ritmo cuatro-siete-ocho para la inhalación, la retención y la exhalación. La única limitación que puedes tener es el tiempo que seas capaz de aguantar la respiración cómodamente. Mientras practiques este ejercicio, serás capaz de relentizarlo, lo cual es deseable. Hazlo como mínimo dos veces al día.

Esta Respiración Relajadora se puede practicar en cualquier lugar, pero, si estás sentado, intenta mantener erguida la espalda. Yo lo hago por la mañana, antes de meditar, y por la noche, cuando me voy a dormir. Me ayuda a conciliar el sueño si me despierto por la noche y también a desprenderme de pensamientos y a aquietar los trastornos emocionales. Creo que es una especie de tónico, espiritual más que material, con efectos maravillosos sobre el sistema nervioso involuntario. De hecho, aumenta la proporción de actividad parasimpática respecto a la actividad simpática del sistema nervioso, disminuyendo la ansiedad interna y provocando un funcionamiento más armonioso de los sistemas digestivo, circulatorio y otros. Las ventajas son graduales y acumulativas y con el tiempo ayudan a mejorar la salud en todo el sistema nervioso. Además constituye un tratamiento específico para problemas de presión arterial alta, manos frías, síndrome de intestino irritable, arritmias cardíacas benignas, trastornos de ansiedad, trastornos de pánico y una amplia variedad de males comunes. Es el método de relajación más eficaz y del que se obtiene mejor rendimiento con el tiempo. Por favor, practícalo concienzudamente.

En la primera semana de este Programa de Ocho Semanas te pedí que pensaras en tus propias experiencias de curación. Ahora te pido que hables con tus conocidos y amigos para intentar enterarte de alguna experiencia de sanación que hayan vivido directamente. Como sabes, reunir historias de este tipo es uno de mis principales intereses y, a medida que escribo y hablo más del asunto, recibo más noticias de este tipo. En mi opinión, es muy importante que circulen cada vez más estos relatos, y que se restablezca el concepto de curación espontánea en el centro de nuestro pensamiento sobre la salud y la enfermedad, ya que el error más peligroso que en la actualidad realiza la medicina convencional es omitir el concepto de la capacidad del cuerpo para reponerse a sí mismo. Esta omisión no sólo representa una desviación exagerada de la medicina occidental del pasado y de las tradiciones de otros sistemas terapéuticos, como los de China e India, sino que también es la responsable del gran énfasis que se concede a las intervenciones quirúrgicas en la medicina contemporánea, que utiliza sobre todo métodos que dependen en gran medida de la tecnología y que, por lo tanto, son caros, agresivos y a menudo hasta perjudiciales.

Uno de mis objetivos es conseguir que la gente piense en la curación, hable de ella e investigue acerca de ella. Un buen sitio por donde empezar es tu propio círculo de familiares, amigos y colegas. No hace falta que te centres en un caso de remisión de cáncer. Otros menos dramáticos son igualmente interesantes: una herida, una enfermedad aguda o crónica, o cualquier otra dolencia. Pide detalles. ¿Qué hizo esa persona con su propia mente, para que el sistema curativo se ocupara del problema? ¿Recurrió a algún tratamiento? ¿Cambió esa experiencia su manera de pensar sobre el cuerpo y sobre cómo tratar la enfermedad en el futuro?

Cuanto más consciente te hagas día a día, del concepto de curación, mayor confianza tendrás en tu capacidad innata para tratar las enfermedades que afecten a tu salud, leves o graves, comunes o poco comunes.

Opcional (pero muy recomendable)

El objetivo de aportar una perspectiva espiritual a tu vida es recordarte a ti mismo que eres algo más que tu cuerpo físico; que en la vida hay algo más que el universo material.

Somos seres espirituales que habitamos formas materiales. Sin embargo, la inmediatez y el carácter intrínseco de la materia contribuyen a que sea muy fácil caer en el falso concepto de que no existe nada aparte de lo que percibimos con los cinco sentidos. La lógica debería ayudarnos a dejar atrás ese falso concepto, ya que es evidente que lo que percibimos con nuestros ojos es una limitada porción del todo. Considera por ejemplo la vista: nuestros ojos sólo pueden ver una pequeña parte del espectro electromagnético. ¿Qué aspecto tendrían las cosas si pudiéramos percibir también las bandas infrarroja y ultravioleta? ¿Qué tal si tuviéramos la capacidad olfativa de un perro, o la auditiva de un murciélago, o la sensibilidad táctil de una serpiente? Con toda seguridad los horizontes de nuestra realidad se expandirían, aunque aún podríamos seguir pensando que no hay nada más allá de nuestro mundo expandido de los sentidos.

De hecho, la lógica no es un instrumento muy útil para abordar el falso concepto de que nuestros sentidos son los que definen los límites de la realidad. Lo mejor es recordar, una y otra vez, siempre que podamos, que somos más que cuerpos físicos, que en la vida hay más que la existencia material. Un buen momento para hacerlo es cuando nos sentamos a comer. La mayoría comemos tres veces al día o más, de modo que no nos faltarán las ocasiones. El acto de comer nos ofrece, además, la posibilidad de proyectar una mirada profunda al misterio de la vida, la extraña intercomunicación entre espíritu y materia. La vida vive a expensas de otra vida. No importa si eres carnívoro o vegetariano; perpetúas tu existencia material privando a otro organismo de la suya. Este reciclaje de formas es un punto muy práctico de contemplación, y tenemos la oportunidad de considerarlo con toda honestidad cada vez que comemos. A mí, recapacitar un momento antes de ponerme a comer para recordar nuestra dependencia de otras cosas vivas y nuestra necesidad de tomar la vida para poder mantener la vida, me resulta una manera muy sencilla de elevar la conciencia espiritual. No quiero imponerte ninguna forma concreta de ritual, sólo animarte encarecidamente a aprovechar esas ocasiones, que se repiten con tanta frecuencia, para que recuerdes tu naturaleza esencial y tu relación con el universo. Quizá ya estés habituado a pronunciar algún tipo de bendición en voz alta o para tus adentros; eso está muy bien. O simplemente quieras tomarte un momento, por breve que sea, para dar las gracias por la comida que estás a punto de comer. También puedes cerrar los ojos y concentrarte en tu respiración durante un momento antes de hincar el diente. Experimenta. Si eres capaz de encontrar una práctica que te funcione, desarrollarás un hábito que te será muy útil a la hora de apartarte de una ilusión y acercarte a la realidad. Los pensadores orientales de la antigüedad nos dicen que en esta dirección encontraremos la libertad y el bienestar. Y con esto acabo.

Relato de una curación:
Darle una oportunidad al hígado

Freya Diamond de Santa Fe, Nuevo México, goza de una buena salud a los sesenta y dos años. Además, es una defensora de la medicina natural. Pero cuando la conocí en 1986, estaba terriblemente inquieta; le habían comunicado que padecía una enfermedad grave, con un pronóstico bastante malo. Me escribió en 1997, y ésta es la historia explicada con sus propias palabras; mis comentarios van entre paréntesis:

Cuando fui a verlo, dos destacados gastroenterólogos de Los Ángeles acababan de diagnosticarme una hepatitis crónica, activa. El diagnóstico estaba respaldado por análisis completos de sangre y confirmado por una biopsia de hígado. Estos médicos, que eran los mejores de la zona, no podían determinar el motivo, pero pensaban que se trataba de un proceso autoinmune, no de una infección, y me dijeron también que tenía que tomar medicamentos inmunodepresores. Me extendieron recetas de prednisona e Imuran (azatioprina, un medicamento que se les da a menudo a los receptores de trasplantes de órganos para evitar el rechazo, que es mutagénico, carcinógeno y que a la hora de administralo se les entrega a los pacientes una larga lista de advertencias acerca de su

162

toxicidad). Mi médico me dijo que lo más probable era que tuviera que tomarlos de forma indefinida. Con anterioridad ya me había visto obligada a ingerir prednisona por el mal de Crohn y era consciente de sus múltiples efectos secundarios. Con franqueza, me aterrorizaba la idea de tener que meterme en el cuerpo continuadamente estas medicinas y de volver a la vorágine de los médicos, pero los doctores me advirtieron que, de no hacerlo, las consecuencias serían terribles y mi vida más corta. Pero aun así, yo seguía dudando, porque no me sentía tan enferma como los médicos decían que estaba.

Por suerte, fui capaz de encontrarme con usted después de que una amiga común me animara a buscar planteamientos alternativos al tratamiento. Me habló del gran poder regenerativo del hígado y me recomendó un régimen de vitaminas (la fórmula antioxidante del Programa de Ocho Semanas), semilla de cardo mariano (un remedio herbario, *Silybum marianum,* que no es tóxico y protege las células del hígado de lesiones), una dieta baja en proteínas y técnicas de relajación; recomendaciones que seguí. Además, me sugirió que intentara encontrar un médico que estuviera dispuesto a controlar el funcionamiento de mi hígado sin insistir en el uso de medicamentos inmunodepresores, un médico con una mente abierta a la vía que yo quería seguir para curarme.

En cuestión de meses, todos los análisis de funcionamiento del hígado salieron normales. El gastroenterólogo que escogí estaba satisfecho y asombrado, al igual que yo. Ya hace diez años de esto y, aparte de un breve episodio, los resultados de los análisis han salido completamente limpios. Además, el único período de alteraciones coincidió con la toma de un antibiótico, Minocin, que había estado ingiriendo por temporadas durante años para eliminar la acné cuando recibí el diagnóstico inicial. (Minocin es un derivado semisintético de la tetraciclina administrado a menudo para el tratamiento a largo plazo de la acné; junto con otras reacciones adversas comunes, en algunos casos aislados ha provocado niveles elevados de enzimas del hígado, hepatitis e incluso fallo hepático.) Había dejado de tomarlo junto con el resto de los medicamentos cuando me diagnosticaron el problema de hígado y ahora creo, al igual que los gastroenterólogos, que el Minocin tenía mucho que ver con el diagnóstico inicial. Si no fuera por las alternativas que usted me recomendó y que yo opté por seguir, me hubiera pasado el resto de mi vida tomando medicamentos tóxicos y agresivos, convencida de que los necesitaba para mantener una salud óptima.

Todo lo que ha sucedido me ha servido para cambiar por completo mi manera de ver la medicina convencional y conocer las alternativas que hay para alcanzar la salud y la curación.

Volvió a escribirme en 2006 y sus análisis del funcionamiento del hígado continuaban normales.

9
Quinta semana

Tareas

- Localiza un lugar donde puedas darte un baño de vapor o una sauna que tengas cerca de casa y utilízala durante veinte minutos un día de esta semana. La temperatura debería ser suficientemente alta como para hacerte sudar profusamente. Para recuperar el líquido perdido, bebe agua en abundancia.

Dieta

- Compra un trozo de raíz de jengibre fresco y prepárate una infusión de jengibre, como se describe en la página 173. Prueba también un poco de jengibre escarchado para ver si te gusta.

Suplementos

- Asegúrate de que consumes suficiente calcio cada día. Si tu ingesta diaria de calcio no es suficiente, sugiero que las mujeres se refuercen con 500–700 miligramos de citrato de calcio en dosis repartidas con las comidas. Los hombres quizá no necesitan calcio suplemental.

Ejercicio

• Aumenta los paseos aeróbicos a treinta minutos, cinco días a la semana.

Mental/Espiritual

• Amplía tus ayunos de noticias a tres días a la semana.
• Practica a diario los ejercicios de respiración que has aprendido y añade el procedimiento de Respiración Estimulante descrito en la página 179.
• Escucha un fragmento musical que te parezca inspirativo y edificante.
• Esta semana compra más flores para la casa.

Opcional

Prueba a seguir un día de ayuno «sólo con fruta»: come toda la fruta fresca que quieras y nada más, excepto agua e infusiones. Toma vitamina C, pero por este día sáltate los otros suplementos.

COMENTARIO

Has alcanzado un hito en el Programa de Ocho Semanas: la mitad del recorrido. Por ahora ya has adoptado cambios significativos en tu dieta, en tu actividad física y en tu respiración. Has empezado a proteger tu sistema curativo, consumiendo ciertos alimentos y suplementos, y también has procurado mejorar tu salud mental y espiritual. El mes que viene, consolidarás estos cambios, los perfeccionarás y añadirás otros elementos a tu nuevo y más saludable estilo de vida. Recuerda que deberías seguir todas las recomendaciones de las semanas anteriores y añadir las novedades de esta semana a tu programa evolutivo.

Tareas

Permíteme que esta semana te hable en primer lugar de los beneficios de sudar. Además de su reconocida función refrescante gracias a la evaporación en épocas de calor, es uno de los mecanismos más importantes de curación natural ya que permite que el cuerpo se libere de sustancias no deseadas. Si comes demasiado sodio, puedes eliminar el exceso con el sudor. El cuerpo también puede eliminar otros minerales, drogas y algunas toxinas por esa vía, asumiendo parte del trabajo del hígado y los riñones, que son los principales responsables de la desintoxicación y purificación de la sangre. (Por esto recomiendo sudar con regularidad a cualquiera que padezca enfermedades hepáticas o renales.)

En muchas culturas, los baños de sudor constituye un ritual importante, empleado tanto con fines higiénicos como espirituales. La tienda para sudar de los indígenas norteamericanos, de la que ya he hablado en otras ocasiones, es un ejemplo bien conocido y de marcado énfasis espiritual. En la actualidad, se ha vuelto mucho más popular, gracias al resurgimiento de la religión lakota y a su dinámica difusión más allá de la tierra natal de este memorable pueblo. Para la mayoría de los estadounidenses, que consideran el baño de sudor una actividad puramente secular, resulta extraña la idea de orar mientras se suda para sentirse más próximo al Gran Espíritu, pero la realidad es que, a lo largo de la historia, la gente ha estado fascinada con los conceptos de contaminación y purificación y ha considerado la purificación del cuerpo algo inseparable de la purificación del espíritu. Por supuesto, el ideal de medicina de los indígenas no sólo abarca nuestro concepto de la medicina, dirigida al cuerpo físico, sino también la religión y la magia. Siempre me ha parecido que nos iría muy bien ampliar de forma similar nuestra visión.

Incluso en Finlandia, que nos dio a conocer la sauna, su práctica, pese a aparecer a menudo como algo social y secular, tiene asociaciones más profundas, como se explica detalladamente en *The Sauna Book (El libro de la sauna)* de Tom Johnson y Tim Miller:

> Para los finlandeses, la «sauna» es un concepto imbuido de una mística especial, un ideal que trasciende el ajetreo de las actividades cotidianas. Los finlandeses reverencian de tal modo la sauna que la equiparan en veneración sagrada a la iglesia. Esta consideración se deriva de tradiciones antiguas: una de ellas, la creencia de que el fuego es sagrado, un objeto de adoración, que transforma el brasero de la sauna fácilmente en un altar.

Al pedirte que adoptes la práctica de los baños de sudor, no puedo separar los aspectos físicos de los espirituales. Sudar es sin duda bueno para la mayoría de las personas; y según mi experiencia, también altamente saludable para nuestras mentes y espíritus.

Puedes sudar con calor seco o húmedo o una combinación de ambos. Muchos se imaginan una sauna como una sala con paneles de madera, con un brasero eléctrico que mantiene la temperatura ambiental entre 160°F y 210°F (71°C y 98°C), y con una humedad por debajo del 10 por ciento. Sin embargo, según la auténtica versión finlandesa, hay que emplear fuego de leña para calentar un horno de rocas apiladas sobre el que se puede verter agua para crear vapor, elevando de esta forma la humedad al 30 por ciento. A los finlandeses les gustan los ciclos de calor seco y húmedo, seguidos siempre de una inmersión en agua fría. Podemos soportar temperaturas mucho más altas de calor seco que de calor húmedo, ya que el vapor transmite el calor al cuerpo con más eficacia que el aire. Una sala de vapor produce una gran sensación de calor a 115°F (47°C).

Que prefieras el calor seco o el húmedo depende en parte de cuánto sudas. Sudar es el sistema que tiene el cuerpo de disipar el calor; cuanto más baja es la humedad, mejor funciona. Las mujeres tienen una densidad inferior de glándulas sudoríparas que los hombres, pero hay muchas variaciones individuales a este respecto. Si no sudas mucho, seguramente te irá mejor un calor más seco. En mi caso, encuentro que el aire seco de una sauna eléctrica me irrita las fosas nasales y el sistema respiratorio; por eso me gusta que haya un poco de vapor. Por otro lado, las salas de vapor me gustan mucho, ya que disfruto oyendo el ruido que hace el vapor al salir de los respiraderos y también del espectáculo de ensoñación que produce el vaho. También es verdad que yo sudo abundantemente y con facilidad. Tendrás que experimentar para descubrir qué es lo que a ti te va mejor.

La gente aprende a aclimatarse fácilmente a los baños de sudor, aguanta temperaturas cada vez más altas durante períodos más largos. Si es la primera vez, empieza con suavidad y aumenta la exposición de modo gradual. Aunque tengas la impresión de estar asándote, la temperatura central de tu cuerpo sube muy poco en una sauna o baño de vapor; es la temperatura de la superficie la que se eleva de manera significativa. Los baños de sudor inducen cambios impresionantes en la fisiología, especialmente en la función cardiovascular, pero la recuperación es rápida una vez que sales de la cámara de calor y, *a menos que padezcas alguna enfermedad cardiovascular importante,* los cambios afectan al corazón y a las arterias de modo saludable.

La opinión médica se divide en cuanto a los beneficios y riesgos de los baños de sudor, pero creo que las diferencias a menudo tienen fundamentos culturales. Los científicos finlandeses generalmente subestiman los riesgos de la sauna, y los médicos de ese país la recomiendan comúnmente a mujeres embarazadas hasta el mismo día del parto. Sin embargo, los médicos de Estados Unidos se estremecen ante una recomendación así y generalmente aconsejan a sus pacientes que se alejen de los baños de vapor y de las saunas. (Sin duda, habrás visto los avisos que los gimnasios están obligados a colocar en las puertas de estas instalaciones.) Pero después de haber contemplado cómo personas realmente enfermas salían de las tiendas indias, donde habían estado sometidas a temperaturas abrasadoras, no sólo ilesas sino mucho mejor que antes, me inclino a considerar la mayoría de advertencias médicas como infundadas. Con frecuencia recomiendo baños de sudor regulares a pacientes con dolencias diversas, desde enfermedades infecciosas a artritis o adicción a las drogas, y lo encuentro un complemento de suma utilidad en un programa de tratamiento natural. De cualquier modo, antes de seguir mis recomendaciones, consulta a tu médico por si tuvieras la tensión alta, o padecieras alguna enfermedad cardíaca o cualquier otra dolencia.

Trata de localizar una sauna o lugar donde puedas tomar un baño de vapor que se amolde a tus necesidades y utilízalo un día de esta semana. Asegúrate de estar bien hidratado antes de entrar y de beber suficiente agua una vez que salgas, para reemplazar el líquido perdido. Si te sientes capaz de concluir la sesión con una inmersión o una ducha de agua fría, mejor que mejor. Mucha gente encuentra que les deja radiantes de vitalidad. Observa los efectos del baño de sudor sobre tu nivel de energía, estado de ánimo, grado de tensión y sueño, así como cualquier efecto sobre tu piel, músculos y articulaciones.

Dieta

La recomendación dietética para esta semana es que empieces a saber algo más acerca del jengibre. El jengibre es el tallo que crece bajo tierra (rizoma) de una planta, *Zingiber officinale,* originaria de Asia tropical. La designación *officinale* en el nombre botánico indica la categoría oficial de esta planta en la medicina antigua. Desde hace mucho tiempo, los doctores chinos e indios consideraron el jengibre una medicina excelente tanto por sus propiedades tonificantes como por sus efectos edificantes para el espíritu. Muchos pueblos de todo el mundo reconocieron el valor de su efecto reconfortante y su capacidad para estimular la digestión, calmar estómagos alterados y aliviar dolores intensos o persistentes. Un remedio casero muy popular en Japón es la compresa de jengibre: se elabora mezclando jengibre fresco rallado con un poco de agua caliente y extendiendo la pasta obtenida sobre un paño limpio. La compresa se aplica sobre cualquier parte del cuerpo que duela o sufra alguna afección. Después se cubre con más paños calientes y se cambia con frecuencia. Según dicen, este método atrae a la superficie del cuerpo las toxinas, la infección e incluso el desarrollo maligno, desde donde se puede eliminar.

En los últimos años, se han realizado numerosos trabajos de investigación médica, buena parte de ellos en Japón y en Europa, que han documentado los notables efectos terapéuticos del jengibre y sus componentes. Los médicos norteamericanos están justo empezando a percatarse de estos estudios. La química del jengibre es compleja, con más de cuatrocientos componentes que le otorgan a la planta su fragancia, sabor y actividad biológica. Gran parte del enfoque de la investigación se ha centrado en dos grupos de estos componentes que explican la cualidad penetrante del jengibre: los gingeroles y los shogaoles (shoga es el nombre japonés del jengibre). Además, el rizoma contiene enzimas y antioxidantes que probablemente también contengan elementos claves.

Los efectos tónicos del jengibre sobre el sistema digestivo son claros: mejora la digestión de las proteínas, es un tratamiento eficaz contra la náusea y los mareos en los viajes, fortalece el revestimiento mucoso del tracto gastrointestinal superior, de tal manera que protege contra la formación de úlceras, y cuenta con una amplia esfera de acción contra los parásitos intestinales. Los cocineros chinos lo utilizan fresco, en la mayoría de sus platos, en parte porque creen que neutraliza las cualidades no deseadas de otros ingredientes, en concreto del pescado y de la carne, que podrían provocar indigestión.

Otros efectos bien estudiados del jengibre son los que influyen en la síntesis y activación de un grupo de moderadores de reacciones biológicas llamados eicosanoides, que regulan la curación y el sistema inmunitario. El cuerpo produce estos importantes compuestos a partir de ácidos grasos esenciales y los emplea para regular funciones celulares vitales. Las tres categorías principales de eicosanoides que aparecen continuamente en los boletines médicos como tema de investigación permanente son las prostaglandinas, los tromboxanos y los leucotrienos. Los desequilibrios en la síntesis y liberación de los eiconsanoides constituyen la raíz de muchas enfermedades comunes, desde la artritis y la úlcera péptica hasta la acumulación de plaquetas, el desencadenante de los ataques al corazón y de la aplopejía. El jengibre modula este sistema de tal forma que reduce la inflamación anormal y la formación de coágulos. Puede ser tan eficaz, y mucho menos tóxico, como algunos medicamentos antiinflamatorios no esteroides, tan en boga hoy en día ya que el jengibre protege el revestimiento del estómago en lugar de dañarlo. En su calidad de modulador de la síntesis eicosanoide, el jengibre es muy útil para el sistema sanador.

Además, tonifica el sistema circulatorio y tiene efectos anticancerígenos al bloquear la tendencia de ciertos carcinógenos a producir mutaciones en el ADN.

Puedes tomar jengibre en forma de rizoma fresco (pelado, rayado y picado muy fino o aplastado para extraer su jugo) o en rodajas acarameladas (jengibre escarchado), como jarabes con miel o en extractos presentados en cápsulas. Al final de esta sección, te explicaré cómo preparar una infusión de raíz de jengibre fresco, una bebida deliciosa y saludable, y te daré unas cuantas de mis recetas favoritas que incluyen esta planta de fuerte aroma. A mí me encanta el jengibre escarchado, con el que satisfago mi gusto por los dulces y alegro mis papilas gustativas. Si te resulta demasiado picante tomado de esta manera, intenta mordisquear pedacitos pequeños con almendras crudas o frutas desecadas. Me gusta experimentar maneras de añadir jengibre a la dieta de forma regular ya que lo considero un tónico que sirve para todo.

Cuando el jengibre se seca, su química cambia; en concreto, los gingeroles, abundantes en el rizoma fresco, se convierten en shogaoles, más picantes. Estas dos clases de compuestos cuentan con propiedades diferentes: los shogaoles tienen efectos antiinflamatorios y analgésicos más potentes. Por lo tanto, podría ser conveniente emplear más de una forma de jengibre. En concreto, las personas que padecen artritis u otros trastornos inflamatorios podrían obtener un mayor beneficio tomando cápsulas de jengibre seco, en polvo, que se encuentran en las tiendas de productos dietéticos. Las cápsulas típicas contienen 500 mg de la especia, y la dosis normal es de 1 a 2 gramos al día. Empieza tomando una cápsula dos veces al día con las comidas. El jengibre no es tóxico, pero si lo tomas en polvo en ayunas, podrías tener ardor de estómago.

A continuación te ofrezco algunas recetas que incluyen jengibre:

Té de jengibre

PARA 1 PERSONA

Para poder hacerla, deberás pelar la raíz de jengibre y rallarla longitudinalmente por la parte ancha del rallador.

½ cucharadita de raíz de jengibre (ginger) *rallada.*
(ver nota de la cabecera)
½ cucharadita de miel o un producto similar

1. Si sólo quieres preparar una taza, pon el jengibre en agua hirviendo, tápalo y deja reposar durante 10–15 minutos.
2. Cuélalo, añade miel al gusto y tómalo caliente o helado.

También puedes comprar jarabe de jengibre elaborado con una base de miel en una tienda de dietética y añadirle agua fría o caliente para obtener una infusión instantánea y espumosa. O bien, preparar tu propio jarabe añadiendo una parte de jengibre rallado por cada tres partes de miel pura de aroma suave; métalo en el frigorífico.

Sopa de zanahoria con jengibre

PARA 6 PERSONAS

3 tazas de zanahorias
1 papa mediana
8 tazas de caldo de verduras (consulta las páginas 128–131)
1 cebolla mediana
2 cucharaditas de aceite de colza
3 cucharadas de raíz de jengibre fresco cortado muy fino
sal al gusto
unas gotas de jerez seco
un poco de nuez moscada
perejil fresco cortado o cilantro (opcional)

1. Pela y corta las zanahorias y las papas en rodajas y ponlas en una olla con el caldo vegetal.

2. Llévalo a ebullición, tápalo, baja el fuego y deja que hierva suavemente hasta que las verduras estén tiernas, de 30 a 45 minutos.

3. Mientras tanto, corta la cebolla.

4. Calienta el aceite de colza en una sartén, añade la cebolla y el jengibre y sofríelo, removiendo hasta que la cebolla esté trasparente. Retira del fuego.

5. Cuando las zanahorias y la papas estén tiernas, añade la cebolla y el jengibre, y cuécelo todo junto durante 5 minutos.

6. Para hacer la sopa utiliza un pasapurés o una batidora.

Añade sal al gusto y condiméntalo con el jerez y la nuez moscada. Sírvelo tal cual o aderezado con el perejil trinchado o el cilantro.

Ensalada china de judías verdes
PARA 4 A 6 PERSONAS

1 libra (½ kg) de judías verdes frescas, de cultivo orgánico
1 cucharada de raíz de jengibre fresca cortada muy fina

ADEREZO
4 cucharaditas de mostaza en polvo
1 cucharada de agua fría
2 cucharaditas de azúcar
2 cucharadas de salsa de soja baja en sodio
3 cucharadas de vinagre de arroz o de sidra
2 cucharadas de aceite de sésamo tostado

1. Monda y trincha las judías verdes transversalmente, en trozos de 1 pulgada (3 cm) de longitud aproximadamente. Ponlas en agua hirviendo y cuécelas a fuego fuerte alrededor de 5 minutos, hasta que queden tiernas y a la vez tersas.

2. Escúrrelas, pásalas por agua fría y vuelve a escurrirlas bien. Esparce el jengibre y el aderezo. Mezcla el aderezo antes de añadirlo a las judías.

Sofrito de brotes de judías
PARA 4 PERSONAS

1 libra (½ kg) de brotes frescos de judías
(si puede ser, variedad mung)
1 cucharada de aceite de colza
3 escalonias, partidas longitudinalmente
y cortadas en tiras de una pulgada (2 a 3 cm)
1 cucharada de jengibre fresco cortado muy fino
½ cucharadita de azúcar moreno claro
sal al gusto
Opcional: pimienta de Cayena molida, salsa de soja natural
o vinagre de arroz

1. Lava y seca los brotes.
2. Calienta el aceite de colza en un *wok* chino o en una sartén, añade las escalonias y el jengibre y sofríelo a fuego muy caliente durante unos segundos. Después añade los brotes y sofríelos durante un minuto. No los frías demasiado ya que, aunque quedarían crujientes, perderían su gusto a judía cruda.
3. Añade el azúcar moreno y sálalo a tu gusto. Mézclalo bien y sírvelo.

Opcional: añade una pizca de pimienta de Cayena molida o unas gotas de salsa de soja natural y vinagre de arroz.

Ensalada de frutas con jengibre escarchado
PARA 4 PERSONAS

3 tazas de fruta fresca troceada
3 rodajas de jengibre escarchado, desmenuzado fino
1 taza de jugo de naranja recién exprimida

1. Añade el jengibre escarchado a la fruta.

2. Vierte el jugo de naranja sobre la fruta mezclándolo bien y déjalo reposar durante 30 minutos antes de servirlo.

Peras con almendras al jengibre

PARA 10 PERSONAS

5 peras, maduras y tersas
3 tazas de sidra de manzana
2 cucharaditas de jengibre fresco cortado muy fino
sal al gusto
3 cucharadas de fécula de arrurruz
½ cucharadita de extracto puro de almendra

1. Pela las peras, córtalas longitudinalmente a cuartos y quítales el corazón. Haz lonchas muy finas y colócalas en una cacerola con la sidra y el jengibre. Añade una pizca de sal.

2. Llévalo a ebullición, reduce el calor y deja que hierva a fuego lento hasta que las peras queden tiernas, unos 15 minutos.

3. Disuelve la fécula de arrurruz en una taza con ⅓ de agua fría y añádela a las peras, removiendo hasta que la salsa quede espesa y sin grumos.

4. Retira del fuego y añádele el extracto de almendra. Sírvelas calientes o frías.

Suplementos

Todos necesitamos calcio para regular el funcionamiento de los nervios y los músculos y para desarrollar unos huesos fuertes. Puedes conseguir cantidades suficientes a partir de la dieta si comes muchas verduras cocinadas (de la familia de las coles), melaza, semillas de sésamo, brócoli y tofu enriquecido con calcio (no olvides leer las etiquetas de los paquetes), así como leche de soja enriquecida, jugo de naranja y, por supuesto, derivados lácteos.

Si te parece que no tomas suficientes alimentos de estos, recomiendo a las mujeres que añadan suplementos de calcio a diario, entre 500 y 700 miligramos en dosis repartidas con las comidas. Las mujeres preocupadas por la osteoporosis deberían ser conscientes de que el calcio suplementario por sí solo no corregirá el problema, que tiene que ver con la herencia, el estilo de vida y la dieta, y se ve acelerado por los cambios hormonales que acompañan a la menopausia. No cabe duda de que los ejercicios de resistencia como caminar, correr, bailar y el aerobic, y los ejercicios de levantar peso deberían formar parte de un programa de prevención para la salud ósea. Puesto que las dietas ricas en proteína pueden hacer que los huesos pierdan calcio, mantén una ingesta diaria moderada. Evita también los refrescos, tomar cafeína en exceso y fumar, todo lo cual provoca pérdida de calcio a través de la orina. Los hombres no deberían tomar más de 500 miligramos al día de fuentes de calcio de todo tipo. (Algunos estudios han sugerido una conexión entre el consumo excesivo de calcio y el cáncer de próstata en los hombres.)

Una ingesta adecuada de calcio, junto con magnesio y potasio, sirve para controlar la presión sanguínea, pues ayuda a regular la cantidad de sodio que retiene tu cuerpo. La mayoría de nosotros obtenemos todo el potasio que necesitamos de la fruta fresca (como las bananas y los tomates) y de las verduras. No recomiendo tomar suplementos de potasio a menos que un médico los recete. Tomar demasiado calcio (tres o cuatro veces la dosis normal) puede suscitar efectos secundarios tales como estreñimiento, sequedad bucal, dolor de cabeza, más sed de la habitual, falta de apetito, un sabor metálico en la boca y fatiga.

De los muchos suplementos de calcio disponibles, recomiendo el citrato de calcio ya que se asimila más fácilmente que otras formas, sobre todo en personas mayores con menos ácido en el estómago. El carbonato de calcio es más común y menos caro pero no siempre se absorbe tan bien. Es correcto emplear suplementos de calcio que contengan vitamina D. De hecho, recomiendo tomar 1.000 UI de vitamina D al día para garantizar una adecuada absorción y uso del calcio (y también para reducir los riesgos de cáncer). Además de los suplementos de calcio, asegúrate de tomar magnesio en una dosis que sea la mitad de la de calcio para evitar el estreñimiento. Sugiero tomar gluconato de magnesio, glicinato, citrato o quelato ya que, igual que antes, éstos son los que el cuerpo absorbe mejor.

Mental/Espiritual

A continuación, te explico un nuevo ejercicio de respiración para esta semana, que también proviene de la tradición yóguica. Es estimulante más que relajador, así que puedes usarlo para espabilarte cuando te sientas amodorrado o mentalmente espeso.

1. Siéntate cómodamente con la espalda recta, los ojos cerrados y la lengua en posición yóguica, como te enseñé en el ejercicio de Respiración Relajadora de la semana pasada. Mantén la lengua ahí durante todo el ejercicio.

2. Aspira y espira por la nariz, con la boca ligeramente cerrada. La inhalación y la exhalación deberían ser igual de breves y tendrías que sentir el esfuerzo muscular en la base del cuello, justo por encima de la clavícula, y en el diafragma. (Pon las manos sobre estos puntos para notar el movimiento.) La acción del pecho debería ser rápida y mecánica, como un fuelle que da aire; de hecho, el nombre en sánscrito para este ejercicio significa «respiración de fuelle». La respiración debería ser audible durante la inhalación y durante la exhalación, y a un ritmo de tres ciclos por segundo si eres capaz de hacerlo sin esfuerzo.

La primera vez que intentes realizar este ejercicio, hazlo únicamente durante quince segundos, luego respira con normalidad. En la siguiente, aumenta la duración en cinco segundos, y así sucesivamente hasta que llegues al minuto completo. Es un ejercicio real, por lo que puedes sentir fatiga en los músculos que uses. (Por supuesto, se fortalecerán con la práctica.) También empezarás a sentir algo más: un movimiento sutil, pero definido, de energía a través de todo el cuerpo al volver a la respiración normal. Yo lo siento como una vibración o cosquilleo, especialmente en los brazos, unido a un estado más despierto y a la desaparición de la fatiga. No se trata de una función de hiperventilación (que produce cambios fisiológicos como resultado de soplar el exceso de dióxido de carbono) sino que es una forma de activar el sistema nervioso central. Una vez que seas capaz de practicar durante un minuto la respiración de fuelle, intenta usarla para sustituir la cafeína como estimulante de la tarde. Me resulta especialmente útil cuando empiezo a adormitarme mientras conduzco. También puedes emplearla para calentarte si sientes frío. Cuanto más la uses, más consciente serás de la energía que crea.

Y con ésta se completa la serie de cinco técnicas de respiración componentes esenciales de este Programa de Ocho Semanas. Permíteme repasarlas y sugerirte cómo usarlas en tu rutina diaria a partir de ahora.

La Observación de la Respiración, que aprendiste en la primera semana, es un ejercicio meditativo que te ayudará a relajarte y que te será de gran provecho si te habitúas a practicarlo con regularidad. Te pedí que lo practicaras durante cinco minutos al día, pero ahora te animo a que lo extiendas tanto como quieras. En mi caso, me he dado cuenta de que si no lo practico por la mañana, antes de verme envuelto en las actividades del día, tiendo a dejar de hacerlo; por la noche, normalmente estoy demasiado cansado así que te recomiendo dedicar cinco minutos por la mañana. Al finalizar el programa, si aumentas el tiempo, ya experimentarás maneras de adaptarlo a tus horarios.

El ejercicio mental de Inversión de la Inspiración y la Espiración que aprendiste la segunda semana te ayudará a desarrollar tu capacidad para respirar y, por consiguiente, a mejorar tu salud en general. Te he pedido que lo practiques durante un minuto al día, pero también puedes hacerlo cada vez que te acuerdes, cada vez que tengas un momento. Una posibilidad es añadirlo a los cinco minutos de la Observación de la Respiración.

El juego imaginativo que yo llamo «Déjate aspirar», y que te enseñé en la tercera semana para que lo hicieras una vez al día durante diez ciclos de respiración, se puede practicar también en cualquier lugar y en cualquier momento, aunque tal vez te resulte más fácil hacerlo acostado, cuando te metes en la cama por la noche o cuando te despiertas por la mañana.

La Respiración Relajadora formal que aprendiste la semana pasada requiere como mínimo dos sesiones al día de cuatro ciclos de respiración cada una. Cuando acabes el programa te pediré que lo amplíes a sesiones de ocho ciclos dos veces al día. Por supuesto, también puedes hacer este ejercicio en cualquier momento en que te sientas inquieto, enfadado o notes algún malestar físico, pero dos sesiones son obligatorias. A mí me gusta hacer una por la mañana antes de meditar ya que me introduce en el estado de meditación de forma natural. La otra la realizo por la noche, justo antes de quedarme dormido.

Por último, la Respiración Estimulante que acabas de aprender es adecuada para usarla en cualquier momento, una vez que consigas mantenerla durante un minuto entero. Como te he dicho, es muy práctica para despertarte si te sientes amodorrado u ofuscado mentalmente, pero quiero que la practiques por lo menos una vez al día, pase lo que pase. Encuentro que la mejor hora es justo antes de la Respiración Relajadora ya que refuerza el estado meditativo; por eso yo lo incorporo al ritual de la mañana.

A continuación, te ofrezco una lista con el orden posible en que puedes distribuir los cinco ejercicios respiratorios de este programa:

Mañana:
Respiración Estimulante, inmediatamente seguida de la
Respiración Relajadora, inmediatamente seguida de la
Observación de la Respiración (mínimo cinco minutos),
inmediatamente seguida de la
Inversión de la Inspiración y la Espiración

Al irte a dormir:
Déjate aspirar (diez respiraciones), y a continuación
Respiración Relajadora

Todo este plan requiere menos de diez minutos y puede suponerte importantes mejoras para la salud. Creo que disfrutarás con ello y que notarás con agrado que te entra sueño después de la sesión de la noche. Recuerda que las ventajas de los ejercicios respiratorios dependen de la práctica diaria y que evolucionan de manera gradual y acumulativa.

Además de las recomendaciones habituales de traer flores a casa, te he pedido que pienses en una pieza musical que te parezca inspirativa y edificante y que la escuches. La música tiene un poder especial para influir en la conciencia. A menudo es la banda sonora de una película de terror, más que las imágenes que aparecen en pantalla, lo que pone los pelos de punta y le produce escalofríos a la gente. Muchas culturas de todo el mundo reconocen este poder de la música. Algunas lo prohíben (los fundamentalistas islámicos) y otras lo emplean en rituales concebidos para alterar la conciencia (practicantes de vudú). El instrumento esencial del chamán es un tambor; a través de determinados ritmos, puede abandonar el cuerpo físico y viajar al reino del espíritu. En una ocasión tuve el placer de escuchar un gran conjunto de gamelán tocar en el Field Museum de Chicago. El gamelán es la música tradicional de Bali, interpretada con una variedad de gongs e instrumentos de percusión. La pieza que yo escuché —y sentí— aquella noche era una composición tradicional empleada para excitar a los guerreros antes de la batalla. Cuando finalizó, sentía fuertes oleadas de adrenalina por todo el cuerpo y estaba a punto de destrozar algo. En la religión africana, la percusión es un arte sumamente desarrollado, capaz de inducir cambios espectaculares en la conciencia, incluida la excitación sexual, el trance, la posesión espiritual, e incluso la total pérdida de conciencia.

Uno de los objetivos más elevados de la música es evocar la energía espiritual y ponernos en contacto con el ser superior. No me atrevo a recomendarte composiciones musicales concretas, ni siquiera estilos de música, ya que las preferencias musicales están fuertemente condicionadas y son una cuestión de gusto personal. Al igual que con la comida, lo que a una persona la vuelve loca a otra le resulta insoportable. El «Aleluya» de Handel me gusta sin reservas, pero también «Lookin' Out My Back Door» de Creedence Clearwater Revival. Si la llave musical para conectar con tu ser superior es «Home on the Range» o «El himno de infantería de marina», es cosa tuya. Proponte en serio a escucharlo esta semana y, si tienes ganas, prepara una lista de otras composiciones musicales que también te levanten el ánimo. Intenta incorporar experiencias de este tipo a tu vida con cierta regularidad, mientras dure este programa, y también una vez que lo hayas concluido.

Opcional

Si te sientes capaz de experimentar, me gustaría que intentaras realizar un día de «ayuno sólo con fruta» esta semana. Lo escribo entre comillas porque ayuno significa propiamente no tomar nada aparte de agua u otros líquidos no calóricos. Comer sólo fruta durante un día es en realidad un régimen restringido más que un ayuno, pero es una manera sencilla de limitar lo que comes como manera de influir en todo tu ser, cuerpo, mente y espíritu.

En muchas culturas, el ayuno forma parte del ritual religioso: piensa en las prohibiciones de la Cuaresma de los católicos romanos, en el ayuno del Yom Kippur de los judíos, y en el mes completo de abstinencia de comida a lo largo del día que practican los musulmanes durante el Ramadán. El ayuno también es una tradición oriental. Buda lo practicó antes de centrarse en la meditación como el camino para la iluminación, y los ascetas indios lo emplean de forma habitual hoy en día como ayuda para desarrollar la conciencia de Dios.

El ayuno también tiene sus entusiastas entre la gente interesada en mejorar la salud, gente que posiblemente no es religiosa en absoluto. De hecho, puede ser una técnica eficaz que responde a un hecho básico de la fisiología. Los órganos digestivos son los más grandes y voluminosos del cuerpo y su funcionamiento rutinario consume grandes cantidades de energía. El simple acto de no comer, o de comer sólo alimentos simples, libera gran parte de esa energía para que el cuerpo la emplee en su curación. Los animales tienden a dejar de comer de manera natural al primer indicio de enfermedad, y los humanos que hacen lo mismo aseguran en muchos casos que el proceso de la enfermedad es más breve de lo esperado.

Como disciplina puramente psicológica sin connotaciones religiosas, el ayuno puede proporcionar cierto discernimiento en el funcionamiento de la mente. Mucha gente come para satisfacer necesidades emocionales así como para nutrir sus cuerpos. La gente generalmente come para aquietar la ansiedad, para intentar llenar el vacío interior que resulta de la falta de amor y de contacto con otros y para anestesiarse contra el dolor emocional. Algunos emplean su relación con la comida y el acto de comer como una manera de llenar el tiempo y distraerse. Es interesante observar lo que sucede cuando cierras herméticamente esa vía de escape, cuando le niegas a la mente una fuente de alivio con la que estás familiarizado. Como mínimo, te llevará a sentir más aprecio por la comida y te animará a comer con más cuidado.

En esta segunda mitad del Programa de Ocho Semanas, te

facilitaré algunas opciones para que experimentes con la restricción dietética y el ayuno. Aunque sólo lo intentes con el humilde propósito de darle un descanso a tu sistema digestivo, creo que la experiencia la encontrarás útil. Esta semana, si quieres, puedes empezar con un ayuno en el que sólo comas fruta. Un día, no comas otra cosa y bebe todo el agua e infusiones que te apetezca. La fruta no sobrecarga tu sistema digestivo ya que básicamente proporciona azúcares naturales que se descomponen y se asimilan con facilidad. También te facilita vitaminas, minerales y fibra: todo cosas buenas. No obstante, si intentas perder peso, tendrías que mantenerte alejado de las frutas con elevado contenido glicémico que se transforma con rapidez en azúcar en la sangre. Sobre todo son frutas tropicales como la piña, la banana, el mango y la papaya. En su lugar, selecciona bayas de cualquier tipo, manzanas, peras, naranjas, melocotones y ciruelas. No olvides elegir variedades orgánicas siempre que sea posible. Cuando te metas en la cama esa noche, fíjate en cómo te sientes. ¿Tienes hambre? ¿Echas algo de menos? ¿Te sientes virtuoso? ¿Más ligero? Advierte cualquier efecto que se haya producido sobre tu energía y noción de bienestar. Si este experimento te sienta bien, quizá te apetezca repetirlo con cierta regularidad, como antídoto a una alimentación pesada y descuidada.

Relato de una curación:
El poder del jengibre

Conozco a Caron Smith desde mi época de estudiante en la facultad de medicina. Se casó con uno de mis compañeros de habitación y desde entonces somos amigos. Caron es licenciada en Arqueología y Arte Chino, enseña estas materias en el Centro Bard de Estudios de Postgrado en Artes Decorativas, ha formado parte del personal del Metropolitan Museum of Art y, ahora, con sesenta y tres años, es directora adjunta y principal comisaria del Rubin Museum of Art de Nueva York. Tal vez la atracción que siente por la cultura china sea la responsable en parte de que se muestre tan receptiva a los efectos terapéuticos del jengibre. Esto es lo que me ha contado:

> Hace dieciocho años, creo que en 1988, empecé a sentir cierta rigidez en las manos, especialmente por la mañana. No experimentaba ningún tipo de parálisis, simplemente las notaba rígidas y algo doloridas, lo cual era bastante molesto. Las hermanas de mi madre habían padecido todas osteoartritis, y eso no dejaba de inquietarme. Cuando me enteré por ti del efecto antiinflamatorio del jengibre, decidí hacer la prueba. Empecé con tres cápsulas de jengibre en polvo (550 milígramos cada una) por la mañana. Al cabo de tres meses, los síntomas que sentía empezaron a remitir.

Durante ese tiempo también había tenido molestias gástricas que creo que se debían primordialmente a la irregularidad de mis hábitos alimenticios y tal vez también a que bebía mucho café. Al empezar a tomar jengibre con regularidad, estos síntomas también se mitigaron. Pero si dejaba de hacerlo, a los tres o cuatro días notaba que volvía a sentir tanto la rigidez de las manos como las molestias gástricas. En una ocasión se me acabó el jengibre y, como estaba muy ocupada, no compré más en un mes. La diferencia fue notable, así que decidí adoptar el jengibre como parte de mi régimen diario y empecé a considerarlo una fuente de alivio.

Como jengibre siempre que puedo (especialmente jengibre en salmuera con comida japonesa) y se lo recomiendo a todo el mundo. Recuerdo haber leído que Confucio lo tomaba con todas las comidas. Es el remedio más fácil de usar del mundo, y no tiene efectos secundarios. Es penetrante y su flor embriagadora. Si tuviera una hija, creo que la llamaría Ginger.

10
Sexta semana

Tareas

- Consulta la información sobre tónicos que aparece en el comentario de la página siguiente. Elige el más apropiado para ti y averigua dónde comprarlo.
- Esta semana acude dos días a una sauna o a un local donde puedas tomar un baño de vapor.

Dieta

- Continúa comiendo pescado dos días a la semana y alimentos de soja otros dos.
- Continúa comiendo brócoli al menos dos veces por semana.
- Añade algunas verduras cocinadas a tu dieta de esta semana: col, acelga, remolacha o espinacas, por ejemplo. Las recetas las encontrarás a partir de la página 207.

Ejercicio

- Esta semana aumenta a 35 minutos tu caminata aeróbica, cinco días.

Mental/Espiritual

- Amplía tus ayunos de noticias a cuatro días.
- Visita un museo de arte o intenta contemplar obras de arte, escultura o arquitectura que encuentres bellas o inspiradoras.
- Practica cada día todos los ejercicios de respiración.

Opcional

- Prueba a hacer esta semana un día de ayuno ingiriendo sólo jugos: todos los jugos de frutas y verduras que quieras beber, además de agua e infusiones de hierbas. Toma vitamina C, pero ese día sáltate los suplementos.

COMENTARIO

Tarea

Esta semana tu tarea será informarte sobre los tónicos y empezar a pensar en usar alguno.

La palabra *tónico* deriva de la voz griega que significa «estirar, tensar». Mi definición de un tónico en el sentido médico es cualquier sustancia natural, no tóxica, que aumente la capacidad de estirar o tonificar el cuerpo cuando se usa de forma regular a largo plazo. Los atletas y fanáticos de la forma física están muy familiarizados con el tono muscular, pero la mayoría no extienden el concepto de tonificación a los órganos internos y funciones corporales. Un problema de nuestra cultura en relación a este tema es que la idea general de tónico para la salud no goza en general de excesiva fama, debido en gran parte a las imágenes de vendedores de específicos del pasado y al rechazo por parte de las instituciones médicas y científicas hacia esta clase de remedios. No obstante, en las tradiciones etnomédicas de todo el mundo, los pueblos reverencian las plantas tónicas y a menudo pagan por ellas más que por cualquier otro tipo de medicina.

Los médicos convencionales muestran recelo ante todos los tratamientos con efectos generales. A los doctores de hoy en día y a las empresas farmacéuticas les gustan las medicinas con acción altamente específica: las píldoras mágicas. Así, cuando una droga empieza a tener efectos muy generales para dolencias muy diferentes, a nuestros científicos deja de interesarles, ya que creen que la acción general indica ausencia de un mecanismo farmacológico específico. Atribuyen cualquier beneficio observado al terreno dudoso de las respuestas placebo y a factores ajenos a la ciencia. Me gustaría destacar aquí que en la medicina tradicional china, que agrupa las medicinas en tres categorías —superior, mediana e inferior— las inferiores son las que tienen efectos específicos sobre enfermedades específicas. Para la mente médica china, el ideal más elevado de un remedio es que funcione con todo, es decir, que sea una panacea. Y en esta categoría superior es en la que se clasifican los grandes tónicos de la medicina china: el ginsén, por ejemplo, y el hongo que crece en los árboles conocido como ling chih (más conocido por su nombre japonés, reishi).

Ahora, permíteme que te cuente algo sobre la larga historia del ginsén para ilustrar el efecto que tienen las ideas restrictivas sobre la investigación y el ejercicio de la medicina. El ginsén se obtiene de la raíz de varias especies de plantas de crecimiento lento que se dan en zonas boscosas. No obstante, casi todo el ginsén que se comercializa se elabora a partir de dos especies: el *Panax ginseng,* propio del este de Asia y denominado ginsén asiático, y el *Panax quinquefolius,* propio del este de Norteamérica, conocido como ginsén americano. Por cierto, el género *Panax* toma su nombre de Panacea, una diosa menor griega de la curación, cuyo nombre significa «curalotodo», el mismo que los doctores chinos le dieron a la planta, ya que creían que su raíz era beneficiosa para todo.

Cuando los occidentales llegaron por primera vez a la Corte Imperial de Pekín en el siglo XVI, el ginsén asiático ya alcanzaba precios extravagantes. Ahora bien, en aquella época la demanda de este remedio universal superaba la oferta, razón por la cual los chinos andaban en busca de nuevas fuentes para obtener la planta. En este contexto llegaron los primeros occidentales, los jesuitas españoles, y los burócratas imperiales no tardaron en reconocer la utilidad de esta orden. Se trataba de una red mundial de hombres sumamente educados que mantenían comunicación entre ellos. Los chinos les facilitaron muestras de ginsén con la petición de que las enviaran a todos sus puestos de avanzada para intentar encontrar nuevas fuentes. De este modo, en algún momento del siglo XVII, algunas de estas muestras alcanzaron una misión jesuita en Quebec donde, de hecho, en los bosques crecían plantas similares. Se trataba del ginsén americano, una planta que los nativos americanos no usaban extensivamente y que era abundante en todo el este de Norteamérica. Cuando llegaron muestras de ella a Pekín, se oyó la orden: desde la Ciudad Prohibida «que manden todo lo que puedan».

Y así fue como se inició la comercialización del ginsén americano para venderlo en un mercado chino cada vez más exigente. La cosecha de las raíces alcanzó tal nivel que un siglo más tarde el ginsén se extinguió en la zona oriental de Canadá, por lo que el comercio se extendió hacia el sur, a Nueva Inglaterra y a Nueva York, y más tarde hacia el oeste con los colonos de las nuevas tierras. Muchos pioneros se ganaban la vida recogiendo ginsén o «seng», como lo llamaban; Daniel Boone, por ejemplo, vivió de ello. Pronto, los bosques de ginsén silvestre de Nueva Inglaterra y Nueva York sufrieron el mismo destino que los de Canadá, y las poblaciones más occidentales se vieron entonces amenazadas por una recolección excesiva.

Ahora son muchos los chinos que prefieren el ginsén americano que sus propias especies. Un médico occidental probablemente diría que seguramente los placebos eran más verdes al otro lado del océano, pero de hecho las dos especies tienen propiedades diferentes: el *P. ginseng* es más estimulante, y el *P. quinquefolius* más potente como «adaptógeno», un término acuñado por un científico ruso para designar la capacidad de conferir resistencia a todo tipo de estrés. En cambio nosotros los estadounidenses, durante siglos consentimos que la producción de esta planta valiosa y beneficiosa se cosechara casi hasta su extinción, sin prestarle el menor interés científico, una situación que sólo cambió cuando los consumidores empezaron a oír hablar de ella y a comprarla. A lo largo de los siglos XVIII y XIX y durante la mayor parte del XX, los farmacéuticos y médicos americanos desdeñaron el ginsén y para las personas que lo conocían sólo era una planta extraña por la que gentes de tierras lejanas pagaban buenas cantidades de dinero. El principal obstáculo para que la planta se tomara en serio en Estados Unidos como medicamento natural fue que se reivindicara como un «cúralo-todo», lo que hizo que nuestros científicos pensaran de inmediato que no servía para nada; todo lo contrario a una píldora mágica.

Ahora sabemos que el ginsén está lleno de compuestos biológicamente activos (ginsenósidos) que actúan sobre el eje pituitaria-adrenales. Esta influencia hormonal ciertamente podría explicar muchos de los efectos atribuidos a la raíz: su efecto positivo sobre el metabolismo de la piel, músculo y hueso, por ejemplo; su tendencia a aportar más energía, más vigor sexual y más resistencia. En la medicina china, se cree que los tónicos trabajan sobre la esfera defensiva del funcionamiento del cuerpo humano; cualquier cosa que incremente la resistencia natural produciría, por supuesto, efectos generales y parecería una panacea. En mi opinión, los tónicos afectan directamente al sistema curativo, no sólo aumentando la capacidad defensiva sino también elevando la capacidad del cuerpo para repararse a sí mismo, reemplazando la estructura dañada y regenerando la nueva. Espero que por fin nuestros científicos estén empezando a tomarse en serio esta importante categoría de medicinas naturales.

Ya te he animado a familiarizarte con dos hierbas tónicas conocidas: el jengibre y el ajo, que deberían aparecer con regularidad en tu mesa en cuanto inicies la sexta semana del programa. El té verde, introducido en la segunda semana, es otra planta que espero que hayas probado. Ahora me gustaría revisar para ti otros productos naturales que deberías tener en cuenta. Antes de completar este programa, quiero que selecciones uno o dos con los que experimentar. Para probar en serio un tónico, deberías tomarlo a diario como mínimo durante dos meses. En algunos casos el efecto será imperceptible, pero sabrás que estás reduciendo ciertos riesgos para la salud; en otros, el efecto será obvio, como sentir más energía.

A modo de introducción de estos productos, permíteme que te hable un poco sobre uno promovido actualmente por la profesión médica y que no se reconoce como tónico: la aspirina. La aspirina es un derivado semisintético de la corteza del sauce blanco, lo cual quiere decir que los químicos, hace un siglo, la crearon introduciendo un pequeño cambio químico en el ácido salicílico, un constituyente natural del sauce (*Salix*). La infusión de corteza de sauce era y es un remedio casero para reducir la fiebre y el dolor entre los indígenas norteamericanos y los europeos. Sin embargo, su efecto es débil y, por otro lado, el ácido salicílico purificado, el componente activo, es demasiado irritante para el estómago. El ácido acetilsalicílico —la aspirina—

es más potente y menos irritante. Sus tres acciones clásicas —antipirético (reducción de la fiebre), analgésico (alivio del dolor) y antiinflamatorio— lo han convertido en uno de los remedios más ampliamente utilizados en el mundo.

He oído decir a algunos farmacéuticos que si la aspirina fuera un medicamento nuevo, recién inventado, tendría pocas posibilidades de pasar los controles de la FDA (Food and Drug Administration; Dirección para la Alimentación y Fármacos), ya que sus acciones son sumamente generales y su toxicidad, en caso de sobredosis, bastante grande. Pero, como ya he dicho, la acción general es una gran ventaja desde mi punto de vista y convierte la aspirina en candidata a ser admitida en la categoría superior de medicinas; y además, son pocas las drogas que tienen un récord de seguridad tan notable, teniendo en cuenta cuánta gente la ha tomado y con qué frecuencia desde su invención.

Los investigadores no dejan de descubrir nuevos efectos de la aspirina que llevan a los doctores a recomendársela a todo el mundo, y no sólo para calmar la fiebre, el dolor de cabeza y la artritis. Se sabe que impide que las plaquetas se agrupen, lo cual reduce el riesgo de que se formen coágulos en la sangre y, en consecuencia, el peligro de tener un ataque cardíaco o una apoplejía. También reduce el riesgo de contraer cáncer de colon, de esófago (uno de los peores por su malignidad, con un pronóstico dramático pese a su tratamiento) y de pulmón, así como de la enfermedad de Alzheimer. ¿Cómo consigue todos estos milagros? No se sabe con certeza. Funciona sobre el sistema de hormonas prostaglandinas, que ya he descrito (consulta la página 48), y a través de él puede tener una profunda influencia sobre el crecimiento y la diferenciación celulares en todo el cuerpo. Es más, las dosis inferiores de aspirina tal vez funcionen mejor como tónico y medida preventiva que las altas, lo cual pone en tela de juicio la teoría de que cuanto más de algo bueno mejor. Una aspirina normal contiene 5 granos —es decir, 325 mg— de ácido acetilsalicílico. El máximo beneficio tónico puede darse con tan sólo 80 mg al día. (Yo tomo en la actualidad 162 mg —es decir, dos comprimidos de dosis baja, o la mitad de un comprimido normal—, y lo tomo con las comidas para ahorrarle irritaciones innecesarias a mi estómago.) A muchos de mis pacientes y amigos les recomiendo un régimen de dosis bajas y me gustaría que tú también te decidieras a usarla, especialmente si estás dentro de los factores de riesgo de contraer cualquiera de las enfermedades enumeradas más arriba.

También les pido a mis colegas que empiecen a pensar en la aspirina como en un verdadero tónico pese a no ser completamente natural ni carecer de toxicidad. Esto deja bastante claro que estoy del todo dispuesto a usar medicamentos de la manera apropiada. Además, si los médicos empiezan a ver uno de sus remedios más familiares desde esta nueva perspectiva, quizá les resulte más fácil apreciar la naturaleza tónica de otros más exóticos.

A continuación, te hablaré de otros diez tónicos que deberías tener en cuenta:

RAÍZ ÁRTICA

Conocida también como raíz rosa o raíz dorada, es la parte enterrada de la *Rhodiola rosea,* que es originaria de las latitudes altas del hemisferio norte. Pariente de la crásula mayor y la planta jade, es una planta perenne con una ancha raíz fragante cuando está recién cortada. En Escandinavia, Siberia, Mongolia y China, entre otros lugares, los pueblos tradicionales tienen en gran estima esta planta como remedio para potenciar la fuerza física y la resistencia, para tratar enfermedades crónicas, incrementar la fertilidad y garantizar el nacimiento de niños saludables.

En épocas modernas, científicos rusos han confirmado la

identidad botánica de la planta de la raíz dorada, han estudiado su química e investigado sus propiedades tanto en animales como humanos. Las investigaciones más recientes se están llevando a cabo en Suecia. La raíz de *Rhodiola rosea* contiene un grupo de compuestos distinguibles llamado rosavins que son responsables al menos en parte de las destacables propiedades de la planta. Pueden combatir la fatiga, el estrés y el cáncer, funcionan como antioxidantes, potencian el sistema inmune, y pueden ser un estimulante sexual. Además, la raíz ártica potencia la actividad de unos cuantos neurotransmisores del cerebro, lo cual puede explicar su reputación como estimuladores de la claridad y cognición mentales. También puede mejorar el ánimo y la memoria y reducir el riesgo de pérdida de memoria relacionada con la edad. Su toxicidad es baja. Busca los productos que mantengan como estándar un 3 por ciento de rosavin y un 1 por ciento de salidroside, y sigue las dosis recomendadas en la etiqueta.

ASHWAGANDA

Ashwaganda es un remedio herbolario de la tradición ayurvédica de India, la raíz de una planta (*Withania somnifera*) de la familia de la belladona. El nombre botánico de esta especie significa «producir sueño», lo que sugiere que la planta es sedante, pero en la medicina ayurvédica se la valora como un tónico general, renovador de la potencia sexual masculina, propiedades similares a los del ginsén asiático. El ashwaganda es menos conocido en Occidente que el ginsén y también es mucho menos caro.

Los recientes trabajos de investigación con animales demuestran que los efectos del ashwaganda para protegerse del estrés son comparables a los del ginsén; algunos pocos informes clínicos que he revisado me hacen pensar que el potencial terapéutico de esta planta es muy importante. (Consulta la página 214 para constatar un ejemplo impresionante.) Por supuesto, hace falta realizar ensayos clínicos serios, pero, entretanto, lo cierto es que el ashwaganda no es tóxico, es asequible y no tan difícil de encontrar. En las tiendas de dietética encontrarás cápsulas y extractos, a menudo en las secciones herbolarias ayurvédicas que empiezan a proliferar en estos establecimientos a medida que esta medicina tradicional hace incursiones en nuestro mercado. Sigue las recomendaciones de dosificación de la etiqueta y prueba a tomarlo al menos durante dos meses.

ASTRÁGALO

El astrágalo es un género amplio de las leguminosas, de las cuales algunas especies son tóxicas para el ganado (como la hierba loca del suroeste de Estados Unidos, por ejemplo). Pero las toxinas sólo se encuentran en las partes que quedan por encima del suelo, y el tónico se extrae de la raíz de la especie china no tóxica, *A. membranaceus*. Se trata de una hierba perenne de raíces largas y fibrosas, autóctona del norte de China y Tibet, y se vende tanto en forma silvestre como cultivada (en los granos; no en la larva). En las farmacias chinas se venden en paquetes de rodajas delgadas, parecidas a las paletas de madera que se usan para bajar la lengua, y con un sabor dulce, tanto las versiones silvestres como las cultivadas. Estas rodajas se añaden a las sopas medicinales, de las que se sacan antes de servirlas porque son demasiado duras para poderlas masticar. Los herbolarios chinos también venden muchos preparados de astrágalo, solos o combinados con otras hierbas, como remedios muy populares para la prevención y tratamiento de resfriados y gripes. Encontrarás productos similares en las herboristerías de aquí.

Los médicos chinos tradicionales consideran el astrágalo un auténtico tónico para fortalecer a los pacientes debilitados y aumentar la resistencia a las enfermedades en general. En la medicina china contemporánea, es uno de los principales componentes de la terapia fu zheng, que utiliza una combinación de hierbas para restablecer la función inmunitaria de los pacientes afectados de cáncer y que han sido sometidos a tratamientos de quimio y radioterapia. Los trabajos de investigación realizados en China han demostrado un índice más elevado de supervivencia entre los pacientes que reciben la terapia herbolaria junto con los tratamientos occidentales, así como una mayor protección frente a los efectos inmunodepresores de estos últimos. Yo, normalmente, a los pacientes de cáncer les recomiendo tomar astrágalo, ya que no interferirá con las terapias convencionales que les estén administrando. Los estudios realizados en Occidente confirman que el astrágalo mejora la función inmunitaria al aumentar la actividad de varias clases de glóbulos blancos y reforzar la producción de anticuerpos e interferón, el propio agente antivírico del cuerpo.

Si notas que te falta energía y vitalidad, que tienes el sistema inmunitario debilitado y que te resfrías a menudo, considera la posibilidad de empezar a tomar astrágalo. Sigue la dosis que se especifica en la etiqueta.

CÓRDICEPS

Conocido en China como el «hongo de la oruga», el *Cordyceps sinensis* es un hongo peculiar parásito de los cuerpos de ciertas larvas de mariposa. El organismo del hongo, en forma de finos hilillos, penetra en la larva viva y finalmente la mata y momifica. Entonces yergue su cuerpo frutoso, que es un delgado tallo con uno de sus extremos hinchado por donde libera las esporas. El córdiceps se encuentra en las regiones montañosas de China y del Tíbet; en la actualidad debido a la gran demanda que hay de él, también se cultiva. Es un tónico de gran eficacia y tiene fama de renovar la energía física y mental, la potencia sexual y de otorgar una larga longevidad. También se ha merecido una reputación especial por mejorar el rendimiento atlético, al aumentar quizá el rendimiento cardíaco; he consultado varios informes de atletas que aseguran que el córdiceps les ha ayudado a mejorar sus tiempos en las carreras. En China se lo considera un remedio inofensivo y suave, útil tanto para hombres como para mujeres de cualquier edad y estado de salud, incluso para los más enfermizos.

La población china compra los córdiceps enteros secos (incluidas las larvas momificadas y los cuerpos frutosos fungales) para añadirlos a las sopas y estofados, por ejemplo, de pato o de pollo, y crear así alimentos medicinales. Tú puedes hacer lo mismo (consulta el apéndice para saber dónde conseguir córdiceps), o bien compra córdiceps en polvo para preparar infusiones, en forma de extractos líquidos que tal vez incluyan otras hierbas chinas, o en cápsulas. Si quieres suprimir los síntomas de debilidad general, tómalo una vez al día, siguiendo las dosis recomendadas en el paquete. Pero si lo único que deseas es mantenerte saludable, tómalo una o dos veces por semana.

DONG QUAI

La raíz de la *Angelica sinensis,* planta de la familia de las zanahorias, es conocida en la medicina tradicional china como tónico fortalecedor de la sangre, que además mejora la circulación. Sin embargo, en el siglo pasado los occidentales descubrieron su utilidad para las mujeres. Muchos herbolarios y naturópatas y algunos médicos la recetan en la actualidad para curar trastornos del sistema reproductor femenino, sobre todo cuando aparecen menstruaciones irregulares o difíciles. Los médicos chinos reconocen su utilidad para tonificar el útero y equilibrar la química hormonal femenina, pero según ellos es beneficioso para ambos sexos y a menudo lo incluyen en fórmulas tónicas para hombres, combinado con ginsén. En los hombres se supone que fortalece los músculos y la sangre.

El dong quai no es tóxico y su eficacia está demostrada. Con frecuencia se lo he recomendado a mujeres con problemas menstruales o síntomas menopáusicos y también a las que se sienten sin energía, obteniendo siempre buenos resultados. Puedes encontrarlo fácilmente en las tiendas de dietética en forma de extractos o cápsulas. Si quieres experimentar con este tónico, prueba a tomar dos cápsulas de la raíz dos veces al día, o una medida de cuentagotas de la tintura disuelta en un poco de agua dos veces al día.

GINSÉN

Puesto que ya he escrito ampliamente sobre el ginsén, sólo te daré algún consejo práctico. En el mercado se encuentran muchas formas de ginsén, desde raíces secas a licores, vinos, infusiones y caramelos y una gran variedad de extractos líquidos y sólidos. Debo advertirte que algunos de estos productos contienen poco o nada de ginsén. Siempre que una planta medicinal es escasa, cara y su demanda elevada, aparecen productos adulterados o de imitación. El *Panax* (tanto la especie asiática como la americana) debe sus efectos beneficiosos a un insólito grupo de compuestos, los ginsenósidos, que no se encuentran en ningún otro género. Si los productos del ginsén son auténticos, contienen ginsenósidos, cuantos más mejor, de modo que, a menos que compres las raíces enteras (que son inconfundibles una vez que las has visto), acepta sólo productos cuyo contenido en ginsenósidos esté regulado.

El ginsén por lo general es inofensivo, aunque la variedad asiática *puede elevar en algunas personas la presión arterial y provocar irritabilidad e insomnio.* Si experimentas estos efectos secundarios reduce la dosis o cambia al ginsén americano, lo que en ocasiones es mejor hacer desde un buen principio, a menos que quieras sentirte estimulado o seas un hombre que busca aumentar su impulso sexual.

Las raíces enteras se trocean y se prepara una infusión medicinal con una buena cantidad de ellas. Es más sencillo tomar extractos líquidos, cápsulas o comprimidos. En la actualidad se encuentran muchos productos de ginsén, y las etiquetas indican las dosis adecuadas. Con frecuencia recomiendo ginsén a personas con poca vitalidad o debilitados por enfermedades crónicas o simplemente porque tienen muchos años. La mayoría afirman estar muy contentas con sus efectos y piensan seguir tomándolo.

MAITAKE

El maitake es el nombre japonés de un hongo comestible y medicinal, la *Grifola frondosa*. En Estados Unidos se le conoce como «gallina de los bosques» debido a que crece formando grandes racimos de hasta 100 libras (45 kilos) de peso en las bases de los árboles o tocones, racimos que se asemejan a las plumas erizadas de una gallina clueca mientras empolla sus huevos. A principios de la década de los ochenta, los científicos japoneses empezaron a cultivar el maitake en serrín, una forma que ahora se vende en supermercados en todo Japón; su aspecto es el de un ramo de color gris oscuro, sólo que en vez de flores se compone de muchas cabezas de hongos sobrepuestos en forma de abanico. Los cultivadores de hongos occidentales ahora también están produciendo maitake, un hongo muy sabroso con efectos tónicos importantes, especialmente sobre el sistema inmunitario.

Recientes trabajos de investigación indican que el maitake tiene importantes propiedades anticancerígenas, antivirales y fortalecedoras del sistema inmunitario. También puede reducir la presión arterial y el índice de azúcar en la sangre. A menudo se lo recomiendo a personas que padecen de cáncer, sida u otros estados de deficiencia inmunitaria, síndrome de fatiga crónica, hepatitis crónica y enfermedades medioambientales que acusen las sobrecargas tóxicas. Hay posibilidades de adquirir el hongo seco (que debería retomar su consistencia normal con un poco de agua, para luego cocinarlo con arroz o en sofritos), o bien los comprimidos o el extracto líquido. Mi tónico favorito en este momento es un extracto líquido de varias especies de hongos asiáticos, que incluye el maitake como uno de ellos (consulta el apéndice para averiguar dónde encontrarlo). Existen nuevas investigaciones que sugieren que tomar combinaciones de hongos medicinales es más eficaz que tomar especies únicas. Yo tomo una medida de dosificador de la combinación mezclada con agua dos veces al día, y desde que lo hago casi nunca me resfrío, pese a que mi personal, y los niños de mi colega y sus amigos no paran de traer constantemente resfriados a nuestra casa. Si tienes la suerte de poder conseguir los propios hongos, frescos o secos, cómelos con frecuencia; de lo contrario, sigue las dosis recomendadas de los productos que compres.

CARDO MARIANO

Este extraordinario remedio proviene de la tradición de la medicina popular europea. Se trata de la semilla de una planta voluminosa y espinosa, la *Silybum marianum,* que tiene grandes propiedades protectoras del hígado. Un extracto de la semilla, la silimarina, refuerza el metabolismo de las células hepáticas y las protege de lesiones tóxicas. La medicina convencional no tiene nada comparable que ofrecer a los pacientes con problemas de hígado. Y los productos de cardo mariano no son en absoluto tóxicos ni nada caros.

Recomiendo este tónico a todas las personas que beben demasiado alcohol y consumen habitualmente medicamentos que perjudican al hígado, incluidos los pacientes de cáncer que están siguiendo una terapia. Ten en cuenta que se han realizado investigaciones médicas que demuestran que el cardo mariano tiene influencia sobre el sistema citocromo P_{450}, un sistema enzimático del hígado y el intestino que elimina toxinas e inactiva substancias dañinas para el cuerpo. Los estudios sugieren que produce algunas enzimas claves y reduce otras. Al modificar la actividad de las enzimas P_{450}, el cardo mariano puede acelerar la eliminación de diversas substancias afectadas por este sistema, como el Coumadin, algunos medicamentos para el sida, antibióticos y antifungales. Creo que la seguridad de los pacientes de cáncer y la protección de su hígado (y riñones) es mucho más importante que la mínima manera en que el cardo mariano pueda afectar a los medicamentos de la quimioterapia. Recomiendo que los pacientes de cáncer digan a sus médicos que lo están usando, para que su doctor pueda hacer seguimiento de la efectividad del tratamiento.

Siempre recomiendo cardo mariano a los pacientes con hepatitis crónica y un funcionamiento anormal del hígado, sea cual sea el motivo. Añadido a un régimen dietético sensato y un cambio en el estilo de vida, después de varios meses de uso regular, el funcionamiento del hígado puede volver a ser normal. Si trabajas con substancias químicas tóxicas o crees que te has expuesto a tóxicos del tipo que sean, toma cardo mariano durante un tiempo. Contribuirá a que tu cuerpo se recupere de cualquier daño, sea de la clase que sea.

Lo encontrarás en todas las tiendas de productos dietéticos. Mis preferencias —siempre que se trata de productos de herboristería— es confiar en los extractos estandarizados. Toma las dosis recomendadas de la etiqueta del producto que compras o bien toma dos comprimidos o cápsulas dos veces al día. El cardo mariano lo puedes consumir indefinidamente.

REISHI

El reishi es un hongo, *Ganoderma lucidum,* que crece en los árboles; su superficie tiene un aspecto barnizado, y es uno de los tónicos más importantes de la medicina tradicional en China y Japón, apreciado en concreto por prolongar la vida. Se trata de un hongo puramente medicinal; no se utiliza en la cocina, ya que es duro y leñoso y además tiene un sabor muy amargo, aunque no es tóxico. Tanto en Asia como en Occidente, ha sido objeto de una cantidad sorprendente de investigaciones científicas. Los resultados de la investigación con animales resultaron tan prometedores que los estudios con seres humanos no tardaron en realizarse. Al igual que el maitake y otras especies afines de hongos, el reishi mejora la función inmunitaria e inhibe el crecimiento de algunos tumores malignos. Además ha demostrado tener un importante efecto antiinflamatorio; también reduce la sensibilidad alérgica y protege el hígado.

Puesto que se cultiva sin problemas, el reishi se puede conseguir fácilmente y no es demasiado caro. Si no te molesta su sabor amargo, prepárate infusiones con el hongo molido; en algunos productos aparece mezclado con otros hongos para mejorar el sabor. También puedes comprarlo en tabletas. Sigue las dosis recomendadas y tómalo cada día al menos durante dos meses para ver cómo te ayuda.

ELEUTERO

El último tónico del que voy a hablarte se extrae de la raíz de un arbusto grande y espinoso, el *Eleutherococcus senticosus,* autóctono del norte de China y Siberia. Es una de las hierbas más empleadas en todo el mundo; su demanda es tan elevada que resulta difícil encontrar material auténtico. Conocido antiguamente como ginsén espinoso y siberiano, esta especie es pariente del verdadero ginsén *(Panax).* Los científicos soviéticos descubrieron sus propiedades adaptogénicas mientras buscaban sustitutos para el ginsén, y a medida que se divulgaban sus beneficios, muchos atletas soviéticos y personal militar empezaron a usarlo para aumentar su rendimiento y resistencia física.

Los efectos protectores del eleutero están bien documentados tanto en estudios con animales como con seres humanos, al igual que su capacidad para mejorar la función inmunitaria. Los componentes activos son un grupo distintivo de compuestos llamados eleuterósidos, y a menos que el producto de ginsén siberiano especifique su contenido de eleuterósidos, probablemente no estés adquiriendo el producto auténtico. Creo que se trata de un tónico fiable con efectos revitalizadores en general, especialmente útil para las personas que sientan falta de energía y vitalidad. No es tóxico y puede emplearse con seguridad durante largos períodos de tiempo. Toma dos cápsulas o tabletas de un extracto estandarizado dos veces al día, a menos que la etiqueta del producto que compres especifique lo contrario.

* * *

Con toda esta información ya puedes decidirte a probar un tónico para empezar a tomarlo durante la última semana del Programa de Ocho Semanas. Escoge uno o dos que te interesen y que se adecuen a tus necesidades; luego investiga dónde puedes obtenerlos y decide cómo vas a utilizarlos. Los tónicos son aliados en el recorrido hacia la salud óptima. Aprende a aprovechar estos regalos de la naturaleza.

Dieta

Me gustaría que esta semana añadieras algunas verduras a tu dieta. Si todavía no has descubierto el placer de comer las verduras que te voy a proponer a continuación, tal vez esta tarea te resulte estimulante. Cuando yo estaba en plena etapa de crecimiento, ni se me pasaba por la cabeza comer verduras, y probar las espantosas versiones que servían en el colegio y en las cafeterías de los hospitales aún me ayudó a reafirmarme más en mi aversión infantil. Tal vez hayas vivido una experiencia similar, lo que sería una lástima, ya que las verduras de hoja verde oscuro están llenas de agentes naturales que pueden proteger la salud, aunque escasean en nuestras dietas con demasiada frecuencia.

Las verduras tienen un alto contenido en vitaminas y minerales, incluido hierro y calcio, en formas que el cuerpo puede absorber y usar con más rapidez que los suplementos. Por ejemplo, son una fuente primordial de ácido fólico (folato) que regula el metabolismo de la proteína y ofrece una protección significativa contra las enfermedades del corazón. (*Folato* y *follaje* derivan de la misma raíz.) En otras culturas, las verduras cocinadas aparecen con mucha regularidad en la mayoría de los platos, incluso en el desayuno, como es el caso de la cocina tradicional japonesa. En general, los asiáticos son expertos en comer verduras y cuentan con muchas variedades entre las que escoger. Una de las enseñanzas de la dietética del yoga es que la salud óptima requiere comer verduras recién cocinadas al menos una vez al día. En el hemisferio suramericano, la gente come mucha verdura, pero generalmente las bañan en grasa, a menudo en grasa de tocino. Si sólo has comido verduras tan cocinadas que casi estaban calcinadas, te vas a llevar una sorpresa cuando pruebes las recetas que vienen a continuación.

Algunas verduras tienen un sabor fuerte, por lo que a ciertas personas les pueden resultar desagradables; las hojas de las acelgas, por ejemplo, contienen ácido oxálico, lo que explica su sabor penetrante. A menudo en las hojas más viejas el sabor es más exagerado que en las más jóvenes; además algunas variedades son más fuertes de sabor que otras. Yo cultivo una variedad de acelga en mi huerto que es suave aunque esté madura, en cambio otra variedad sólo la como cuando aún está bien tierna. Por otro lado, la col me parece en general suave y de buen sabor, siempre que se prepare adecuadamente.

De no ser así, pueden aparecer texturas poco apetitosas así como colores y aromas nada agradables. Si no cortas los tallos centrales duros de las hojas grandes, te encontrarás con ellos en el plato y en la boca. Cortar las hojas en trozos más pequeños o en pedazos cómodos de llevarse a la boca las hace más atractivas. No soy amigo de las variedades de coles de hoja más gruesa y rizada, pero me encantan las ligeras y tiernas. Si no te gusta comer la verdura sola, puedes intentar mezclarla con pasta, papas, arroz o legumbres. Es fácil de preparar y te animo a probarla. Creo que incluirla en tu dieta reducirá tus riesgos de contraer cáncer y enfermedades cardíacas, mejorará tu digestión y te ayudará a proteger el sistema curativo de agresiones tóxicas.

Aquí tienes una receta para preparar una sopa ligera con tres hierbas tónicas: ajo, jengibre y astrágalo. También lleva cebolla y hongos shiitake para reducir el colesterol, y verduras ricas en antioxidantes.

Sopa tónica

PARA 8 PERSONAS

8 tazas de caldo vegetal (consulta las páginas 128–131)
1 cucharada de aceite de oliva
1 cebolla, cortada en dados
4–8 dientes de ajo, picados
1 porción de 1 pulgada (unos 3 cm) de jengibre fresco,
pelado y cortado fino
1 taza de zanahorias en rodajas
1 porción de raíz de astrágalo
1 taza de hongos shiitake u otra variedad (frescos o desecados),
en rodajas
1 taza de cabecitas de brócoli

1. Pon en una olla grande el caldo vegetal y llévalo a ebullición.

2. Mientras, calienta el aceite de oliva en una sartén y añade la cebolla, el ajo y el jengibre. Sofríelo a fuego lento hasta que estén blandos y aromáticos.

3. Añade el contenido de la sartén al caldo junto con las zanahorias, la raíz de astrágalo y los hongos.

4. Hiérvelo a fuego lento y tapado, durante 1 hora.

5. Añade el brócoli 5 minutos antes de acabar, y quita el astrágalo antes de servirlo.

A continuación, algunas de mis recetas favoritas con verduras:

Col con papas

PARA 4 A 6 PERSONAS

1 libra (½ kg) de papas rojas medianas
4 tazas de col (kale) desmenuzada
2 cucharadas de aceite de oliva
1 cebolla grande, cortada
sal al gusto

1. Puedes preparar las papas antes y guardarlas en el frigorífico. Hiérvelas hasta que estén bien cocidas. Pélalas mientras aún estén calientes, ponlas bajo el chorro del agua fría y sécalas. Córtalas en rodajas gruesas.

2. Lava la col, escúrrela y quita los tronchos y nervios centrales. Forma una pila con las hojas, enróllalas a lo largo y trínchalas transversalmente. (Escoge siempre coles que no estén marchitas, que tengan buen color. Yo prefiero las variedades más lisas y tersas a las rizadas; mi favorita es la variedad rusa roja.)

3. En una sartén, calienta el aceite de oliva y añade la cebolla. Fríela a fuego medio o alto, removiendo hasta que la cebolla empiece a dorarse.

4. Añade la col, remueve hasta que todo quede tierno. Reduce el calor a la mitad y sofríe el col durante 5 minutos más.

5. Añade las papas y cuécelas hasta que el interior de las papas esté caliente. Sazónalo a tu gusto con sal y sírvelo.

Pasta con hortalizas

PARA 6 PERSONAS

½ *taza de tomates secados al sol*
1 libra (½ kg) de pasta seca (penne, rigatoni, etc.)
1 libra (½ kg) de hortalizas (repollo, col, remolacha, acelgas,
o una mezcla de todas ellas)
2 cucharadas de aceite de oliva
1 cebolla grande, cortada muy fina
½ *cucharadita de pimienta de Cayena molida*
2–4 dientes de ajo, picados
1 cucharada de albahaca seca
2 cucharadas de alcaparras
queso parmesano rallado (opcional)

1. Sumerge los tomates secados al sol en agua caliente hasta que se reblandezcan, unos 10 minutos. Escúrrelos, córtalos a trozos, y déjalos aparte.

2. Empieza a cocinar la pasta.

3. Mientras hierve la pasta, prepara las hortalizas: lávalas, escúrrelas, quítales los tallos y corazones, y córtalas de cualquier manera; déjalas aparte.

4. Calienta el aceite de oliva en una sartén, añade la cebolla y la pimienta de Cayena y fríelas a fuego medio.

5. Cuando las cebollas empiecen a tomar color, añade los tomates y las hortalizas cortadas, remuévelas bien para que se hagan. Pica el ajo, añade la albahaca y manténlo todo en el fuego durante 5 minutos más. Añade las alcaparras con un poco de su propio líquido.

6. Cuela la pasta y mézclala con las hortalizas. Sírvela con queso parmesano rallado si lo deseas.

Hojas de remolacha con tofu

PARA 4 PERSONAS

1 taza de tofu en cubitos
(explico el procedimiento a continuación)
1 libra (½ kg) de hojas de remolacha
1 cucharada de aceite de colza
1 cebolla mediana, trinchada
1 diente de ajo, aplastado
salsa de soja baja en sodio, o
salsa de teriyaki, para darle sabor

1. Si utilizas tofu fresco para este extraordinario plato, que además es muy fácil de preparar, haz lo siguiente: sécalo, córtalo en lonchas de ½ pulgada (1 cm) de grosor aproximadamente, y disponlas sobre un trapo limpio. Por encima coloca varias capas de papel de cocina, vuélvelas a cubrir con otro trapo o más papel de cocina y luego pon una tabla encima con varios botes llenos de agua para que ejerza presión. Deja las lonchas de tofu de esta manera durante 1 hora, entonces retira la tabla y córtalas a dados de ½ pulgada (1 cm) aproximadamente. También puedes utilizar tofu previamente prensado y asado. En este caso sólo tendrás que cortarlo. De cualquiera de las maneras, lo que necesitas es una taza de tofu en dados.

2. Lava las hojas de remolacha, escúrrelas, quítales los tallos y trocéalas.

3. Calienta el aceite de colza en una sartén y añade la cebolla. Fríela a fuego medio o alto hasta que ésta quede trasparente. Sólo entonces añade el tofu y sigue cocinándolo hasta que tome color.

4. Echa la remolacha y el ajo. Sofríelo hasta que esté hecho, unos 5 minutos.

5. Sazónalo con la salsa de soja o de teriyaki y déjalo cocer

1 minuto más para que se mezclen los aromas. Sírvelo sobre arroz integral.

Verduras al curry

PARA 4 PERSONAS

1 libra (½ kg) de espinacas, col, repollo u hojas de remolacha
2 dientes de ajo, picados
2–3 cucharadas de curry en polvo
1 taza de tomates cortados finos (frescos o enlatados)
1 cucharada de tomate concentrado
1 cucharada de azúcar moreno oscuro
1 cucharada de aceite de colza
1 taza de cebollas en daditos finos
¾ libra (350 g) de papas, peladas y cortadas en cubos
¼ taza de cilantro fresco desmenuzado (opcional)

1. Lava y escurre las verduras, quítales los tallos y partes más duras o fibrosas y los nervios centrales. Córtalas en tiras de ½ pulgada (1 cm) aproximadamente.

2. En un bol, mezcla el ajo, el curry, los tomates, el tomate concentrado y el azúcar, todo a la vez.

3. Calienta el aceite de colza en una sartén grande y honda y sofríe la cebolla a fuego medio o alto, hasta que empiece a dorarse. Añade las especias y la mezcla de tomate; remueve bien y déjalo cocer unos minutos.

4. Añade las papas y 2 tazas de agua.

5. Mézclalo todo, llévalo a ebullición, baja la llama, tápalo y déjalo así durante 10 minutos.

6. Añade las verduras y cocínalas 10 minutos más, o hasta que las papas estén hechas. Corrige los condimentos. Si lo deseas, puedes aderezar con cilantro desmenuzado.

Verduras agripicantes

PARA 4 PERSONAS

1 libra (½ kg) de hortalizas
(bok choy, col rizada, col lombarda o berza china)
2 cucharaditas de aceite de colza
2 dientes de ajo, picados
¼ cucharadita de pimienta de Cayena molida
¼ cucharadita de mostaza en polvo
2 cucharadas de vinagre de arroz
1 cucharadita de salsa de soja
1 cucharadita de azúcar moreno claro

1. Lava y escurre las verduras, separa los tallos duros y trínchalas en tiras de ½ pulgada (1 cm) aproximadamente. (Si usas *bok choy* o berza china, quítales la parte final, y haz rebanadas de ¼ pulgada (½ cm) con los tallos y de ½ pulgada (1 cm) con las hojas.)

2. Calienta el aceite de colza en una sartén a fuego medio. Añade el ajo y la pimienta de Cayena y sofríelo durante 1 minuto.

3. Añade las verduras junto con la mostaza y fríelas mezclándolas con las especias.

4. Mezcla el vinagre de arroz, la salsa de soja y el azúcar y viértelo todo en la sartén. Cocínalo a fuego medio hasta que las verduras queden tiernas, alrededor de 5 minutos.

Mental/Espiritual

Esta semana tienes un cometido divertido: apreciar una obra de arte. La pintura, la escultura y la arquitectura pueden ayudarte a levantar el ánimo del mismo modo que la música y la belleza natural de las flores y los parques. Vas a admirar esta semana una obra de arte, ya sea un cuadro en un museo, un edificio que te guste especialmente o una estatua. Limítate a admirarlo y a dejar que deleite tus sentidos y nutra tu ser no físico.

Opcional

Durante un día toma sólo jugo, tanto de fruta como de verduras. Si te los preparas tú mismo o los consigues exprimidos con ingredientes frescos, sabrán mejor y te aportarán más nutrientes, ya que el jugo se deteriora rápidamente al entrar en contacto con el aire. Bebe todo el jugo que quieras, acompañado de abundante agua e infusiones, si te apetecen. De todos modos, sé consciente de que los jugos de frutas son una fuente concentrada de azúcar, o sea que modera su consumo en función de si intentas perder peso o eres sensible a los cambios bruscos de azúcar en la sangre. Restringir la dieta a jugos de frutas y verduras es una manera de dar un descanso al aparato digestivo.

Relato de una curación: Reconocimiento al ashwaganda (y al ayurveda)

Conocí a la doctora Patricia Ammon, que acababa de comenzar su trabajo como médico en familia en Ouray, Colorado, en una conferencia sobre medicina botánica en marzo de 1996. Cuando me explicó que había padecido esclerosis múltiple me quedé sorprendido, pues su aspecto era completamente normal. Le pedí que me relatara su experiencia:

Tras acabar la especialidad de medicina general en 1991 a la edad de treinta y cuatro años, estaba entusiasmada por embarcarme en mi nueva carrera como médico en la Clínica de Telluride, Colorado. De modo que mi marido y yo trasladamos nuestra casa remolque a nuestra tierra soñada en la meseta de Horsefly, con una vista espectacular de las montañas San Juan, y nos dispusimos a trabajar duro, a construir la casa de nuestros sueños y a vivir felices el resto de nuestras vidas. Durante el invierno de 1991–1992, empecé a sentirme más cansada que durante el período que realicé como residente para sacar la especialidad. Nuestra casa estaba bastante apartada de la autopista y el condado en el que vivíamos no se encargaba del mantenimiento de la carretera comarcal, lo que en principio no nos pareció un problema ya que los dos somos unos apasionados del esquí de fondo. En abril de 1992, después de cinco meses de esquiar el recorrido de vuelta a casa, me di cuenta de que tenía problemas con el tramo cuesta arriba del camino. Lo atribuí a la tensión creciente que había en el trabajo. Decidí que necesitaba más tiempo libre y dejé la clínica de Telluride para trabajar en el servicio de urgencias de una clínica en otra ciudad, en donde tenía ocho turnos de veinticuatro horas al mes. Durante todo el verano continué sintiéndome fatigada y caí en una depresión bastante profunda. Mi médico de cabecera me recomendó orientación psicológica y antidepresivos. En otoño de 1992, mi pierna izquierda se empezó a entumecer y me sentí más deprimida que nunca, a pesar de las altas dosis de antidepresivos.

Al final, en enero de 1993, fui a visitar a un neurólogo por insistencia de mi médico de cabecera; estaba demasiado deprimida y drogada para pensar con claridad. Un examen mediante Resonancia Magnética Nuclear (MRI, por sus siglas en inglés) reveló esclerosis múltiple, sin lugar a dudas. Me levanté de la camilla, hablé con el radiólogo, que era amigo mío, y me fui a comprar un billete de ida a Hawai para visitar a una compañera de residencia hospitalaria. Mi amiga es budista practicante y me enseñó algunas técnicas de yoga y meditación. Regresé a casa al cabo de tres semanas e, imprudentemente, volví de inmediato a mi trabajo en urgencias. En junio de 1993, ya se me entumecían el pie y la mano izquierdos y el lado derecho de la cara. Mi caligrafía, que siempre había sido buena, se volvió ilegible.

En julio del mismo año, acudí a un centro de esclerosis múltiple para que me hicieran un diagnóstico; allí me recomendaron que ingresara para administrarme, durante cuatro días de tratamiento, dosis altas de esteroides. Aunque estaba asustada, me sentía tan desgraciada que accedí a ello. Pasé cuatro días en un hospital en Denver durante los cuales me administraron 1 gramo de Solu-Medrol intravenoso al día, lo cual me trastocaba considerablemente, y cuando regresé a casa me encontraba mucho peor que antes. Aumenté de peso, no podía dormir y tuve que reducir la cantidad de horas de trabajo; a menudo no era capaz de acabar mi turno. La depresión era casi insoportable. Podía andar por la sección de urgencias y por casa, pero me era imposible caminar más de doscientos metros seguidos. Antes del tratamiento de esteroides me encontraba mal, pero como mínimo podía andar hasta dos kilómetros al día y dormía bien.

En otoño de 1993, visité al doctor Paul Curlee, un especialista en medicina interna de la facultad en la que estuve como residente. Sabía que practicaba la medicina ayurvédica (la medicina tradicional de la India), pero en mi época como residente yo no había prestado demasiada atención a ese punto; era tanto lo que tenía que aprender. Paul me sugirió algunos ejercicios de yoga y un tratamiento de varias hierbas combinadas. En octubre de 1993, consulté a otro médico ayurvédico, Nancy Lonsdorf, que acababa de escribir un libro sobre el tema. Nancy me tomó el pulso, me examinó, me dijo que tenía un profundo desequilibrio del *vata* (uno de los tres humores reconocidos en la medicina ayurvédica) y me sugirió *pancha karma* (un régimen desintoxicante consistente en una dieta controlada, masajes con aceites, baños de vapor y tratamientos herbarios).

Aquel mes de noviembre, acudí a la clínica ayurvédica de Fairfield, Iowa, para seguir el programa pancha karma y también aprendí meditación trascendental. Una semana más tarde ya caminaba al menos dos millas al día, dormía mucho mejor y me sentía como nunca me había sentido en los diez últimos años. Mi marido y mis amigos me decían que parecía dos o tres años más joven de lo que lo estaba antes de ir a la clínica. Me inicié en algunas hierbas ayurvédicas, la principal de ellas el ashwaganda, y cambié mi dieta por comidas básicamente vegetarianas con algo de pescado; también practicaba yoga con regularidad.

Desde noviembre de 1993 hasta febrero de 1995, acudí a la clínica Fairfield cuatro veces más; con cada una de estas visitas me sentí cada vez mejor. Seguí un curso de formación en ayurveda para médicos, sobre todo por mi propia salud. Pude abrir un consultorio general en Ouray y poner en marcha una consulta integradora.

En noviembre de 1995, me encontré con un quiropráctico en Boulder, John Douillard, que había abierto una clínica ayurvédica más cerca de casa. Practica una forma tradicional de ayurveda que me parece superior a la que yo había aprendido. Bajo su supervisión, continué tomando ashwaganda a diario y seguí encontrándome bien. Camino al menos dos millas al día, esquío hasta diez millas seguidas a campo través, sin cansarme demasiado, y no queda ni rastro de la depresión. He dejado de practicar la meditación trascendental; en su lugar uso una combinación de meditación de atención, ejercicios de respiración y oración contemplativa. Hace poco también he aprendido algunos ejercicios de Chi Kung (curación energética) con los que disfruto mucho.

Ahora considero mi diagnóstico de esclerosis múltiple una bendición encubierta, ya que me obligó a tomar un camino mucho más espiritual y recordar que mi cometido en esta vida es ser una sanadora, no sólo un médico, y aún más importante, una sanadora de mí misma. Me he propuesto aprender todo lo que pueda sobre medicina botánica, ayurveda, medicina china y el papel de la espiritualidad en todas las cosas, una orientación que no habría tomado de no haber sido por mi enfermedad. Me parece sumamente excitante formar parte del cambio en la actitud hacia la salud en este país, tanto personal como profesionalmente.

11
Séptima semana

Tareas

- Esta semana presta algún tipo de servicio a la comunidad, por ejemplo, como voluntario durante unas horas en un hospital u organización caritativa o ayudando a algún conocido tuyo que esté incapacitado o que no pueda salir de casa; es decir, cualquier actividad a la que puedas dedicar tu tiempo y energía con objeto de ayudar a otras personas.
- Continúa con las saunas o baños de vapor; dos días a ser posible.

Dieta

- Sigue comiendo como hasta ahora: por lo menos dos comidas de pescado y dos de proteína de soja, raciones generosas de fruta, verduras, cereales integrales, jengibre y ajo. Y esta semana, verduras cocinadas al menos en dos ocasiones.

Ejercicio

• Aumenta el paseo aeróbico a 40 minutos, cinco días a la semana.

Mental/Espiritual

• Haz algo para reanudar el contacto con alguna persona de la que estés distanciado.
• Busca tiempo para disfrutar de las flores, la música y el arte.
• Aumenta el ejercicio de Respiración Relajadora a ocho ciclos, dos veces al día.

Suplementos

• Asegúrate de que tu suplemento diario de multivitaminas/multiminerales te aporta la coenzima 10 necesaria, el quinto componente de mi fórmula antioxidante. Si no fuera así, añade Co-Q-10 a tu régimen de suplementos: entre 60 y 120 miligramos tomados con una comida que contenga grasa.

Opcional

• Esta semana, haz un día de ayuno; toma sólo jugo de frutas, agua e infusiones de hierbas. También la vitamina C, pero sáltate los demás suplementos.

COMENTARIO

Tareas

El nuevo proyecto para esta semana parece sencillo, pero toca un tema profundo, de suma importancia para la salud: tu sentido de identidad en relación con los demás.

A modo de introducción, permíteme que te cuente la historia de un paciente al que traté hace tiempo. Richard H. tenía cuarenta y seis años cuando se presentó en mi consulta. Su aire era a primera vista encantador y agradable, pero no tardé en percibir una tristeza y desesperación subyacentes. Se quejaba básicamente de dos cosas: dolor crónico de espalda y falta de energía. Arrastraba ambos problemas desde hacía mucho tiempo y yo era el último de una larga lista de profesionales de la medicina con quien se había visitado durante años, aunque ninguno le había ofrecido soluciones. A Richard le dolía la espalda de forma intermitente desde que se hizo una lesión jugando a tenis hacía ya casi diez años. Los ortopedas le dijeron que las radiografías y tomografías no revelaban problemas estructurales significativos, y las medicinas e inyecciones que le recetaban no le ayudaban nada. Tampoco le había servido de mucho la acupuntura, la quiropráctica, las inmersiones en piscinas terapéuticas, ni el yoga, aunque le había dedicado mucho tiempo y dinero a todo ello. Richard describía el dolor como «insistente», «constante» y «algo con lo que vivo cada día». Estaba convencido de que había un problema físico que los médicos y terapeutas no veían.

A todos estos síntomas había que sumar la falta de energía, que le sobrevino inadvertidamente, pero que ahora obstaculizaba su vida cada día, le hacía difícil centrarse en su trabajo de contable, practicar ejercicio e incluso le impedía hacer gran cosa por las tardes, que normalmente las pasaba en casa, mirando la tele, leyendo o «simplemente acostándome temprano pues no puedo hacer mucho más». Richard se había divorciado hace cinco años y desde entonces no había encontrado ninguna otra relación duradera. No tenía hijos. Cuando le pregunté por sus amistades a lo largo de la vida, me contestó: «Sí, tengo amigos», pero al profundizar más en la relación que mantenía con ellos, descubrí que se trataba principalmente de amigos de su época de estudiante, que ahora vivían en otras ciudades, y con los que no se veía a menudo.

El historial médico de Richard revelaba unos cuantos síntomas más —dolores de cabeza, fiebre del heno, episodios inexplicables de comezón y molestias ocasionales en el estómago—, aunque ninguno de ellos me pareció serio o indicativo de alguna enfermedad corporal subyacente. Su forma física era razonablemente buena, pero aun así estaba claro que algo no iba bien. No vivía en un estado de equilibrio. Aunque muchos médicos dirían que disfrutaba de buena salud, pensé que avanzaba lentamente hacia una situación de enfermedad.

En mis anotaciones escribí: «Impresión: Síndrome de Desconexión», un diagnóstico acuñado por mí mismo y que la mayoría de mis colegas no reconocen, pues carece de un código numérico de identificación en la Clasificación Internacional de Enfermedades (compendio de afecciones reconocidas y utilizado por las empresas aseguradoras y las mutuas de salud). No obstante, estoy convencido de que se trata de un problema real que identifico cada vez con más frecuencia en pacientes de nuestra cultura. Lo veo como un precedente de alguna enfermedad en el plano físico, que con el tiempo podría trastocar el sistema cardiovascular, el sistema inmunitario, el sistema endocrino y la fisiología en general.

En cierta forma, Richard tenía suerte: pese a haber contactado a varios médicos, no había caído en la trampa de convertirse en un paciente profesional cuya vida gira en torno a consultas de médicos y nuevas terapias. Con sus problemas e historial, reunía todos los requisitos para que le hicieran alguno de los diagnósticos que están de moda hoy en día —como el síndrome de fatiga crónica, por ejemplo— del que sacan provecho tanto los médicos convencionales como los de medicina alternativa. El ortopeda podría haberle enviado a cirugía, también podría haber acabado como un asiduo de alguna clínica especializada en dolores crónicos, o bien haberle recomendado interminables sesiones de terapias físicas o tratamientos carísimos de electroacupuntura, infusiones intravenosas de vitaminas, magnetoterapia o innumerables remedios alternativos de otro tipo con poca base fundamental. Todo este esfuerzo habría estado enfocado hacia su cuerpo físico, pero no era ahí donde residía la causa del malestar, al menos no todavía.

Durante el año anterior a su divorcio, Richard había acudido a un asesor conyugal y había pasado por varias sesiones de psicoterapia durante los meses siguientes, pero no era muy consciente de sus propios sentimientos ni era capaz de hablar de ellos con serenidad. Aunque estaba dispuesto a considerar la dimensión psicológica de los síntomas, al igual que le sucede a mucha gente hoy en día, pensaba que el dolor de espalda no era nada más que un problema en su espalda y que la fatiga significaba que algo no iba bien en su sistema inmunitario.

Yo le aseguré que su sistema inmunitario probablemente estaba bien y le expliqué que el dolor de espalda —una de las quejas más comunes que expresan los pacientes a los médicos— tiene escasa correlación con problemas estructurales. Es posible encontrar pacientes cuyos resultados de rayos X, tomografías computadorizadas (CT scan, por sus siglas en inglés) y resonancias magnéticas estén en tan mal estado que los radiólogos se pregunten cómo estas personas aún se aguantan de pie, y sin embargo, los pacientes no sufran dolor alguno. Sin embargo, también los hay que están totalmente incapacitados por el dolor de espalda mientras sus columnas aparecen perfectamente normales en las pruebas. ¿Qué revela esto de la naturaleza del dolor de espalda? Como mínimo sugiere que un resultado físico anormal, por sí solo, no tendría que utilizarse como pretexto para eliminar un disco, o para realizar una laminectomía o algún otro procedimiento drástico, agresivo y caro.

«Entonces, ¿dónde cree que radica el problema? —me preguntó».

«Creo que su problema es su desconexión —le contesté—. No existen conexiones significativas en su vida, ni con una pareja, amante, amigos, el trabajo, una afición, un animal de compañía, ni nada aparte de usted mismo y sus síntomas. Eso no es sano».

Los seres humanos somos animales altamente sociales, que viven en comunidad. Estamos hechos para vivir en familias, tribus y comunidades, y cuando nos faltan estas conexiones sufrimos. Aun así, mucha gente se jacta de su independencia y habitualmente se distancia de los demás. Algunos se entregan al aislamiento como estrategia defensiva, posiblemente como reacción a experiencias emocionales dolorosas en la infancia. Otros nunca han aprendido la forma de establecer contactos que tengan algún sentido, con nada ni con nadie aparte de sí mismos. Por supuesto, la mayoría de la gente también necesita experimentar la soledad, algunos más que otros, pero si la soledad no se compensa con el contacto, a menudo produce enfermedad, primero en el plano espiritual, luego en el mental/emocional y, finalmente, se materializa en la estructura física del cuerpo. Quienes estén familiarizados con la medicina china tradicional reconocerán en esto una analogía. Los médicos chinos dicen que todas las enfermedades visibles —la enfermedad del cuerpo, de la forma física— van precedidas de enfermedades invisibles, es decir, de enfermedades del espíritu, de la circulación de energía a través del cuerpo. Por ello, le dije a Richard que aún no estaba enfermo en el sentido médico occidental, pero que probablemente no tardaría en estarlo si no enmendaba aquello que echaba de menos en su vida.

La gente casada, con hijos y que aparentemente están más involucrados con el mundo también pueden sufrir el Síndrome de Desconexión y el efecto perjudicial de largo alcance que tiene sobre la salud. La desconexión es una experiencia interior, el sufrimiento que provoca puede ser mucho más intenso cuando tiene lugar en medio de una vida aparentemente llena de otras personas. El problema esencial, interior, que se vive es el ensimismamiento, no poder reconocer el valor de otras personas y que éstas merecen atención. No sé con seguridad si nuestra cultura en este sentido es peor que otras, pero mis experiencias en Japón y en las sociedades tradicionales del Tercer Mundo me hacen sospechar que así es. La sociedad occidental industrializada ha sustituido la familia ampliada por el núcleo familiar (padres e hijos), ensalza el individualismo y la independencia y fomenta el espíritu de «luchar por uno mismo» en muchas de sus iniciativas. Esto crea un anhelo profundo e insatisfecho en la gente, que tal vez sea la raíz de muchas de nuestras enfermedades sociales: el predominio de la adicción a drogas que anulan los sentimientos, por ejemplo, el incremento de las bandas entre los jóvenes y el aumento de la violencia por doquier.

Sé a ciencia cierta que el contacto humano es necesario para el bienestar. Puedes comer todo el salmón y brócoli que quieras, tomar antioxidantes durante el resto de tu vida, respirar inmejorablemente y caminar por todo el mundo, pero si no existe el contacto humano, no alcanzarás la salud óptima.

Le hice unas cuantas sugerencias a Richard para que cambiara de vida, entre ellas acudir a un profesional que le ayudara a llegar a la raíz de su aislamiento, buscar un cachorro al que querer y del que cuidar (no había tenido un animal desde que era niño), encontrar una afición que lo implicara en un grupo de gente y hacer algún servicio comunitario.

Servicio quiere decir ayudar a los demás, ofrecer tu tiempo y energía para procurar el bienestar a otros, sin expectativas de recompensa, como reconocimiento espiritual, admiración o para tener la sensación de ser una persona virtuosa. Es demostrarte a ti mismo que eres consciente de que todos estamos conectados y también constituye un instrumento para desarrollar ese conocimiento.

Cuando el Dalai Lama aceptó el Premio Nobel de la Paz en 1989, dijo:

Comprender que en esencia todos somos seres humanos semejantes, que buscamos felicidad e intentamos evitar el sufrimiento, es muy práctico para poder desarrollar una noción de hermandad, un sentimiento afectuoso de amor y compasión hacia los demás. Esto, a su vez, es esencial si tenemos que sobrevivir en este mundo que no deja de contraerse. Si cada uno de nosotros busca de manera egoísta lo que considera su propio interés, sin preocuparse por las necesidades de los otros, no sólo podemos acabar perjudicándolos a ellos, sino también a nosotros mismos. Este hecho ha quedado muy claro a lo largo de este siglo. Sabemos que librar una guerra nuclear hoy, por ejemplo, sería una manera de suicidarse; o que contaminar el aire o los océanos, con la excusa de obtener algún beneficio, es destruir la base misma de nuestra supervivencia. A medida que, como individuos y naciones, aumenta nuestra dependencia mutua, no nos queda otra opción que desarrollar lo que llamo un sentido de responsabilidad universal...

La responsabilidad no sólo recae en los líderes de nuestros países o en los que han sido designados o elegidos para realizar un trabajo concreto. Recae sobre cada uno de nosotros individualmente. La paz, por ejemplo, comienza dentro de cada uno de nosotros. Cuando disfrutamos de paz interior, podemos estar en paz con los que nos rodean. Si nuestra comunidad está en paz, puede compartir esa paz con las comunidades vecinas y así sucesivamente. El amor y la bondad que sentimos hacia otros no sólo sirve para que otros se sientan queridos y noten que importan a otras personas, nos ayuda también a desarrollar la felicidad y la paz interior. Podemos operar conscientemente de diversas maneras para desarrollar sentimientos de amor y bondad. Para algunos de nosotros, el sistema más eficaz de hacerlo es a través de la religión. Otros pueden conseguirlo por medio de prácticas no religiosas. Lo importante es que cada uno de nosotros se tome de modo sincero y serio la responsabilidad que tenemos los unos hacia los otros...

El trabajo comunitario es una práctica religiosa habitual —piensa en las diversas órdenes caritativas de la Iglesia Católica, por ejemplo—, pero como práctica no religiosa igualmente podría enmarcarse en «la responsabilidad que tenemos los unos hacia los otros».

El sufrimiento humano no tiene límites. No hay manera de que un individuo lo disminuya de forma significativa en su totalidad a través de las buenas acciones, por muchas que emprenda. Pero al dedicar parte de tu tiempo y energía a ayudar a otros individuos puedes influir positivamente en tu forma de sentirte, y en cómo se sienten los demás, y esa diferencia se traducirá en mayor felicidad y paz interior, y por lo tanto en una salud mejor. Y como individuo más feliz y más sano que se siente más en paz, estimularás de forma natural esas cualidades en la gente que te rodea.

Aunque sepas que tus contactos son satisfactorios, que tienes una familia cariñosa, que no has matado una mosca en tu vida y que firmas talones para organizaciones caritativas con cierta frecuencia, puedes beneficiarte de esta tarea que te propongo esta semana. Quiero que pienses de qué manera puedes serle útil al menos a otra persona. Podrías dedicar varias horas de trabajo como voluntario a una organización comunitaria, por ejemplo, o ayudar de alguna manera a personas incapacitadas o enseñar a alguien alguna destreza que tú domines o distraer a alguien que esté enfermo o que no pueda salir de su casa. Las posibilidades son infinitas; dejo en tus manos que las analices. Recuerda: el trabajo comunitario es una manera de desarrollar y demostrar tu sentido de conexión universal con otros seres humanos. Esta es en verdad la recompensa, y lo he incluido en el Programa de Ocho Semanas porque lo considero un elemento clave dentro de la visión general de la salud.

Dieta

A continuación, te ofrezco algunas recetas más para que las pruebes esta semana:

Sopa de lentejas

PARA 8 PERSONAS

1 libra (½ kg) de lentejas verdes
1 hoja de laurel
3 zanahorias grandes, peladas y en rodajas
2 manojos de apio, en rodajas
1 cebolla grande, en rodajas muy finas
1 cucharada de aceite de oliva
2 tazas de tomate triturado o puré de tomate
sal y vinagre (de vino tinto o balsámico) al gusto
8 salchichas de tofu (opcional)

1. Tría las lentejas para que no queden piedras, suciedad u otros objetos extraños. Lávalas bien bajo el chorro del grifo de agua fría. Ponlas en una olla grande y cúbrelas al menos con 6 pulgadas (15 cm) de agua; añade el laurel. Lleva a ebullición, quita la espuma, mantén el fuego bajo y deja que hiervan suavemente, sólo cubiertas en parte, hasta que queden «al dente», alrededor de 45–60 minutos.

2. Echa las zanahorias, el apio y la cebolla. Déjalo hervir, parcialmente tapado, hasta que las zanahorias queden tiernas, unos 20–30 minutos.

3. Añade el aceite de oliva y los tomates. Cuece a fuego lento, sin destaparlo del todo, hasta que las lentejas queden blandas y cremosas, 1 hora más de cocción aproximadamente. Remueve de vez en cuando y, si fuera necesario, échales un poco de agua para que no se peguen.

4. Aderézalas con sal y vinagre al gusto, y retira el laurel antes de servirlas.

Opcional: añade las salchichas de tofu cortadas en rodajas durante la última hora de cocción.

Chili vegetariano

PARA 8 PERSONAS

1 libra (½ kg) de judías pintas (variedad Anasazi,
a ser posible)
2 cebollas grandes, en rodajas
2 cucharadas de aceite de oliva
1 cucharada de chili rojo de Nuevo México en polvo, poco picante
1 cucharada de chipotle seco, desmenuzado
1 cucharada de orégano en hoja seco
1 cucharada de comino molido
½ cucharadita de pimienta inglesa
1 lata grande de tomate triturado (aprox. 28 onzas o 800 g)
5 dientes de ajo, aplastados
sal al gusto

ACOMPAÑAMIENTO
1 cebolla cruda troceada
2 tomates troceados
2 tazas de lechuga desmenuzada
1 docena de tortillas de maíz

1. Comprueba que no queden piedras o suciedad en las judías, lávalas y déjalas en remojo la noche anterior. Escúrrelas.

2. Cubre las judías con 2 pulgadas (5 cm) de agua fresca, llévalas a ebullición, mantén el fuego bajo, tápalas parcialmente y cuécelas hasta que estén tiernas, unas 2 horas, manteniendo el nivel de agua constante y añadiendo más si es necesario.

3. Mientras tanto, fríe las cebollas a fuego medio en el aceite de oliva hasta que se doren. Añade el chili en polvo, el chipotle, el orégano, el comino y la pimienta inglesa. Cocínalo todo junto durante 2 minutos.

4. Añade los tomates y deja que se hagan a fuego lento 5 minutos.

5. Vierte esta mezcla sobre las judías junto con el ajo. Cuece a fuego lento, parcialmente tapado, durante una hora más, vigilando para que no se quemen, hasta que empiecen a deshacerse y la salsa se espese.

6. Añade sal al gusto y más chili si quieres un plato más picante. Sírvelas en bols con la guarnición: cebolla cruda cortada, tomates, lechuga troceada y las tortillas de maíz calientes.

Puedes variar este plato añadiendo alguno de los siguientes ingredientes al sofrito: shiitakes frescos u otra variedad de hongos (sofríelas en aceite hasta que empiecen a dorarse, o usa hongos secos y devuélveles su consistencia normal metiéndolos en agua), zanahorias cortadas o gluten de trigo (el gluten de trigo lo puedes encontrar desecado en una tienda de dietética). Otra variante sería rociarlo con unos golpes de vinagre balsámico.

Ensalada de cebada

PARA 4 A 6 PERSONAS

3 tazas de caldo vegetal (consulta las páginas 128–131) o agua
1 taza de cebada perlada
sal al gusto

ADEREZO
3 cucharadas de aceite de oliva
3 cucharadas de jugo de limón recién exprimido
3–4 dientes de ajo, aplastados
sal al gusto
½ taza de perejil fresco trinchado
1 manojo de escalonias, en rodajas finas
1 manojo de rábanos, en rodajas
1 pepino, pelado, sin semillas, cortado a dados
1 pimiento rojo, sin semillas y en rodajas (anillos)
½ taza de menta fresca, desmenuzada

1. Lleva a ebullición el caldo vegetal (o agua). Añade la cebada y la sal si te gusta. Tápalo, baja el fuego y deja cocer hasta que la cebada esté tierna y el líquido se haya consumido, alrededor de 45 minutos.

2. Mezcla el aderezo y viértelo sobre la cebada.

3. Deja que la cebada se enfríe. Entonces añade el perejil, las escalonias, los rábanos, el pepino, el pimiento rojo y la menta. (Si no tienes menta fresca, añade ¼ de menta seca al aderezo.)

4. Mezcla bien y déjalo enfriar unas horas antes de servirlo.

Ensalada de col estilo asiático
PARA 8 PERSONAS

1 col mediana
1 col lombarda mediana
3 cucharadas de sal marina
3 zanahorias grandes

ADEREZO
⅔ taza de vinagre de arroz sin sazonar
¼ taza de azúcar moreno claro
1½ cucharadas de aceite de sésamo tostado
escalonias cortadas y semillas de sésamo tostadas (opcional)

1. Quita las primeras hojas de las coles. Corta las cabezas a cuartos; separa los corazones y déjalos aparte. Trocea las coles muy finas o desmenúzalas con una trituradora. Ponlas en un bol grande y rocíalas con la sal marina. Remuévelo todo para que la sal quede bien distribuida y déjalo ablandar durante 1 hora.

2. Mientras tanto, pela las zanahorias y rállalas en tiras finas.

3. Tira el líquido que haya soltado la col y luego lávala bien con agua fría para eliminar el exceso de sal. Pruébala; si aún sigue estando demasiado salada, vuélvela a lavar.

4. Añade las zanahorias y el acompañamiento. Mézclalo todo bien, rectifica los condimentos y déjalo reposar durante 1 hora, por lo menos, antes de servir.

Adiciones opcionales: escalonias picadas y semillas de sésamo tostadas.

Arroz silvestre para días festivos
PARA 6 PERSONAS

1 taza de hongos secos
1 taza de arroz salvaje
½ taza de jugo de naranja recién exprimido
¼ de copa de jerez seco
½ taza de zanahorias cortadas
2 cucharadas de perejil fresco picado
salsa de soja con sal o natural, al gusto
⅓ taza de nueces del país, nueces pacanas o
avellanas, desmenuzadas (opcional)

1. Pon los hongos en agua hasta que se ablanden. Escúrrelos, reserva el líquido y córtalos.

2. Lava bien el arroz silvestre con agua fría y ponlo en una olla grande con el líquido restante de los hongos (excepto el sedimento que haya podido quedar); añade lo que falte para hacer dos tazas.

3. Echa el jugo de naranja, el jerez y las zanahorias. Llévalo a ebullición, reduce el fuego, tápalo y cuece a fuego lento durante 30 minutos.

4. Añade los hongos y continúa cociendo hasta que el arroz quede tierno y el agua se haya absorbido.

5. Échale el perejil y la salsa de soja a tu gusto.

Opcional: rocía con ⅓ taza de frutos secos (nueces del país, pacanas o avellanas).

Tofu con salsa de cilantro

PARA 4 PERSONAS

1 pastel de tofu firme de 1 libra (½ kg)
1 cucharada de sal

SALSA
1 cucharada de aceite de colza
1 cucharada de jengibre cortado muy fino
½ taza de cilantro fresco, cortado
1 cucharada de salsa de soja natural
1 cucharadita de azúcar moreno claro

1. Corta el tofu en 4 lonchas alargadas. Ponlas en una cazuela con 3 tazas de agua fría y la sal. Déjalo en remojo durante 30 minutos, luego llévalo casi a ebullición y mantenlo así durante 5 minutos sin que llegue a hervir.

2. Mientras el tofu se calienta, prepara la salsa. Calienta el aceite de colza en una sartén y añade el jengibre. Sofríelo durante 1 minuto, luego añade el cilantro, la salsa de soja y el azúcar, y cocínalo a fuego muy vivo durante 1 minuto.

3. Aparta el tofu del fuego, escúrrelo, ponlo con mucho cuidado en un plato caliente y añade una cucharada de la salsa por encima.

Suplementos

Esta semana quiero que te asegures de tomar Co-Q-10 junto con el resto de la fórmula antioxidante. La coenzima 10, Co-Q-10 o ubiquinona, se fabrica de forma natural en el cuerpo. Además de actuar como un potente antioxidante, incrementa el uso del oxígeno a nivel celular, lo cual mejora el funcionamiento de las células del músculo cardíaco y potencia tu capacidad para el ejercicio aeróbico. Se han hecho múltiples ensayos y su empleo es amplio. Lo recomiendo con frecuencia a mis pacientes, incluidos los que tienen cáncer, diabetes, enfermedad de las encías y enfermedad de Parkinson, y creo que sus beneficios superan cualquier riesgo. El principal problema que plantea es la biodisponibilidad: cuánto entra en el sistema y cuánto se usa. Las nuevas presentaciones emulsionadas y en forma de gel se absorben mucho mejor pero de todos modos deben ingerirse con comidas que contengan grasa. Recomiendo 60–120 miligramos de una de las formas más novedosas. Ten presente que los medicamentos de statin tan recetados en los últimos tiempos inhiben la producción de este compuesto por parte del propio cuerpo. Cualquiera que esté tomando statin para tratarse de niveles elevados de colesterol debería tomar suplemento de Co-Q-10.

Mental/Espiritual

Esta semana tu cometido tiene que ver con la tarea general. Haz algo para reanudar el contacto con alguien con quien estés enemistado, en otras palabras, que practiques el perdón.

Las relaciones humanas son complejas; a menudo están marcadas por altibajos. El gozo del contacto íntimo a menudo está contrarrestado por el dolor de la separación y del distanciamiento. La separación de personas que han estado próximas normalmente levanta dosis considerables de ofensas y sentimientos de culpa, ya que cada parte se siente agraviada y encuentra justificación para mantener las distancias. Dar el primer paso hacia la reconciliación es difícil, requiere madurez emocional y cierta habilidad; también puede ofrecerte un contacto más profundo con tu yo superior. Errar es humano, perdonar, divino.

Si te animas a iniciar esta semana el proceso para recuperar una relación estropeada, te habrás ganado todos mis respetos. Independientemente de los resultados, habrás demostrado voluntad para restaurar un contacto que en otro momento era importante para ti, y esa voluntad es saludable en sí misma. Y si de ello obtienes resultados, habrás recuperado un amigo perdido. De cualquier forma, habrás logrado mejorar tu bienestar ya que el perdón beneficia a uno mismo y no sólo al otro. Al perdonar reduces tu propio dolor emocional y experimentas mayor paz interior, sea cual sea la respuesta de la otra persona. El perdón se puede practicar con personas que se hayan lejos e incluso con las que ya han fallecido; si aún las llevas en el recuerdo y en el corazón, puedes establecer un diálogo interior con ellas.

En el libro *Healing into Life and Death,** Stephen Levine nos enseña un ejercicio de meditación sobre el perdón que se puede aplicar en estos casos. Voy a citar un fragmento de este ejercicio para poner un ejemplo de perdón interior incluso cuando la comunicación externa no es posible.

Empieza por incorporar a tu mente y a tu corazón la imagen de personas por las que sientes cierto resentimiento. Lentamente, intenta percibir una imagen, un sentimiento o alguna noción de ellos. Invítalos amablemente a entrar en tu corazón por un momento.

Estate atento a cualquier temor o enojo que surja para limitar o negarles la entrada y acállalos con benevolencia. Sin forzar nada. Es sólo un experimento sincero por el que invitas a esa persona a entrar.

Y, en silencio, dile desde tu corazón: «Te perdono».

Ábrete, percibe su presencia y di: «Te perdono todo el dolor que hayas podido ocasionarme en el pasado, intencionalmente o no, con tus palabras, pensamientos, acciones. Sea cual sea el modo en que me hayas provocado dolor en el pasado, te perdono».

Advierte por un momento el desahogo que te proporciona relacionarte con esa persona con la posibilidad del perdón.

Deja que se desvanezcan esos muros, esas cortinas de resentimiento y que tu corazón se sienta libre; que tu vida sea más liviana.

---

* Hay traducción al castellano: *Sanar en la vida y en la muerte,* Libros del Comienzo, Madrid, 1996 (*N. del E.*).

«Te perdono por cualquier cosa con la que me hayas podido ocasionar dolor, intencionalmente o no, a través de acciones, palabras o incluso pensamientos, o de cualquier cosa que hicieras o que dejaras de hacer. Fuera cual fuera la forma en que el dolor llegó a mí a través de ti, te perdono. Te perdono.»

Por supuesto, si te decides a probar esta meditación, deberías hacerlo con el máximo de atención y concentración y sin distraerte. Cambia con toda libertad las palabras para adaptarlas a tu propio estilo y necesidades y observa cómo te sientes después.

Las tareas que te he encomendado esta semana son diferentes en cierto sentido a las de las seis semanas anteriores; tengo en cuenta que algunos lectores encontrarán dificultades en ellas. Probablemente, prestar algún servicio comunitario y practicar el perdón no sea tan sencillo como tomar vitamina C o probar un plato de acelgas, pero son elementos primordiales de este Programa de Ocho Semanas. Enmendar las relaciones y aliviar el dolor emocional y la sensación de aislamiento presentes en la raíz de muchas enfermedades humanas es un paso necesario para ayudar al sistema curativo a rendir de forma más eficaz. Cualquier programa de salud óptima que omitiera este tipo de empeños sería incompleto.

Opcional

Si quieres continuar experimentando con la restricción dietética, un día intenta limitar la ingestión de alimentos a jugos de frutas, agua e infusiones de hierbas. Como ya te he dicho, el jugo recién exprimido, si puedes conseguirlo, siempre es mejor; de lo contrario, emplea jugo natural sin azúcar añadido. Hay jugos embotellados demasiado dulces, que conviene diluir con un poco de agua. Esto te ayudará a prepararte para la semana que viene, cuando te pida que ayunes sólo con agua, si es que te sientes con ánimos de hacerlo.

Relato de una curación:
El poder de las relaciones íntimas

Peter R., un escritor de Nueva York, cuarenta años, casado y con hijos, me envió este informe:

Voy a explicarle mi propia historia sobre sexo, relaciones íntimas y cura del resfriado común simplemente porque es una de las cosas más asombrosas que me han sucedido en la vida.

A los dieciocho años empecé el primer curso en la universidad, y estaba perdidamente enamorado de mi novia. Era ese tipo de relación total, en toda su potencia, de mente-cuerpo-alma. Mi curación tuvo lugar un viernes por la noche en pleno invierno, cuando ya me encontraba en el tercer o cuarto día de lo que prometía ser un miserable resfriado de nueve días (tres de ponerte enfermo, tres de estar enfermo y tres de recuperarte). Presentaba todos los síntomas: dolor de garganta, nariz tapada, fiebre, cansancio. No había ido a clase ni tenido noticias de mi novia, así que di por supuesto que tendría algún plan para la noche. Obviamente estaba demasiado enfermo como para salir y hacerle pasar un buen rato del tipo que fuera.

Se presentó a eso de las seis. Imagino que cuando oí que llamaban a la puerta me puse distraídamente unos tejanos. Tal vez llevaba varios días sin afeitarme, ducharme o peinarme y mi aspecto debía de ser lamentable, pero no me importaba en lo más mínimo. Seguro que me alegré de verla —como siempre—, aunque sé que me quedé sorprendido y cautivado cuando esa jovencita, que no era Florence Nightingale, me dio un gran beso romántico en la boca, con la suya completamente abierta, y empezó a desvestirse. Recuerdo que me emocionó enormemente que ella quisiera tener relaciones íntimas conmigo aquella noche. Pues sí, soy de esa escuela en la que más bien te guardas los gérmenes para ti y te mantienes apartado de la gente cuando estás enfermo. Y ahí estaba ella, el amor de mi juventud, que quería resfriarse, exponiendo su propia salud para poder estar conmigo, para hacer el amor conmigo, que es lo que hicimos hasta el amanecer. Luego nos dormimos.

Cuando me desperté a la mañana siguiente, probablemente bastante tarde, juro que el dolor de garganta, la nariz tapada, la fiebre y todo lo demás habían desaparecido. Algo de la intensidad de nuestra relación íntima y sexual acabó con aquello que se había apoderado de mí. Nada de medicinas, nada de nada, sólo caricias, sabores, sonidos, olores y dos corazones que latían al unísono. Fue mucho, mucho más eficaz que «Tómese dos pastillas y llámeme por la mañana».

12
Octava semana

Tareas

- Revisa los cambios que has hecho en tu estilo de vida durante estas semanas del programa y reflexiona sobre cuántos de ellos deseas conservar. Elabora un plan realista que puedas seguir fielmente durante las próximas ocho semanas.

Dieta

- Piensa de qué manera puedes continuar con los cambios dietéticos de este programa en el futuro.

Suplementos

- Empieza a tomar un tónico y comprométete a probarlo durante dos meses para ver cómo funciona sobre tu nivel de energía, resistencia y aspecto.

Ejercicio

- Alcanza tu objetivo de caminar 45 minutos, cinco días a la semana.

Mental/Espiritual

- Continúa con los ejercicios de respiración. Empieza a utilizar la Respiración Relajadora cada vez que te sientas nervioso o alterado; no olvides hacerlo al menos dos veces al día.
- Trata de extender el ayuno de noticias a toda la semana. Cuando acabe, piensa en cuántas noticias deseas que entren en tu vida en el futuro.
- Piensa en gente que te haya hecho daño o te haya puesto furioso. Trata de comprender sus actos y perdonarlos. ¿Eres capaz de expresar perdón al menos hacia uno de ellos?
- Para acabar el programa, prémiate con un precioso ramo de flores. ¿Por qué no comprar otro para alguna otra persona?

Opcional

- Esta semana prueba a hacer un ayuno sólo con agua. Puedes tomar alguna infusión de hierbas con limón si te apetece algo caliente, pero nada que sea calórico. Si te resulta demasiado duro, bebe un poco de jugo de fruta diluido. Toma vitamina C, pero ese día sáltate los demás suplementos.

COMENTARIO

¡Felicidades! Casi has llegado al final del Programa de Ocho Semanas. Esta semana acabarás de ajustar las modificaciones de las semanas pasadas y te prepararás para reafirmar tu nuevo estilo de vida, más sano, que llevarás el resto de los años que te quedan por delante. Estoy seguro de que llegados a este punto ya has entendido que este programa no es un régimen de ocho semanas o un plan intensivo de puesta en forma que una vez alcanzado el objetivo a corto plazo, puedes abandonar, como si hubieras conseguido que te sentara bien tu nuevo traje de baño. En este caso, la cuestión no es seguir todas las instrucciones y luego regresar a tu antigua forma de vida. Continúa avanzando en dirección hacia la salud óptima.

Tareas

Me gustaría que empezaras a pensar en la Novena semana. ¿Serás capaz de continuar con los numerosos cambios que hasta ahora te he pedido que apliques a tu estilo de vida? ¿Alguno de ellos te parece poco realista? (Tal vez a estas alturas ya te hayas convencido de que odias el brócoli con toda tu alma.)

La cuestión en la que hay que centrarse esta semana es en cómo tirar adelante este plan. Si crees que lo puedes llevar a la práctica, tienes que adaptarlo a tu persona para poderlo aplicar a las circunstancias concretas de tu vida. En la siguiente sección del libro expongo unos cuantos planes que se adaptan a las necesidades de cada persona en particular: jóvenes, personas mayores, mujeres embarazadas y aquellas con factores de riesgo ante una enfermedad concreta. Sugiero que revises toda esta información para que te hagas una idea de cómo se puede modificar el programa; por favor, entiende que se trata de un plan muy flexible en sus detalles. Quiero que sigas su espíritu, su esencia, y que modifiques los detalles de manera que funcionen para ti sin ser una carga o sin que te hagan sentirte limitado, privado de algo o coaccionado. Una salud mejor debería traer consigo una sensación de mayor libertad, júbilo y levedad del ser.

Por favor, repasa conmigo los proyectos de las semanas anteriores y considera cómo puedes aplicarlos a partir de la Novena y en el futuro.

La Primera semana, te pedí que tomaras conciencia de los alimentos perjudiciales para la salud que pudieras guardar en tu despensa. No creo que esto presente muchas dificultades. Una vez comprendido el impacto de ciertas grasas, edulcorantes y colorantes artificiales sobre el potencial de sanación de tu cuerpo, debería parecerte fácil excluirlos de tu hogar. Si comes un montón de carne y derivados lácteos, tendrás que rebajar su consumo, por su contenido en grasa saturada. Recuerda que el queso es la principal fuente de grasa saturada en la dieta occidental, y empieza a partir de ahí. La recomendación a lo largo del Programa de Ocho Semanas de reducir en tu dieta el consumo de alimentos de origen animal está en perfecta consonancia con el actual pensamiento médico y científico en relación a los riesgos que esto significa de contraer enfermedades que matan e incapacitan prematuramente a la gente en nuestra sociedad. Cuando escribí la primera edición de este libro, la Sociedad Americana Contra el Cáncer acababa de editar nuevas pautas alimentarias que instaron a recortar el consumo de alimentos con alto contenido en grasa, en especial los procedentes de fuentes animales. «Emplea la carne como guarnición —decía la Sociedad— más que como el ingrediente principal de su comida».

No creo que te cueste mucho aprender a depender de un buen aceite de oliva para preparar los alimentos. Sin embargo, sí que vas a encontrarte con dificultades a la hora de evitar productos elaborados con grasas parcialmente hidrogenadas, ya que están por todas partes. Adopta el hábito de leer las etiquetas y de tomarte la molestia de buscar productos alternativos, en establecimientos de alimentación natural.

La Segunda semana te pedí que pensaras en el agua que bebes y que tomaras las medidas necesarias par garantizar su pureza. Esto implicaba hacer alguna reforma en casa y quizás algún gasto, pero una vez que emprendas las acciones necesarias, esta medida no te exigirá nada más. No quiero que te vuelvas paranoico con el agua cuando estés fuera de casa. La idea es aminorar la exposición prolongada a las toxinas presentes en el agua que puedan comprometer tu sistema curativo.

El principal proyecto para la Tercera semana —aprender cosas sobre los productos cultivados orgánicamente— requería por un lado algunos deberes y un compromiso constante. Por supuesto, tendrás que tomarte más molestias y gastar más dinero para conseguir frutas y verduras sin toxinas, pero te resultará más fácil si sabes de antemano cuáles son los cultivos más contaminados y adaptas tus compras en ese sentido (consulta www.food news.org/reportcard.php). No vale la pena lamentarse por los productos no orgánicos que comes; en vez de eso concéntrate en seguir las recomendaciones en la medida de lo posible, consciente de que con ello ayudas a tu cuerpo a reducir la carga de toxinas. (Acuérdate de lavar todas las frutas y verduras.) También quiero recordarte que, sea cual sea la manera en que colabores a aumentar la demanda de frutas y verduras cultivadas sin agroquímicos, nos facilitarás el trabajo a todos los demás en el futuro ya que la agricultura orgánica crecerá en función de la demanda del consumidor; a medida que ésta crezca, la calidad y disponibilidad de los productos orgánicos aumentará y los precios bajarán.

El otro proyecto para la Tercera semana era que te apartaras o te distanciaras de fuentes de energía tóxica. Eso te puede suponer algún trastorno pero no creo que sea una recomendación demasiado difícil de seguir.

Del mismo modo, los proyectos de la Cuarta semana requerían un esfuerzo y un desembolso de dinero: corregir lo que te impide dormir bien y mejorar la calidad del aire en tu casa con filtros y plantas de interior.

En la Quinta semana te pedí que experimentaras los baños de sudor en una sauna o en un lugar donde puedas tomar baños de vapor. Y ahora que estás a punto de acabar el programa, puedes decidir con qué frecuencia quieres seguir adelante con esta costumbre. Si te gusta, te la recomiendo como un ingrediente permanente de tu estilo de vida, con la frecuencia que a ti te parezca oportuna. Tal vez hayas localizado una instalación en algún gimnasio cercano o en casa de un amigo. Si encuentras que te sienta bien, podrías considerar la posibilidad de instalar una sauna o un baño de vapor en tu propia casa. Cuando me trasladé de casa hace unos años, hice que trasformaran un viejo trastero en un baño de vapor que utilizo con regularidad excepto en verano (vivo en Arizona). Existen unidades de vapor relativamente baratas que se pueden instalar en un cuarto de baño normal y corriente. Si todo esto te parece demasiado complicado para tu gusto, puedes tomar una sauna o un baño de vapor de vez en cuando, después de haberte entregado en exceso a la comida y a la bebida, de haberte expuesto demasiado a las toxinas o cuando creas que tu sistema curativo puede necesitar un refuerzo.

El proyecto para la Sexta semana era que te informaras acerca de los tónicos y seleccionaras algún producto que pudieras empezar a usar ahora. Empieza a tomarlo con regularidad a partir de esta semana y continúa haciéndolo durante dos meses completos. Al finalizar este plazo de tiempo haz una valoración de cómo crees que te sienta y decide si quieres continuar. Recuerda que los tónicos que he descrito no son tóxicos y pueden emplearse durante largos períodos de tiempo; de hecho, sus beneficios en muchos casos aparecen de forma gradual y acumulativa sólo después de su uso regular a largo plazo. Si tu primera elección no te da buenos resultados después de haberlo usado entre seis y ocho semanas, prueba con otro.

Por último, la semana pasada te pedí que prestaras algún servicio comunitario, que antepusieras las necesidades e intereses de los demás a los tuyos de la forma que tú decidieras. Por supuesto, no pretendo que esta sugerencia expire al finalizar la semana. Como ya te he explicado, la costumbre de dedicar parte de tu tiempo y energía a ayudar a los demás sin esperar nada a cambio te reportará en realidad grandes recompensas en forma de una mejor salud espiritual, mental y por último física, siempre que conviertas esta costumbre en un factor constante de tu estilo de vida. Dejo en tus manos la manera de aplicar este proyecto y de continuar con él. Tal vez ya estés haciendo algo parecido y simplemente necesites reconocerlo por lo que es. Quizá tengas que desarrollarlo un poco. De ti depende.

Dieta

Cualquier cambio en la dieta es difícil, pero creo que los que he sugerido aquí no obligan a hacer excesivos sacrificios y, de hecho, hasta te muestran nuevas maneras de experimentar el placer a la hora de comer; por otro lado, también puedes disfrutar sabiendo que aportas nutrientes a tu cuerpo que éste puede usar para proteger y reforzar su capacidad sanadora. Permíteme repasar estos cambios contigo para identificar cualquier obstáculo que te pueda impedir adoptarlos de forma permanente después de esta semana.

Las recomendaciones de la Primera semana —añadir brócoli y salmón o sardinas a la dieta— no deberían representar la más mínima complicación. Si no te gustan las sardinas y no quieres cocinar salmón en casa, puedes comerlo en un restaurante, ya que es uno de los platos habituales en todos los menús. Por desgracia, ahora el salmón servido en la mayoría de los restaurantes es salmón criado en piscifactoría («salmón atlántico»), y desde luego no es tan bueno como el salmón salvaje. Recuerda que los investigadores recomiendan encarecidamente comer más pescado que carne. También puedes usar semillas de lino recién aplastadas como fuente alternativa para incorporar ácidos grasos omega-3 si no te gusta el pescado. Aumentar la ingestión de omega-3 como parte de tu dieta regular es una manera de garantizarte la salud a medida que te haces mayor, ya que estos compuestos ayudan al cuerpo de distintas maneras a reducir los riesgos de contraer muchas enfermedades.

En cuanto al brócoli, si a estas alturas ya lo odias, no olvides que en este caso la recomendación era comer más verduras y frutas frescas; el brócoli es uno de los representantes de esta categoría de alimentos y, si de verdad no te gusta, tienes muchas otras opciones (incluidos sus parientes crucíferos: col, repollo, coliflor). Reconozco que la preparación de verduras requiere cierta destreza y tiempo. Por este motivo te he ofrecido algunas recetas deliciosas y fáciles de preparar que espero te den ideas para otros platos. Para la principal receta de brócoli sólo necesitarás unos diez minutos e indudablemente vale la pena tanto por su sabor como por su contribución a la salud. Limpiar y trocear verduras puede resultar muy relajante, una especie de ejercicio de meditación que te ayudará a desprenderte de las preocupaciones del día. Si, por cuestiones de tiempo, te ves obligado a comer verduras congeladas, no dejes de hacerlo; es mejor que no comerlas. O bien decídete a comer verduras cuando salgas a cenar fuera de casa.

La Segunda semana te pedí que comieras más cereales integrales y que probaras la semilla de soja. La primera recomendación no tiene por qué resultar difícil a menos que seas un auténtico adicto a la harina blanca. Si es así, puedes añadir algunos platos integrales a tu dieta. En cuanto a los alimentos de soja, espero que desde la tercera semana hayas encontrado alguno que quieras continuar comiendo o que a estas alturas ya te gusten algunas de las recetas de tofu y tempeh que te facilité. Los alimentos de soja te permitirán recortar un poco más el consumo de carne y seguir disfrutando de los aromas y texturas de los alimentos de origen animal. Como sé que esto puede representar un duro golpe para algunos, lo único que puedo hacer es animarte a seguir experimentando hasta que encuentres productos de soja que te gusten. Ahora sí que se pueden encontrar en todas partes y, si los incorporas a tu dieta, darás un fantástico salto nutricional hacia adelante en pro de una salud mejor a largo plazo.

También en la Segunda semana, te pedí que probaras el té verde, en especial si consumes otras formas de cafeína. Ten en cuenta que no te digo que renuncies al café. (Puedes leer en otros de mis libros lo que opino acerca de los efectos de esa bebida sobre la salud.) Simplemente quiero que pruebes algo nuevo y que consideres la posibilidad de añadirlo como tónico o de usarlo para reemplazar algunas de las fuentes de cafeína.

No puedo imaginarme que incluir ajo en tu vida sea un problema, aunque hasta ahora no lo hayas hecho nunca. Los beneficios que representa para la salud son tan numerosos y están tan documentados, y su aroma es tan fascinante combinado con tantas clases distintas de alimentos, que ni siquiera quiero pensar que esta sugerencia de la Cuarta semana represente algún problema para ti, excepto si aún tienes que superar los problemas infundados de ofender a los demás con el olor de esta hierba maravillosa. Igual de fácil debería ser continuar tomando más jengibre, algo que empezaste a hacer en la Quinta semana.

Añadir verduras cocinadas a tu dieta, como te pedí en la Sexta semana, tal vez sea más duro, primero, porque estas verduras son nuevas para ti y segundo porque requiere cierto esfuerzo cocinarlas. Espero que confíes en las recetas que te he dado, ya que las he elaborado para mostrarte la versatilidad de las verduras y lo sencillo que es prepararlas. Por mi parte, puedo convertir una col en un delicioso plato principal en cuestión de quince minutos y tengo la seguridad de que tú también. Las verduras son baratas y altamente nutritivas. Una vez que llegues a conocerlas y compruebes las posibilidades que ofrecen, creo que te será más fácil comerlas a menudo.

Y aquí acaba el resumen de los cambios alimenticios que el programa te ha pedido hacer; creo que no son tan abrumadores como para que no seas capaz de mantenerlos durante la Novena semana y en el futuro.

Suplementos

Lo único que tienes que hacer es acordarte de tomar la fórmula antioxidante cada día. Eso quiere decir acostumbrarte a tomar las tres vitaminas y el selenio y asegurarte de que no te quedas sin ellas. Puedes tomarlas, y deberías hacerlo, durante el resto de tu vida. Por lo que se refiere a reducir el riesgo de contraer alguna enfermedad, las ventajas son demasiado importantes como para pasar de todo.

Ejercicio

Aquí el reto va a ser el tiempo. ¿Dispones de tiempo suficiente para dar un paseo energético de cuarenta y cinco minutos la mayoría de los días de la semana? Igual tienes la suerte de poder ir caminando al trabajo o recorrer un tramo a pie. Tal vez tengas que pasarte un rato subido a la cinta móvil de un gimnasio. (No me gusta tanto como caminar de verdad, pero a algunas personas les sirve.) Quizá puedas caminar por unas galerías comerciales mientras haces la compra. La cuestión es usar tu cuerpo de manera sensata, sin que resulte traumático. Si ya sigues una rutina de ejercicio físico que te satisface, continúa con ella, pero intenta caminar un poco. No olvides que una caminata ofrece a la salud algunos beneficios que otro tipo de ejercicio no puede, y continuará sirviéndote como el mejor de los ejercicios físicos cuando seas mayor. Hazlo siempre que puedas, mientras lo hagas a gusto y se adapte bien a tu estilo de vida.

Todavía debería ser más sencillo realizar los estiramientos, ya que no necesitan demasiado tiempo y sientan de maravilla. Tanto si decides practicar yoga como si no, recuerda el principio general: siempre que tu cuerpo haya permanecido un rato en una posición, estíralo en la dirección contraria.

Mental/Espiritual

Las recomendaciones que te he hecho bajo este encabezamiento son los elementos más distintivos del Programa de Ocho Semanas, y absolutamente esenciales en él. Son muchos los expertos que al definir una vida saludable hablan de tener en cuenta los factores mentales y espirituales a la hora de configurar la salud total, pero pocos los que ofrecen consejos concretos y prácticos sobre cómo trabajar con ellos. Por mi parte, te he sugerido unos cuantos ejercicios y tareas en esta sección que espero te hayan parecido lo suficientemente interesantes como para desear incorporarlos a tu vida de forma permanente.

Los ejercicios de respiración son cruciales. Requieren poco tiempo y esfuerzo, los resultados son inmediatos y las ventajas a largo plazo inmensurables. Si disfrutas observando tu respiración, experimenta un poco más y amplía el tiempo que le dedicas, ya que es una manera indolora y apacible de desarrollar una práctica meditativa. He llegado a creer que la respiración es la llave maestra para disfrutar de una salud óptima, tanto por sus efectos directos sobre la fisiología, especialmente del sistema nervioso, como por ser el eslabón definitivo que une cuerpo, mente y espíritu. Ningún otro componente del Programa de Ocho Semanas dispone de tanto potencial para mejorar tu bienestar con tan poco tiempo y esfuerzo.

Si mis recomendaciones para que disfrutes de las flores, los parques, la música y el arte te representan algún problema, siento mucho decirte que mi ayuda no va a servirte de nada. Cuanto más permitas que estas influencias entren en tu vida, más feliz y sano te sentirás.

Esta semana te he pedido que intentes excluir del todo las noticias de tu vida, un ayuno de noticias verdaderamente serio. Recuerda: mi intención no es que dejes de estar informado de la situación mundial, sino que descubras el hecho de que eres tú quien elige el número de noticias que quieres que lleguen a tu conciencia, especialmente si trastornan tu equilibrio emocional y espiritual, y que lo lleves a la práctica. A partir de la Novena semana puedes decidir qué cantidad de noticias deseas volver a dejar entrar.

También quiero que a partir de esta fecha seas más consciente del concepto de curación. Sigue tomando nota de tus propias experiencias acerca del tema, investiga sobre las experiencias vividas por otros, lee textos que hablen de curaciones, coméntalos con la familia, amigos y colegas, tal vez incluso con tu médico. La noción, más que evidente, de que el cuerpo puede curarse a sí mismo si se le da la ocasión, de que quiere estar sano y de que el tremendo poder curativo de la naturaleza siempre está ahí para ayudarle, ha desaparecido de la investigación médica contemporánea, de su enseñanza y de su ejercicio profesional. Por eso, cuanto más se incorpore de nuevo al discurso intelectual de nuestra sociedad, más rápido empezará a abrazarla de nuevo la investigación, la enseñanza y la profesión médica. Un cambio de este tipo nos beneficiaría a todos porque, como ya he escrito a lo largo de los años, la manera en que experimentamos la realidad se ve influida por conceptos que tenemos o no en nuestras mentes. Cuanto más nos centremos en la curación como un hecho cotidiano, con más facilidad nos sucederá a nosotros mismos.

Por último, te he pedido que hagas cierto trabajo en el área de las relaciones humanas: buscar a las personas que te levanten el ánimo y pasar más tiempo con ellas, intentar enmendar relaciones deterioradas y practicar la compasión y el perdón procurando comprender los actos de los demás y perdonándolos tanto interna como externamente. Todas estas recomendaciones son consejos generales que no requieren seguir un régimen o programa determinado. Más bien indican una dirección importante que puedes tomar a la hora de procurarte una salud óptima, ya que la calidad de nuestras relaciones con nuestros congéneres tienen una potente influencia sobre nuestros estados corporales, mentales y espirituales. Obviamente, se trata de un trabajo constante que simplemente debería convertirse en parte de tu forma de vivir, y que lo único que requiere es reconocer la importancia de las relaciones humanas y la voluntad de intentar mejorar las tuyas en concreto.

Opcional

Si has seguido las sugerencias que te he hecho en este mismo apartado las semanas anteriores, intenta ahora practicar un ayuno auténtico: sólo agua e infusiones de hierbas. No esperes estar a tope de energía, ni siquiera cumplir con tus rutinas habituales. Una opción es hacerlo durante el fin de semana, cuando puedas tomártelo con calma, distraerte y estar a gusto a pesar de no comer nada. Manténte caliente —algunas personas se enfrían si no alimentan su horno metabólico— y no compliques las cosas acompañando a la mesa a tus familiares y amigos mientras comen. Presta atención a cómo te sientes y a cómo cambia la experiencia de comer una vez que rompas el ayuno a la mañana siguiente.

Si te adaptas bien a estos experimentos, considera la posibilidad de repetirlos en el futuro: por ejemplo, cuando tengas la impresión de que estás a punto de resfriarte o simplemente si quieres dar un descanso a tu sistema digestivo después de un tiempo de haber comido en exceso, o bien porque quieras continuar experimentando con los efectos de las restricciones alimenticias o los ayunos sobre la conciencia.

Una vez más, estoy encantado de felicitarte por haber llegado al final de este programa. Sé que te seguirá funcionando en las semanas y años venideros.

En las páginas siguientes, te ofrezco unos cuantos relatos de curación de personas que siguieron el Programa de Ocho Semanas. Fíjate en que todos ellos se guiaron por su sentido común, fueron flexibles y modificaron las recomendaciones para adaptarlas a sus necesidades particulares.

Relato de una curación:
Una pareja sigue el programa

Roy y Marybeth Dawson de Tucson, Arizona, describen sus experiencias de la siguiente manera:

Iniciamos su programa en agosto de 1995.

Primera semana: Fuera la margarina y adelante con el aceite de oliva. Siempre habíamos comido brócoli. No comíamos salmón, ni sardinas ni arenque; jamás habíamos probado las semillas de lino. [Empezamos con la] vitamina C... Ya caminábamos dos millas al día (quince minutos por milla). (Roy se había recuperado sin secuelas notables de una prostatectomía hacía dos años: un montón de pensamientos positivos durante todo ese tiempo.) Hace falta trabajar más la Observación de la Respiración. Nuestros gatos se comen las flores frescas; tendremos que observarlas de lejos.

Segunda semana: Yo bebía agua embotellada; Roy seguía bebiendo del grifo. Hemos comprado *burgers* de soja y té verde (¡todo bueno!). Siempre hemos comido montones de zanahorias, no tomábamos [carotenoides]. Nuestra casa en el campo nos proporciona «sobreabundancia de belleza»: no hay necesidad de parques. Los ayunos de noticias resultan fáciles (vemos el parte meteorológico).

Tercera semana: No tenemos cultivos orgánicos por aquí cerca,

pero les compramos los productos a los granjeros en los mercados locales. Hemos retirado el radiorreloj de la mesilla. Tomo vitamina E; Roy no puede, toma Coumadin [un anticoagulante].

Cuarta semana: El área de nuestro dormitorio es tranquila.
Nos hace falta comer más ajo. Hemos rebajado la carne a una vez
a la semana o menos. Tenemos que acordarnos de hacer ejercicios
de respiración. Seguimos caminando dos millas, quince minutos
por milla.

Quinta semana: No tenemos saunas o baños de vapor por aquí
cerca. Hemos comprado jengibre cristalizado. Escuchamos música
embelesadera casi cada día.

Sexta semana: Nuestro tónico es un producto comercial que se
compone de una mezcla de hierbas con miel, melaza, polen de
abeja, vitaminas y minerales. Lo tomamos a diario.

Séptima semana: El trabajo comunitario se ha centrado en
nuestra labor como voluntarios en el parque Sabino Canyon,
guiando excursiones por la naturaleza y contribuyendo a que la
gente se entusiasme con la vida al aire libre, el «tónico» de la naturaleza. Lo hacemos siempre que podemos. Nuestras caminatas
siguen siendo de dos millas, treinta minutos al día.

Octava semana: Continuaremos como hasta ahora.

Resultados: Entre los efectos sutiles se incluyen una actitud
más positiva y esquemas mentales más tranquilos, más relajados.
Los síntomas físicos han disminuido o desaparecido. Por ejemplo,
Roy, que sufría el síndrome del codo de tenista, había sido tratado
sin éxito con cortisona y ahora se siente completamente curado.
También la soriasis en las palmas de las manos ha mejorado prácticamente en un ciento por ciento. Mi colesterol ha descendido de
205 a 183, y por otro lado he experimentado un aumento en las
lipoproteínas de alta densidad (HDL) y una disminución en la presión arterial.

El efecto más importante es nuestra resistencia en general. Los
dos llevamos diez años trabajando en el negocio de la hostelería y
estamos continuamente en contacto con viajeros y gérmenes. Nos
habíamos acostumbrado a padecer enfermedades que precisan
antibióticos, sin embargo, desde que iniciamos el programa no
hemos pasado un solo día enfermos.

Acabamos de terminar la construcción de una casa con balas de paja y hemos salido indemnes, física y mentalmente. Estamos construyendo un recinto para nuestros baños de vapor y seguiremos incorporando a nuestra vida lo que hemos aprendido de este programa. ¡Gracias!

Relato de una curación:
La mente actúa sobre
el dolor de espalda

Esta historia nos la explica Edie Crawford de Camp Verde, Arizona:

El verano pasado (1995), mientras viajábamos en coche desde Arizona a los Adirondacks, en Nueva York, me enteré de la existencia de su Programa de Ocho Semanas y empecé a leer el libro en cuanto llegamos a nuestro destino. Me encantó la idea de comprar flores cada semana y pasé muy buenos ratos yendo a la florería. En Arizona vivo en el desierto y disfruto de las flores silvestres, pero la verdad es que no puedo ir a una florería; por lo tanto, me supuso un gran placer. También disfruté enormemente con los ejercicios de respiración y aún continúo practicándolos. Tomo semillas de lino con bastante regularidad, las añado al yogur del almuerzo. Ya tomaba vitamina C, así que le sumé la vitamina E, el selenio, los carotenoides, el calcio y el magnesio y empecé a hacer caminatas diarias. Sufría de dolor de espalda crónico y «no podía» hacer mucho más. Por suerte, leí el libro que usted recomendaba [*Healing Back Pain: The Mind-body Connection (Curar el dolor de espalda: la conexión mente-cuerpo)* del doctor John Sarno (Warner, Nueva York, 1991)], lo que me ayudó a comprender la naturaleza del problema. Así que empecé a jugar a tenis, a correr, a navegar, a nadar, a practicar windsurf, a remar en canoa y a cabalgar; también volví a Arizona para bajar el Gran Cañón en canoa.

He adoptado la leche de soja para tomarla con los cereales del desayuno. Ya respetaba el ayuno de noticias y sólo de vez en cuando agarraba un periódico o ponía la radio, pero me pareció estupendo que alguien me confirmara algo que yo hacía por instinto.

Bebo más infusión de jengibre y como ajo con regularidad. Hemos construido un recinto para sudar en nuestro rancho. Intento comer más brócoli y pescado.

Creo que ahora logro ofenderme menos y me es más fácil perdonar. Entre los miembros de mi familia ha habido muchas ofensas y muchos nos hemos sentido dolidos. Todo esto me ha ayudado.

También he practicado un poco con imágenes comentadas durante ese verano, algo que aprendí de un libro. Sigo meditando, caminando y practico yoga a diario menos cuando viajo o estoy de excursión por el Gran Cañón.

Relato de una curación:
Informe desde Michigan

Esta historia describe la experiencia de Julia Sermersheim con el programa. Vive en Battle Creek, Michigan:

> He seguido aproximadamente el 90 por ciento de sus ideas durante los últimos tres años y medio, y no sólo ocho semanas.
>
> Limpié mi despensa y uso sobre todo aceite de oliva y un poco de mantequilla. Como brócoli semanalmente y algo de salmón y aceite de linaza. Tomo un gramo de vitamina C después de cada comida. Caminar es mi principal problema: me fatigo si camino más de veinte minutos, un par de veces por semana.
>
> Bebo agua destilada y tomo infusiones de hierbas. He acabado un curso de cocina macrobiótica y ahora como más legumbres, cereales, frutas, verduras y vegetales marinos. Bebo té verde. Estoy tomando una mezcla de carotenoides con un suplemento de multivitaminas.
>
> Básicamente compro legumbres y cereales orgánicos. No tengo manta eléctrica, ni televisión, ni video, ni computadora, y he dejado de usar el microondas. Para desayunar sólo como fruta. Como menos carne y más legumbres y cereales. Tomo vitamina E y selenio. Me gusta leer libros sobre la medicina del cuerpo y de la mente, sobre acupuntura, acupresión y sobre personajes creativos. Mi producción artística se centra en la elaboración de tapices.

Mi dormitorio es muy tranquilo y en invierno no uso calefacción. El aire frío me parece fantástico, y el olor es más limpio y fresco que en el resto de la casa. Como mucho ajo (entre tres y cuatro dientes dos o tres veces por semana). Trabajo a tiempo parcial.

No tomo baños de vapor, pero planeo hacerlo. Me hace ilusión probar la infusión de jengibre y caminar más.

He tomado cardo mariano. Mi acupuntor me dijo que no tomara ginsén, ya que calienta en exceso mi cuerpo. He experimentado con otros suplementos nutricionales y he notado en mí un nuevo nivel de energía y resistencia. Fui a ver la exposición de Degas en Chicago: maravillosa.

Colaboro como voluntaria en varias organizaciones. A través de seminarios y cursos he aprendido a dejar el pasado en el pasado y a vivir más en el presente, así como a resolver relaciones concluidas. También acudo con regularidad a la iglesia y disfruto de la relación con la gente que encuentro allí. Soy capaz de expresar perdón por las personas que me han hecho daño. Disfruto con las flores de mi jardín, sobre todo con los rosales que mi padre le regaló a mi madre hace más de treinta años. Los dos ya están muertos pero yo sigo apreciando la hermosura de las flores que el rosal sigue dando cada año.

Relato de una curación:
La aventura de K.G.

La abogada que me envió este informe me pidió que no pusiera su nombre, de modo que la identificaré únicamente como K.G.:

Tenía ejemplares de sus libros pero pensaba que estaba demasiado ocupada y cansada de trabajar y de cuidar a mis cuatro hijos (el más pequeño de siete y el mayor de doce) como para leerlos; esto hasta que en un intervalo de diez meses tuve dos reacciones serias a las medicinas que me habían recetado. La primera la provocó una dosis demasiado elevada de una forma de ergotamina, un medicamento que se inyecta para eliminar las migrañas. Para cuando conseguí que el especialista creyera que mi situación era problemática, no podían detectarme el pulso en la parte inferior de los brazos y las piernas. El dolor era tan indescriptible que la morfina no me hacía nada. Pasé tres días de septiembre de 1994 en una unidad de cuidados intensivos atendida por toxicólogos. El segundo episodio fue una reacción alérgica a un medicamento de sulfa en julio de 1995. No soportaba la idea de volver a estar hospitalizada, así que me quedé en casa a ver cómo «hervía» mi sangre. Me metía en bañeras de agua helada donde permanecía sentada, y tuve que tragarme casi toda una nueva receta de un medicamento para el asma y para poder seguir respirando. Sé que tengo suerte de seguir con vida.

Al final, un neurólogo al que acudí por recomendación de los toxicólogos llegó a la conclusión de que debería aprender a tratar mis migrañas sin medicamentos y me envió a un fantástico médico holístico. El doctor identificó distintos aspectos que había que «arreglar» si quería volver a sentirme bien de verdad. Lo que más me preocupaba era encontrar una estrategia que pudiera usar de inmediato para hacer frente a las migrañas, y entonces el doctor me recomendó que practicara los ejercicios de respiración que aparecen en sus libros. Y así es como llegué a conocer el Programa de Ocho Semanas.

La Primera semana empecé a usar aceite de oliva extra virgen. No limpié mi despensa porque no soy lo bastante buena cocinera como para saber por qué debía sustituir esos alimentos, pero sí que compré un libro de cocina saludable. Comí brócoli y tomé vitamina C, empecé a caminar y practiqué todos los ejercicios mentales/espirituales. Lo único que no hice fue comprar flores para la casa (alergias). En su lugar, me propuse contemplar la naturaleza.

La Segunda semana adquirí alimentos orgánicos en los mercados locales, hice pruebas sobre el agua embotellada que estaba consumiendo, para estar segura de que no había problemas, comí pescado, probé té verde (¡uagh! aunque tampoco era bebedora de café o té) y añadí un suplemento de caroteno. También incrementé los paseos a pie. Me costaba acordarme de hacer los ejercicios respiratorios con regularidad. Me encantó tener una justificación para limitar mi ingestión de noticias.

La Tercera semana me concentré en las frutas y verduras y en el pescado, pero me di cuenta de que no me habituaba a los productos de soja (alergias). No tengo manta eléctrica y no uso computadora. El radiodespertador no ha abandonado la mesilla de mi marido y probablemente no lo hará nunca. Empecé a leer libros inspirativos que me sugirió mi médico. Llamé a un compañero de clase de la facultad de Derecho al que no veía en años y comimos juntos. También envié flores a un amigo.

La Cuarta semana le dediqué cierta atención a la zona de dormir y adquirí filtros de aire para las habitaciones de los niños. Intenté comer ajo, pero no acabé de acostumbrarme. También reduje el consumo de proteína animal, disfruté con algunos ayunos restringidos de noticias y leí artículos sobre curación. Aunque seguía sin acordarme de practicar las respiraciones con regularidad, con el tiempo aprendí a practicar la respiración de relajación cada vez que notaba que me venía un dolor de cabeza.

La Quinta semana me inventé mi propio baño de vapor —me sentaba en mi caluroso garaje con el secador en marcha y un montón de toallas—, una experiencia vaporosa y ardiente. Probé el jengibre escarchado y me encantó. Amplié las caminatas, algo más fácil desde que hacía los ejercicios de estiramiento y recibía tratamiento osteopático. Nunca pasé de dos días de ayuno de noticias; mi trabajo requiere estar informado de los sucesos locales y nacionales. Aun así, me esmeré en evitar los artículos sobre niños o animales maltratados y en no escuchar nunca las noticias por los noticieros televisivos. Compré una cinta de música para meditar y la llevo conmigo a todas partes. La utilizo en situaciones tensas: embotellamientos, cuando voy a la consulta del dentista, durante los largos recorridos en coche.

La Sexta semana decidí usar el astrágalo como tónico. Sigo en ello. Renuncié a los baños de vapor, pero seguí con todo lo demás.

Las Séptima y Octava semanas continué con las caminatas, el arte, la música y la naturaleza, los suplementos y hierbas, el pescado, las frutas y verduras, y mis lecturas. Experimenté con las hierbas y vitaminas que sugería en sus libros para dar solución a diversos problemas.

Desde entonces continúo practicando muchas de las cosas que aprendí gracias al Programa de Ocho Semanas. También estoy estudiando yoga y sigo intentando aprender recetas saludables. He decidido dejar de ejercer como abogada, ya que no es lo suficientemente gratificante para el desgaste que supone. (Me asombró recordar que en sus libros decía que a veces hace falta un cambio así.)

Por el momento lo que puedo decir es que me siento mucho mejor y que mi aspecto también ha mejorado; soy más feliz que en mis días de universitaria, y con un poco de esfuerzo aún podré seguir mejorando. Tengo más energía. Me interesa aprender todo tipo de cosas nuevas. Como resultado del tratamiento osteopático, la acupuntura, el masaje y el estiramiento, me encuentro tan bien que ahora puedo bailar de nuevo, una de mis mayores aficiones. En la actualidad, vuelvo a leer únicamente por placer (cosa que no he hecho demasiado desde la universidad). Mi matrimonio ha mejorado enormemente; el que ha sido mi marido durante veintidós años dice que le gusto más cuando me encuentro mejor. Tengo bastantes menos migrañas y tomo muchas menos medicinas. Pienso aprender a hacer ejercicios de respiración con regularidad y no me cabe la menor duda de que descubriré muchas compensaciones si los convierto en parte integrante de mi vida.

13
Novena semana y posteriores

Tareas

- Persevera en el programa.

Dieta

- Incluye:
  brócoli
  pescado o lino
  frutas y verduras, orgánicas siempre que sea posible
  alimentos de soja
  cereales integrales
  verduras cocinadas
  ajo y jengibre
- ¡Y a disfrutar!

Suplementos

- Continúa con los antioxidantes.

Ejercicio

- Camina.
- Estírate.

Mental/Espiritual

- Respira.
- Flores, naturaleza, música, arte.
- Selecciona las noticias con sumo cuidado.
- Reflexiona sobre la curación.
- Perdón.

En las páginas siguientes encontrarás otros ejemplos de personas que siguieron el programa y que percibieron verdaderos cambios en sus vidas. También puede significar un verdadero cambio en la tuya.

Relato de una curación:
Elementos seleccionados
del programa

Eleanor Engelhardt, masajista diplomada de Youngstown, Ohio, me cuenta que ha seguido algunas partes del programa:

Tomo a diario aceite de oliva o de colza, brócoli fresco, col u otras verduras. Añado semillas de lino a los copos de cereales y como pan con semilla de lino o de girasol. Tomo vitamina C con cada comida, al igual que los demás antioxidantes. Como cereales integrales y verduras y bebo agua filtrada. Sigo una dieta *vegan*.

Las caminatas diarias son sumamente importantes para la salud mental y espiritual. También practico yoga y ando en bici. Escribo un diario para erradicar modelos negativos de pensamiento. Me paso bastante rato en los parques, donde leo, camino y realizo la Observación de la Respiración. También realizo a diario la meditación con luz y sonido.

Todo esto se lo recomiendo a mis clientes y alumnos, junto con una lista de libros espirituales.

Relato de una curación:
Informe de una mujer barbera

Margo Murdock de Macon, Georgia, no sólo es barbera de profesión sino que además es una viajera incansable y aconseja en temas de salud a sus clientes. Como dice ella, cuando tienes a alguien sentado ante ti y una cuchilla en la mano, cuentas con toda la atención de esa persona. Esto es lo que me ha escrito:

Podría ser el anuncio parlante de su trabajo, ya que he seguido sus consejos durante años: dieciséis para ser exactos. El ranúnculo americano y la consuelda me han servido de mucho. Hace un tiempo intenté rebanarme el extremo de mi dedo meñique con una navaja de barbero. Lo limpié con agua oxigenada, apliqué ranúnculo y lo cubrí con un vendaje voluminoso. Al día siguiente lo limpié otra vez con agua oxigenada y lo tapé con consuelda: ni rastro de infección, ni cicatriz, ni nada.

El año pasado, en Nepal, me atravesé el brazo con un trozo de bambú de una canasta. Utilicé agua embotellada, ranúnculo y consuelda: ni infección, ni cicatriz, ni nada. Uso ortigas para las alergias y aceite de verbasco para los oídos de mis nietas. He probado todos sus remedios naturales y todos funcionan.

En cuanto al programa: sólo empleo aceite de oliva y aceite de colza. Tengo alergia al pescado, así que no puedo comerlo. En su lugar uso semillas de lino con los copos de cereales. Tomo la fórmula antioxidante. Practico los ejercicios de respiración religiosamente y se los enseño a mis clientes. En mi casa y en mi establecimiento sólo usamos agua destilada. No me apasiona el té verde, pero lo bebo de vez en cuando. Sólo compro verdura y fruta procedentes de cultivos orgánicos (cuando cocino).

Me encanta el ayuno de noticias. (Era adicta a las noticias de la televisión.)

Alejé todos los objetos eléctricos de mi cabeza y puse un filtro de aire en la habitación. La diferencia fue notable. (Tengo gatos.)

Hice un viaje a solas con mi madre (ambas sobrevivimos). Me convertí en abuela por segunda vez y monté mi propio negocio. Seguí un curso de masaje para personas sentadas (silla de barbería) y acudí a un «campamento de entrenamiento espiritual».

Mi nivel de energía es bueno, mi actitud estupenda. ¿Puedo decir que ha funcionado el programa? ¡Me ha mantenido en plena forma!

Relato de una curación: Una paciente con esclerosis múltiple

Joyce Dooley de Ridgecrest, California, me envió este informe:

¡El Programa de Ocho Semanas ha cambiado totalmente mi vida! Lo he seguido en la medida de lo posible sin poner en juego mi salud. Tengo esclerosis múltiple, del tipo que reincide y remite.

En seguida empecé a usar aceite de oliva extra virgen. Ya había decidido volverme vegetariana y el programa me ayuda enormemente. Al igual que a usted, me encanta el brócoli y lo como varias veces a la semana. Sólo de vez en cuando como alimentos que proporcionan ácidos grasos omega-3, pero como tofu casi cada día. Ingiero muchos suplementos: vitamina C, una multivitamina, ácido fólico, potasio, magnesio y calcio a diario. Intenté tomar 200 UI de vitamina E, luego subí a 800, pero encontré que esa cantidad me elevaba la presión arterial, así que lo dejé.

El ajo se ha convertido en mi tónico favorito, al igual que el jengibre. Las frutas y verduras son los alimentos principales de mi dieta. En la actualidad evito las noticias todo lo que puedo. Practico ejercicios de respiración y he elaborado mi propia rutina de visualización.

He empleado, cuando ha hecho falta, dong quai, incienso japonés, maitake y equinacea. No he seguido ayunos de ningún

tipo ya que estoy muy delgada y mi apetito fluctúa a su aire. Y
puesto que se supone que debo evitar el calor, no practicaré lo de
los baños de vapor o la sauna.

Por último, aunque no menos importante, camino. Pasé rápidamente de diez minutos cinco días a la semana a cuarenta y cinco
minutos o más, como mínimo cinco días a la semana y normalmente a diario, a muy buen paso. Como no debo entrar en calor
en exceso, voy con cuidado. Los días de calor camino en casa sobre
la cinta móvil y con el aire acondicionado a tope, un vaso de agua
helada siempre a mano y un ventilador encima de mí, lo cual me
permite seguir con mi ejercicio favorito. Vivo en el Desierto de
Mojave y, cuando el calor aprieta, a veces me tomo una o dos aspi-
rinas efervescentes para refrescar el centro de mi cuerpo antes de
empezar a andar.

Relato de una curación:
Neuropatía periférica

Este informe nos lo manda Arline Birdwell Phelps de Muleshoe, Tejas:

En noviembre de 1995, me diagnosticaron neuropatía periférica. Sólo podía caminar con la ayuda de un bastón y me sentí de lo más desgraciada. Mi médico me recomendó un tratamiento agresivo con medicamentos supresores del sistema inmunitario. La idea me aterrorizó tanto que no quise seguir siendo su paciente y me quedé sin hacer nada hasta que mi hijo me regaló su libro. Tras seguir el Programa de Ocho Semanas, continué con la dieta, las vitaminas y los ejercicios físicos. A mediados de abril, ya caminaba sin bastón, y pude acudir a un mercado de muebles en Carolina del Norte y continuar atendiendo mi negocio.

Me crié con una dieta alta en proteínas y baja en hidratos de carbono complejos, sin suplementos alimenticios. Mi nuevo y saludable estilo de vida ha producido en mí tal cambio que mi familia está admirada. He rebajado a la mitad la dosis de todos los medicamentos que me habían recetado y parece ser que dentro de poco podré dejarlos de tomar. Cuando noto que los síntomas vuelven a aparecer, retomo el programa para ajustar un poco más mi rutina y recurro a los remedios naturales que usted recomienda en él. Gracias.

TERCERA PARTE

Planes para casos específicos

14

Para mayores de cincuenta años

Una vez cumplidos los cincuenta, se puede decir que nos encontramos de pleno en la mediana edad, hemos dejado de ser jóvenes, y el riesgo de contraer enfermedades cardiovasculares y otras dolencias es bastante elevado. Las mujeres experimentan la menopausia y a veces se enfrentan al «síndrome de nido vacío», ya que los hijos han crecido y marchado del hogar familiar. Probablemente también se habrá presenciado la muerte de los padres o bien estarán afectados por dolencias progresivas, crónicas, para las cuales la medicina convencional poco puede hacer, y por último es posible que empecemos a pensar en nuestro propio decaimiento. No obstante, esos años deberían ser los mejores de la vida. Aunque los cuerpos de mediana edad sean menos flexibles, menos resistentes y posiblemente nos den más problemas, si nos dedicamos a proteger y fortalecer el potencial curativo natural, también pueden estar radiantes de salud.

Si nunca has seguido los pasos del Programa de Ocho Semanas, ahora es el momento de empezar.

Tareas

• Quizá sea una buena ocasión para que te hagas un reconocimiento médico si no te has sometido a uno recientemente. Debe realizarse un historial médico y reconocimiento físico completos, en el que conste sobre todo cualquier síntoma nuevo. Los análisis de sangre deberían incluir una hematología completa, pruebas de bioquímica básica y un perfil serolípido que no sólo muestre el colesterol total sino que lo descomponga en HDL, LDL, y otras fracciones, así como los triglicéridos en el suero. El informe también debería incluir análisis de orina y muestras de evacuaciones para detectar cualquier pérdida anormal de sangre, y un electrocardiograma. Si hay algún motivo para sospechar de la existencia de problemas cardíacos, debería llevarse a cabo una prueba de tensión cardíaca (cinta para andar). Los hombres deberían mencionar a sus médicos la conveniencia de hacer pruebas de cáncer de próstata. Los que se incluyan en grupos de riesgo (historia familiar, afroamericanos) deberían hacerse un análisis de sangre para detectar el antígeno PSA, que de estar alto podría indicar un cáncer de próstata en fase temprana; en otros hombres, el valor de este análisis es cuestionable. Las mujeres deberían hacerse una mamografía además de los exámenes ginecológicos normales y los del método Papanicolau. En caso de estar afectadas por osteoporosis o si el perfil físico muestra susceptibilidad a padecer esa enfermedad, se recomiendan también pruebas de densidad ósea. Muchos médicos recomiendan también la realización de colonoscopias a los cincuenta y cinco años tanto en hombres como en mujeres para prevenir el cáncer de colon, que se puede curar con toda seguridad (mediante cirujía) si se detecta antes de su propagación.

• Tampoco es mala idea hacer unas pruebas de aptitud física

que incluyan una valoración de la composición corporal, fuerza, flexibilidad y capacidad aeróbica. Estas pruebas se pueden realizar tanto en la consulta del médico como en un gimnasio. Archiva toda esta información por si necesitas consultar a un médico en el futuro.

• Por favor, realiza todas las demás tareas del Programa de Ocho Semanas. Es un buen momento para empezar a tomar uno de los tónicos descritos en la Sexta semana. Todos estos productos naturales cuentan con el potencial para fortalecer tu sistema curativo y protegerlo de la disminución del rendimiento que acompaña al envejecimiento.

Dieta

He observado que, en nuestra cultura, a medida que la gente se hace mayor tiende de forma natural a seleccionar una alimentación más ligera y sana; a menudo comen menos carne roja y más pescado y pollo, por ejemplo. No sé si esto es resultado de un cambio en la digestión o de ser más consciente de la relación entre dieta y salud. En cualquier caso, si aún no sigues las pautas dietéticas del programa, empieza a hacerlo. Puedo prometerte que apreciarás cambios significativos en cómo te sientes, con más energía y mayor vitalidad.

• Presta atención especial a la cantidad de grasa que ingieres. Cuando se llega a la edad mediana, el metabolismo se desacelera y no sólo se gana peso con más facilidad sino que también se pierde con más lentitud. Normalmente recomiendo ingerir un 25 por ciento de calorías provenientes de grasas y, por supuesto, mantener la ingestión de grasa saturada lo más baja posible. Es un buen momento para dejar atrás los excesos alimenticios de la juventud.

Suplementos

La fórmula antioxidante tiene una importancia crucial a esta edad; es una especie de seguro contra alguno de los riesgos de la edad.

- Si tomas algún complejo multivitamínico o cualquier otro suplemento, lee la etiqueta detenidamente para determinar qué cantidad te aporta de los cinco componentes de la fórmula, y compensa cualquier deficiencia tomando cantidades extras. No hay nada malo en tomar un complejo multivitamínico además de la fórmula. Lo ideal sería que fueras capaz de encontrar un producto de multivitaminas/multiminerales que incluya los cinco componentes de la fórmula en las dosis correctas (consulta el apéndice). Es importante leer siempre las etiquetas para asegurarte de que tomas las cantidades adecuadas.

Ejercicio

Espero que no hayas esperado hasta ahora para empezar a hacer ejercicio con regularidad, pero si fuera éste el caso, las caminatas que incluyo en el programa son la mejor actividad para ti, mucho mejor que correr o practicar deportes competitivos. Después de los cincuenta, es más fácil que el cuerpo se lesione, así que lo mejor es escoger una forma de ejercicio que no suponga ningún riesgo en este sentido, para que lo puedas mantener durante años. Si ya practicas una actividad aeróbica más vigorosa, puede ser un buen momento para empezar a dedicar parte de esa energía a caminar cada día a buen paso.

- Si no tienes costumbre de hacer estiramientos, sigue esta recomendación e inicia con calma esta práctica que no te supondrá ningún tipo de problema. Tal vez te cueste más hacer los estiramientos por la mañana que por la tarde o por la noche. Inténtalo antes de irte a dormir. Aumentar la flexibilidad es una de las mejores maneras de poner tu sistema musculoesquelético en forma y reducir la posibilidad de tener lesiones graves en el caso de que sufras una caída o un accidente.

Mental/Espiritual

- Cuando uno ve que sus padres u otras personas padecen enfermedades graves, es fácil volverse pesimista sobre la salud y la curación. Para contrarrestar esta tendencia, céntrate en experiencias de curación en tu propia persona, en tu familia y en tus amigos.

- Experimentar la vejez en plenas facultades y con un cuerpo que aún funcione bien es un objetivo perfectamente realista. Puedes aumentar esa probabilidad si sigues los pasos del Programa de Ocho Semanas, especialmente los que van dirigidos a reforzar tu salud mental y espiritual.

- La mediana edad a menudo es una época de gran implicación con el mundo que nos rodea, la fase de la vida en la que los logros profesionales y vocacionales son mayores, las responsabilidades sociales más apremiantes y el tiempo libre escaso. Por lo tanto, también es el momento en que necesitas aprender a relajarte, a neutralizar el estrés y a renovarte a ti mismo. Los ejercicios mentales/espirituales del Programa de Ocho Semanas pueden serte de gran ayuda en este momento de plenitud de fuerzas, para que rindas mejor en el mundo, seas más feliz y estés más sano.

- Sé un buen ejemplo para la gente con la que te relacionas. Las personas que desdeñan los principios de una vida saludable suelen empezar a pagar sus locuras a esta edad. Si incorporas la salud a tu vida en este momento de plenitud, inspirarás a otros a asumir la responsabilidad de su propio bienestar.

15
Para mayores de setenta años

La mayoría de la gente asocia la vejez a la enfermedad y a los achaques, pero cualquiera de nosotros ha conocido individuos que con ochenta y noventa años mantienen todo su vigor, vitalidad y belleza. Está claro que la herencia genética desempeña un papel importante a la hora de configurar nuestra forma de envejecer, pero creo que el estilo de vida también es importante. Algunas de las personas mayores más sanas que conozco han vivido más y han envejecido mejor que sus padres, que no habían tenido acceso a informaciones como las que ofrece el Programa de Ocho Semanas y que seguían costumbres culturales del pasado. Sea cual sea la edad a la que empieces a seguir estas recomendaciones, crear un estilo de vida más sano te servirá de mucho a medida que pasen los años.

¿Qué es lo que cambia en nosotros al envejecer? Algunos aspectos de mí mismo no me parecen tan diferentes de cuando tenía veinte años. Supongo que mi identidad espiritual no se ha visto afectada por el paso del tiempo; de hecho, una cualidad esencial del espíritu es la independencia en el espacio y el tiempo aunque esté instalado en el mundo físico. Ahora bien, mi cuerpo físico, mi metabolismo, mis pautas de sueño, las reacciones a los estímulos y, por supuesto, mi aspecto externo, todo ello es considerablemente diferente de cómo era en mi juventud. Desde luego, estos cambios externos reflejan cambios en toda mi estructura corporal interna. Si simplemente me centrara en la rigidez general, las canas y arrugas que el envejecimiento conlleva, acabaría deprimido e inquieto.

Uno de los mayores retos de la vida es aceptar la decadencia física y la muerte, la mejor manera de conseguirlo es practicar la observación de los cambios que acompañan al paso del tiempo sin apasionarse, sin reaccionar de manera negativa o despreciativa. Desde esta perspectiva, el envejecimiento del cuerpo físico simplemente es un cambio, un cambio interesante, neutral, que puede imponer ajustes en la actividad de uno, pero sin consecuencias en el plano mental/espiritual. Una de las prácticas tradicionales del budismo es la meditación en presencia de cadáveres o en los cementerios, no por algún tipo de fascinación morbosa por la muerte sino como técnica de descondicionamiento ante la aversión instintiva que provoca la inevitable decadencia de la forma física. El siguiente texto es de un budista contemporáneo, el maestro vietnamita de meditación Thich Nhat Hanh, y en él reflexiona sobre esta práctica:

> Cuando sólo tenía diecinueve años, un viejo monje me encomendó la tarea de meditar ante un cadáver en el cementerio. Pero a mí me resultó muy difícil entrar en estado de meditación y mantenerme en él. Ahora ya no me pasa. En su momento pensé que ese tipo de meditación debería estar reservada a los monjes de más edad. Pero, desde entonces, he visto a muchos soldados jóvenes yacer unos al lado de los otros totalmente inmóviles, algunos con sólo 13, 14 o 15 años. No estaban preparados ni formados para la muerte. Ahora sé que si uno no sabe cómo morir, difícilmente puede saber cómo vivir, ya que la muerte es parte de la vida.

Cuando inicias las últimas décadas de la vida, la salud y la felicidad exigen aceptar el proceso de envejecimiento del cuerpo. He añadido algunas recomendaciones, creo que convenientes, a la sección mental/espiritual del programa, que espero te ayuden en este sentido.

También te pido que reflexiones sobre tu relación con la medicina profesional y los médicos. En este período de la vida, la mayoría de la gente acude al médico con más frecuencia y son muchos los que precisan tratarse de alguna enfermedad crónica, pero acabar dependiendo de la intervención médica, en especial de las medicinas, resulta demasiado sencillo. Cuando echo un vistazo a los botiquines de mis amigos y familiares de cierta edad, normalmente me encuentro con una ingente cantidad de medicamentos que les han sido recetados. Muchas de esas personas ingieren cinco o más fármacos al mismo tiempo, con un elevado riesgo de que se produzcan reacciones adversas e interacciones entre ellos.

Tareas

- Trata de buscar personas que lleven bien su proceso de envejecimiento. Tómalas como modelo y habla con ellas sobre los sistemas que personalmente hayan encontrado para adaptarse a los cambios corporales y mantener un nivel óptimo de salud.
- Revisa tu botiquín e inspecciona todos los medicamentos que guardas en él. ¿Los necesitas todos? ¿Hay alguna alternativa, formas más naturales de tratar las afecciones que esas que te han recetado? Utiliza los recursos del apéndice para ayudarte en este proyecto, así como mi libro *Natural Health, Natural Medicine: The Complete Guide to Wellness and Self-Care for Optimum Health* (edición revisada, 2005).

Dieta

El sistema digestivo de la mayoría de las personas mayores funciona con más lentitud y tolera peor los abusos que el de la gente joven. Por eso, aunque los consejos alimenticios del programa también sirvan para ti, es especialmente importante que mantengas una buena ingestión de fibra tomando productos integrales y mucha fruta y verdura. En general, a las personas mayores ya no les apetecen las comidas pesadas, ricas en proteínas animales y bañadas en salsas. Pero por desgracia, también son muchas las que se encuentran en instituciones en las que les sirven comidas que no reflejan la orientación de este programa. Si es éste tu caso (similar, en este sentido, al problema que los jóvenes encuentran en los restaurantes de los centros donde estudian), debes aprender a elegir de forma sensata entre las opciones que te ofrezcan.

Recuerda que, para que tus evacuaciones sean regulares, debes beber bastante agua y hacer ejercicio y prestar atención a la ingestión de fibra.

- Si tienes problemas de estreñimiento, utiliza un regulador del intestino elaborado con hierbas procedentes de la India, llamado trifala, un soporte primordial en la medicina ayurvédica que ahora se encuentra en las tiendas de dietética. El trifala es una mezcla de tres frutas que tonifica la musculatura del sistema gastrointestinal sin actuar como laxante irritante. Está concebido para ingerirlo de forma regular, no para tratamientos sintomáticos, por lo que sus beneficios son mayores cuanto más lo usas.

Suplementos

- Utiliza uno (o más) de los tónicos descritos en la Sexta semana. Las personas que se encuentran en esta etapa de la vida comprenden mejor que nadie las ventajas de estos regalos de la naturaleza, que pueden tonificar tu sistema curativo, aportarte más energía y aumentar tu resistencia a la infección y el estrés.

- Si padeces alguna deficiencia circulatoria, piensa en usar ginkgo, el extracto de las hojas de un árbol *(Ginkgo biloba),* para aumentar el flujo sanguíneo en el cuerpo. El ginkgo no es tóxico, pero puede aumentar los efectos anticoagulantes de los medicamentos recetados para adelgazar la sangre. Muchas personas reconocen haber experimentado mejoras físicas y mentales después de usar este remedio de hierbas al menos durante dos meses. Encontrarás extractos en comprimidos en las tiendas de dietética. La dosis es de 40 miligramos tres veces al día, tomado con las comidas.

- Añade un suplemento de calcio a tu régimen de vitaminas y minerales si no lo tomas todavía. Las mujeres empiezan a perder densidad ósea al alcanzar la mediana edad; los hombres lo experimentan unos años más tarde, pero, pasados los setenta y sobre todo a los ochenta, el riesgo de osteoporosis es igual para ellos que para ellas. Indudablemente, los suplementos de calcio son muy útiles. Las mujeres deberían tomar entre 500 y 700 miligramos de citrato de calcio en dosis repartidas con las comidas. Los hombres no deberían tomar más de 500 miligramos de cualquier fuente. El citrato de calcio se absorbe mejor que otras formas, sobre todo a cierta edad, pues la acidez del estómago disminuye con los años. Ten en cuenta que el calcio restriñe, de modo que para evitar ese efecto, tómalo con magnesio —la mitad de la dosis de calcio— que tiene efectos laxantes y equilibra los efectos del calcio de diferentes maneras: utiliza gluconato de magnesio, glicinato, quelato o citrato.

Ejercicio

- No te olvides de tus caminatas. Es la actividad perfecta para los cuerpos de las personas mayores.
- Continúa con los estiramientos. Cuanto más flexible te mantengas, menos posibilidades tendrás de lesionarte. El yoga y el

tai chi son sistemas especialmente buenos para mejorar la flexibilidad y el equilibrio.

- Si padeces artritis o tienes problemas en las articulaciones o en los músculos, intenta meterte un rato en una bañera con agua caliente, a una temperatura agradable. Nadar, hacer ejercicios aeróbicos para personas mayores en una piscina o simplemente chapotear a tu aire es lo mejor que hay para mantener en forma el sistema musculoesquelético.

Mental/Espiritual

- Quisiera que estudiaras este «ejercicio de atención» de Thich Nhat Hanh.

Acuéstate en la cama, sobre una estera o sobre la hierba en una postura que te resulte cómoda. No utilices almohada. Empieza por contener la respiración. Imagina que todo lo que queda de tu cuerpo es un esqueleto blanco echado sobre la faz de la tierra. Esboza una media sonrisa y continúa atento a tu respiración. Imagina que toda tu carne se ha descompuesto y se ha desvanecido, que tu esqueleto está tirado sobre la tierra ochenta años después del entierro. Visualiza claramente los huesos de tu cabeza, espalda, costillas, cadera, los de las piernas y brazos y los de los dedos. Mantén la media sonrisa, respira suavemente, con el corazón y la mente serena. Date cuenta de que tu esqueleto no eres tú. Forma una unidad con la vida. Vive eternamente en los árboles y en la hierba, en otras personas, en los pájaros y otras bestias, en el cielo, en las olas del océano. Tu esqueleto sólo es una parte de ti. Estás presente en todas partes y en todos los momentos. No sólo eres una forma corporal, ni siquiera eres sólo sentimientos, pensamientos, acciones y conocimiento.

Thich Nhat Hanh recomienda hacer este ejercicio durante veinte o treinta minutos. Primero inténtalo durante unos pocos minutos para ver si puedes entrar sin problemas en un territorio mental tan poco familiar.

- Cuando practiques la Observación de la Respiración, trata de identificarte con tu respiración como esencia que nunca cambia, como conexión con ese aspecto de tu ser que no envejece y no muere.
- Disfruta plenamente de haber llegado a la madurez y a la sabiduría de la experiencia humana y mantén el interés y la dedicación por vivir en un nivel óptimo de salud.

16

Para menores de veinte años

Quiero empezar por recomendarte que pongas interés desde bien joven en el mantenimiento de una salud preventiva. Lo más probable es que tu cuerpo funcione muy bien. Quizá hayas padecido algunas enfermedades infecciosas durante la infancia, los resfriados habituales y tal vez alguna alergia, pero la principal amenaza habrá sido alguna lesión física o accidentes de los que espero te hayas recuperado del todo. Tu potencial curativo es elevado y, si empiezas a protegerlo ahora, rendirá positivamente el resto de tu vida.

Tareas

• Sigue el programa tal y como te lo presento. La única sugerencia que tal vez no tenga tanta importancia en tu caso sea la de los tónicos. Si tu salud en general es buena, tu sistema curativo ya está bien tonificado y disfruta de la elasticidad necesaria, por lo que no necesita remedios de hierbas que lo refuercen. Evidentemente, estas ayudas se necesitan más con los años, y existe el riesgo de malgastar su poder si las empleas en una fase demasiado temprana de la vida. Un farmacéutico chino, que se dedicaba por completo al tema de los tónicos, me dijo en una ocasión: «No malgastes el ginsén durante tu juventud; resérvalo para la madurez; entonces comprobarás lo que puede hacer por ti».

- Tómate en serio todas las recomendaciones para protegerte de las toxinas. Si las sigues, estarás en ventaja con respecto a las personas que no empiezan a preocuparse del tema hasta que llegan a la mediana edad o después. El daño de las toxinas sobre el sistema curativo del cuerpo se debe a las múltiples exposiciones de bajo nivel y de fuentes diferentes que recibimos a lo largo de los años. Empieza a tomar ahora las medidas de protección y así, cuando seas mayor, la exposición acumulativa será muy inferior a la de muchos de tus contemporáneos.

- La mayoría de adictos al tabaco se inician en el hábito en la adolescencia. No seas uno de ellos. Es mucho más fácil no fumar nunca que dejarlo en el futuro.

Dieta

- Intenta adoptar las recomendaciones alimentarias del programa. Cuanto más joven empieces, mejor, ya que el daño que los alimentos malsanos infligen al cuerpo, se debe, como en el caso de las toxinas, a una exposición acumulativa, a lo largo de los años. Considera, por ejemplo, la relación entre el riesgo de contraer aterosclerosis y los índices altos de colesterol, que en muchos casos se deben a haber comido demasiada grasa saturada. Los niños necesitan más grasa que los demás y pueden procesar la grasa saturada de la leche materna, pero a partir de los tres años los efectos de la ingestión alta de grasa saturada en la leche y en la carne se hacen evidentes; en un principio se muestran como rayas amarillentas en la íntima de las arterias coronarias. Avanzada la adolescencia, son muchos los jóvenes en nuestra sociedad que sufren una aterosclerosis coronaria significativa, aunque pasarán años antes de que el flujo arterial disminuya hasta el punto de manifestar los síntomas. (Ten presente que el primer síntoma de esta afección puede ser un ataque cardíaco fatal.) Por desgracia, este hecho se evidencia claramente en las autopsias realizadas a los jóvenes soldados americanos que han muerto en las últimas guerras.

Tengo que reconocer que te enfrentas a más dificultades que tus mayores a la hora de aplicar los cambios dietéticos de este programa. Tal vez no siempre puedas controlar tu alimentación, sobre todo si todavía vives con tu familia, si estudias lejos de casa o vives solo y tienes poca experiencia en preparar comidas y no eres muy aficionado a cocinar. Si estás con tu familia, podrías intentar que tus padres se involucraran en el Programa de Ocho Semanas, o como mínimo que se interesaran por las recomendaciones dietéticas. Quizá te conviertas en un ejemplo saludable para el resto de la familia y al final logres que se animen a imitarte.

Las cocinas de los centros educativos sirven una gran cantidad de comida poco saludable y poco apetecible, sobre todo muchos productos de origen animal, verduras mal cocinadas y demasiadas grasas de las perjudiciales. Los establecimientos de comida rápida son el recurso más inmediato y también el más barato; complacen los gustos de los jóvenes, pero la comida que sirven contiene altos contenidos de las grasas no recomendables.

Si comes en los comedores de los centros educativos, tendrás que aprender a ser sensato a la hora de escoger entre lo que te ofrecen. Evita los alimentos demasiado fritos, por ejemplo, elige pan integral en vez de pan blanco, intenta comer verdura y piensa en añadir a tu dieta suplementos de ajo, jengibre y de vez en cuando *burgers* de soja.

Otra cosa que te puede pasar es que te sientas antisocial o diferente a tus compañeros debido al interés que muestras por una alimentación saludable. Compartir las comidas o los tentempiés con los amigos es una de las principales formas que tiene la juventud de relacionarse; por ello puede resultar muy duro evitar lo que los demás quieren comer. Por favor, sé flexible. Tu cuerpo puede asimilar cierta cantidad de comida basura. El verdadero objetivo es desarrollar —si hiciera falta de modo gradual— hábitos saludables de alimentación que te sirvan en el futuro. Te prometo que es posible obtener tanto placer —o incluso más— de alimentos que contribuyen a mantener la salud como de los que le apetecen a la mayoría de la gente de nuestra sociedad.

Suplementos

- Incorpora la fórmula antioxidante como parte de tu rutina diaria. Cuanto antes comiences a tomar vitaminas y minerales antioxidantes, más tiempo funcionarán en tu beneficio cuando envejezcas.

Ejercicio

- Si en esta etapa de tu vida desarrollas y dejas que arraiguen en ti hábitos sensatos en lo que respecta a la práctica de ejercicio físico, después te será más fácil mantenerlos por mucho que cambien las circunstancias de la vida. Piensa qué nivel quieres alcanzar de actividad física. La mayoría de nosotros damos por supuesto que la gente joven es físicamente activa, pero todos los estudios que he consultado recientemente parecen coincidir en que los niños estadounidenses son ahora más sedentarios que nunca, debido probablemente a la televisión y a las computadoras. Seguro que a esa edad al cuerpo no le importa demasiado eso, y por lo tanto es posible que no comunique de forma directa la necesidad que tiene de hacer ejercicio. La gente mayor cuenta con cierta ventaja a este aspecto, ya que a menudo su cuerpo les comunica tanto los beneficios de hacer ejercicio como los efectos de dejar de hacerlo.

- Muchos jóvenes que conozco no comprenden la conveniencia de caminar, pues lo encuentran demasiado fácil como para considerarlo un ejercicio físico. Prefieren practicar deportes competitivos, correr o levantar pesas. Si te gustan estas actividades, adelante, pero no te olvides de lo que te he dicho en cuanto a que caminar es la mejor forma de ejercicio e intenta practicarlo siempre que puedas. Haz también los estiramientos. Ahora eres mucho más flexible de lo que lo serás dentro de treinta años; y no sólo eso, si lo conviertes en un hábito en este momento de tu vida, en el futuro serás mucho más flexible que muchos de tus contemporáneos.

Mental/Espiritual

- Estás en una situación muy favorable para poder estudiar el funcionamiento del sistema curativo cada vez que estés enfermo. En la mayoría de los casos, la curación en la gente joven es rápida y segura. Apréciala tal y como es. Aprender a confiar en tu capacidad curativa desde joven también te será útil.

No tengo más modificaciones que sugerir para los componentes mentales/espirituales del programa básico. Son tan importantes para la gente joven como para las personas mayores. Nunca es demasiado pronto para empezar a aprender a valorar las necesidades y los intereses de los demás.

Por último, permíteme repetir que tu decisión de seguir el Programa de Ocho Semanas es encomiable. Si fueran muchos de tu edad los que lo hicieran, seríamos una sociedad más sana y gastaríamos menos en médicos, medicinas y en estadías hospitalarias.

17

Para hombres

En nuestra cultura, los hombres tienen unas expectativas de vida inferiores a las de las mujeres. Una vez que cumplen los cuarenta o cincuenta sucumben en muchos casos a ataques cardíacos, se enfrentan con más frecuencia a situaciones violentas, sufren más lesiones accidentales, y también más presiones emocionales que sus iguales femeninas. Por otro lado, no están acostumbrados a pedir ayuda, ya sea como orientación o para interpretar sus síntomas; como resultado, con frecuencia lo normal es que no hagan caso o nieguen sus problemas de salud y sólo acudan a los profesionales de la medicina como último recurso. Por todas estas cuestiones, creo que los hombres necesitan prestar una atención especial a ciertos aspectos del Programa de Ocho Semanas. Las modificaciones que yo sugiero son las siguientes:

Tareas

- Lee otra vez el párrafo anterior. ¿Te identificas con alguno de los modelos de conducta problemáticos tan comunes a tu género? Si es así, enuméralos en una lista y piensa en las distintas maneras en que podrías cambiarlos dentro del contexto de este programa. Son obstáculos en tu avance hacia la conquista de la salud óptima.

- Piensa en las fuentes de tensión que tienen que ver con el hecho de ser hombre. Tal vez seas el principal responsable de mantener a una familia, o te veas obligado a pasar muchas horas en un puesto de trabajo competitivo o te sientas forzado a alcanzar o mantener niveles imposibles. ¿Tienes amigos varones con los que compartir tus inquietudes y frustraciones? En el caso de que no sea así, intenta desarrollar este tipo de amistades.

Dieta

Sé que los hombres son más propensos que las mujeres a quedarse pegados en los patrones alimentarios de la carne con papas y a rechazar las verduras, a excepción de las ensaladas rociadas con aderezos de un elevado nivel de grasas. Algunos hombres creen impropios de su género los alimentos de soja y otros platos vegetarianos, una actitud que está bien si se considera que abandonar el mundo prematuramente es propio de los hombres auténticos.

- Haz un esfuerzo especial por adoptar las recomendaciones dietéticas de este programa, sobre todo en lo que se refiere a reducir el consumo de alimentos de origen animal y a aumentar el consumo de fruta fresca y verdura.
- Controla las fuentes de grasa saturada de tu dieta y rebájalas al mínimo. El queso acapara una gran cantidad de grasa saturada en la dieta occidental y el espectro de ácidos grasos en la grasa de vacuno es muy poco saludable para el corazón y las arterias.
- Come con regularidad tomates cocinados; el licopeno que contienen protege contra el cáncer de próstata, uno de los

principales riesgos para la salud masculina con el paso de los años. Para que se absorba el licopeno es preciso que haya grasa presente; un aderezo a base de aceite de oliva es una buena fuente.

Suplementos

- Si tomas un complejo multivitamínico y un suplemento mineral, asegúrate de que no contenga hierro. Los hombres no tenemos mecanismos para eliminarlo, excepto mediante la pérdida de sangre, y los niveles altos de hierro en el cuerpo pueden propiciar enfermedades cardiovasculares y cáncer.
- Algunos de los tónicos que he descrito en la Sexta semana son muy apreciados por los hombres asiáticos. Es cierto que el ginsén asiático y el ashwaganda, por ejemplo, tienen la reputación de fortalecer la potencia sexual masculina además de ejercer otros efectos sobre la capacidad de resistencia, la piel, el tono muscular y la curación. Considera la posibilidad de utilizar uno de ellos si estás experimentando un cierto declive sexual.
- La mayoría de los hombres que superan los cincuenta presentan un agrandamiento benigno de la próstata, la glándula del tamaño de una nuez que rodea la uretra por el cuello de la vejiga. Este agrandamiento está influido por el metabolismo hormonal y no tiene por qué anunciar ningún cambio maligno; sin embargo, puede disminuir la fuerza del flujo de la orina y suscitar un incremento en la frecuencia urinaria, micción nocturna y otros síntomas. Un remedio seguro y eficaz para esta afección es el palmito dentado, preparado con la fruta de una variedad pequeña de palmera (*Serenoa repens*) autóctona de la costa atlántica de Estados Unidos, desde Carolina del Sur a Florida. Es menos tóxica que los medicamentos farmacéuticos que recetan la mayoría de los médicos para esta afección y se encuentra sin problemas en las tiendas

de dietética, combinada a menudo con otra hierba también muy útil, *Pygeum africanum,* y con varias vitaminas y minerales. Utiliza un extracto estandarizado de palmito dentado y toma unos 160 miligramos dos veces al día; puedes usar tranquilamente este producto durante largos períodos de tiempo.

- Resístete a la tentación de tomar «fuentes de la juventud» hormonales, como la hormona del crecimiento y la DHEA (una hormona sexual), que a veces se venden junto con vitaminas y minerales en tiendas de dietética. Las hormonas son potentes biorreguladores con efectos muy generales sobre el cuerpo; en la mayoría de los casos, se desconocen las consecuencias de ingerir durante períodos largos suplementos de este tipo.

Ejercicio

- Presta atención a tu cuerpo, atiende a sus quejas e interrumpe cualquier actividad que le moleste. Es una pena ver a muchas personas jóvenes inactivas, con las rodillas, hombros y espaldas lesionados por haber jugado al fútbol u otros deportes intensos de tipo competitivo. Hay un tiempo y un lugar para tales actividades, aunque conozco a muchos hombres que no están dispuestos a renunciar a ellos cuando envejecen, pese a que sus cuerpos no sobrellevan bien el abuso físico. «Seguir corriendo pese a sentir dolor» ha dejado a muchos hombres totalmente incapacitados no sólo para correr sino para cualquier otro tipo de ejercicio.

- Nunca deben descartarse a la ligera las caminatas como forma de ejercicio. Pronostico que la investigación dedicada a temas de forma física demostrará que caminar es en este caso superior incluso a correr.

- Evita el modelo masculino común en nuestra sociedad de ser activo y atlético durante la juventud, y sedentario al alcanzar la mediana edad. Es mucho mejor perseverar en una forma regular, moderada y sensata de ejercicio que se pueda mantener a lo largo de toda la vida.

Mental/Espiritual

El que los hombres tengan problemas para expresar sus sentimientos se ha convertido en una expresión estereotipada, pero, de hecho, muchos de ellos aprenden que admitir la vulnerabilidad o el dolor emocional es una señal de debilidad y por lo tanto nada masculino. Por supuesto, hay hombres que expresan otro tipo de emociones sin pensárselo dos veces; por ejemplo la cólera cuando están frustrados, lo que aparte de evidenciar su desproporcionada violencia, parece ser un factor de riesgo del ataque al corazón.

- Si tienes problemas para controlar tu furia, haz un esfuerzo especial para practicar con la Respiración Relajadora que te enseñé. Intenta también ampliar los períodos de Observación de la Respiración para que constituyan una práctica formal de meditación. Tal vez descubras que el yoga te ayuda a eliminar las reacciones violentas; además satisface todo lo que puedas tu necesidad corporal de estiramientos saludables.
- Si tienes dificultades para reconocer o expresar tus sentimientos, piensa en recurrir a alguna psicoterapia individual o de grupo o intenta relacionarte con otros hombres que se adapten a tus gustos. Los hombres que aprenden a aceptar y a expresar las emociones son más sanos y a la vez más felices.
- Dedícate a establecer contactos que tengan sentido para ti: con tus compañeros, con tu familia, amigos, vecinos, animales de compañía, plantas y la tierra. Puesto que los hombres, en mayor medida que las mujeres, tienden a verse a sí mismos como reservados y se jactan de ser independientes, también tienen más probabilidades que las mujeres de sufrir el Síndrome de Desconexión del que hablé en la Séptima semana.

Los hombres solteros suelen tener más problemas con el abuso de sustancias tóxicas que los casados y a su vez tienen más probabilidades de enfermar y morir jóvenes. En muchos lugares del mundo, la violencia la cometen básicamente varones solitarios. ¡Conecta!

18

Para mujeres

El sistema reproductor femenino es mucho más complicado que el masculino y crea riesgos que sólo pueden afectar a la salud de las mujeres. Un ejemplo de ello son los cánceres del sistema reproductor femenino, bastante comunes y que muchas veces ponen en peligro la vida; además, su frecuencia está aumentando en todo el mundo, probablemente debido a la exposición a contaminantes que actúan como estrógenos, como lo expliqué en la Segunda semana del programa. Por eso es de extrema importancia que hagas todo lo que esté en tus manos para reducir los riesgos de contraer estas terribles enfermedades. Las mujeres tienen muchísimas más posibilidades que los hombres de desarrollar enfermedades autoinmunes (como es la artritis reumatoidea y el lupus), enfermedad de Alzheimer y osteoporosis. Así pues, te interesa conocer tu cuerpo y las indisposiciones a las que estás predispuesta por herencia. Sólo entonces podrás tomar una acción preventiva.

Aunque, en comparación con los hombres, es menos habitual que las mujeres anulen sus sentimientos o no sean capaces de expresarlos, tienen mayor tendencia a sufrir depresión y a recibir tratamientos farmacológicos por trastornos emocionales.

Desde los inicios de la industria psicofarmacéutica moderna, a mediados del siglo pasado, las mujeres han sido con mucha diferencia el principal grupo de población a la que han ido dirigidos todos los tranquilizantes, estimulantes y antidepresivos, muchos de ellos adictivos y perjudiciales, recetados durante largos períodos de tiempo. Las mujeres, como las principales cuidadoras de esta sociedad que son, tienen que cumplir exigencias imposibles. Las que intentan trabajar en negocios y profesiones dominados por hombres cobran menos por el mismo trabajo y a veces hasta se ven obligados a entrar en una lucha competitiva que las somete a un estrés muy perjudicial. Y en muchas sociedades aún soportan la actitud prepotente según la cual los únicos roles apropiados para ellas fuera del hogar son el de maestra de escuela y enfermera.

Por lo general, las mujeres encuentran menos dificultades que los hombres a la hora de pedir ayuda, por eso les resulta más fácil consultar a los profesionales de la salud sobre los síntomas que experimentan; sin embargo, dada la naturaleza de la medicina alopática en la actualidad, también corren más riesgos de oír que sus quejas se desechan por «histéricas», o de acabar dependiendo de los médicos, tanto de los convencionales como de los alternativos. En la mitad de su vida, se enfrentan a un cambio biológico importante —la menopausia— que los hombres no tienen que encarar, y que provoca en ellas muchos trastornos emocionales y de salud, como el temor a perder el atractivo juvenil o sexual e inquietudes sobre la seguridad de las terapias hormonales sustitutivas.

Puesto que son muchas las mujeres para las que atraer a los hombres es su prioridad máxima, las preocupaciones sobre su aspecto y atractivo sexual se convierte en su principal motivación. En sociedades como las nuestras, que ensalzan la delgadez anoréxica como el ideal de belleza femenina, las mujeres pueden dejarse llevar por dietas y regímenes de ejercicio que no promueven en lo más mínimo la salud; también son un blanco fácil de los fabricantes de cosméticos y productos de belleza. Sé cuáles son las presiones a las que te enfrentas; he visto demasiadas portadas de revistas para mujeres en las que se anuncian a la vez las últimas dietas intensivas junto a las fotografías de los tentadores pasteles de chocolate que te animan a hacer con la ayuda de las recetas del interior. También sé que una de las principales razones de que se haya extendido tanto en la actualidad la adicción al tabaco entre las mujeres es que las chicas jóvenes prefieren fumar como alivio en vez de tomar pasteles y otros alimentos que engordan; la mayoría de ellas tienen miedo de engordar si dejan el tabaco. Y, como ya sabes, las mujeres tienen muchas más posibilidades de desarrollar irregularidades alimenticias que los hombres. Aprender a que te guste tu cuerpo y tratarlo bien puede ser más difícil para ti que para la mayoría de los hombres, pero es esencial si quieres evitar caer en la trampa de perseguir una imagen física imposible.

En comparación con los hombres, las mujeres suelen estar más al tanto de las alternativas a la medicina convencional, más abiertas a experimentar con remedios de hierbas, recurren más fácilmente a asesores y psicoterapeutas, están más informadas sobre la nutrición, y se muestran más entusiastas con el consumo de fruta, verdura y otros alimentos que no sean la carne y las papas. Las revistas de mujeres también han contribuido en gran medida a informar sobre terapias naturales y, en todo el mundo, son las mujeres las que llevan la voz cantante en el movimiento de consumidores que continúa cambiando las instituciones médicas y el ejercicio de esta profesión. También es una gran responsabilidad: tendrás que inspirar, engatusar o empujar a tu pareja en la dirección de la vida saludable.

A continuación, te ofrezco las modificaciones y añadidos que he introducido en el Programa de Ocho Semanas especialmente pensadas para ti:

Tareas

- Relee la primera página de este capítulo y piensa si te identificas con alguno de los problemas y retos que las mujeres tienen en común hoy en día. En caso afirmativo, piensa en la manera que tienes de abordar la cuestión y qué más podrías hacer para aligerarla.

- Recopila una breve historia médica de las mujeres de tu familia: hermanas, madre, hermanas de tu madre, abuela materna. ¿Hay alguna enfermedad que se destaque en este grupo? De ser así, infórmate sobre ella y los factores vinculados al estilo de vida que podrían provocártela.

- Consulta el apéndice de recursos sobre salud femenina enumerados en este libro. Propónte utilizar alguno para ampliar el conocimiento de tu cuerpo.

- Sé diligente a la hora de protegerte de las toxinas del agua, de los alimentos y del entorno, como sugiere el programa. Muchos contaminantes presentan un potencial que incrementa el riesgo de contraer cáncer de mama y otros trastornos del sistema reproductor.

- Echa un vistazo a los cosméticos que utilizas (incluidos los champús) para ver los que contienen colorantes artificiales. Cuando se acaben, encuentra alternativas sin colorantes o bien que sean naturales.

- Sométete regularmente a exámenes ginecológicos, incluidas pruebas según el método Papanicolau, para detectar cáncer cervical en su fase temprana. Aprende a examinarte el pecho cada mes y sométete a una mamografía al cumplir los cuarenta. Si corres el riesgo de poder contraer osteoporosis por tu tipo corporal (osamenta ligera, piel clara) o por tu historia familiar, haz que te analicen la densidad ósea antes de entrar en la menopausia y, si está por debajo de lo normal, consulta a tu médico sobre maneras de frenar o revertir la pérdida.

- Los médicos solían recomendar la terapia hormonal sustitutiva (THS) por norma para reducir los riesgos de enfermedad cardíaca coronaria en las mujeres. Los estudios recientes desaprueban de la idea. La THS sí desacelera la pérdida de masa ósea y protege contra la enfermedad de Alzheimer y puede estar indicada en el tratamiento a corto plazo de síntomas menopáusicos intratables, pero también incrementa los riesgos de cánceres en el sistema reproductor femenino. Para tomar una decisión razonada al respecto, debes sopesar las ventajas y los riesgos, teniendo en cuenta tu historial médico y el de tu familia, la disponibilidad de alternativas y tu voluntad para adoptar cambios en tu estilo de vida. Consulta el apéndice si quieres obtener más información sobre el tema.

Dieta

- Asegúrate de que ingieres la cantidad suficiente de fuentes alimenticias de ácidos grasos omega-3, como se describe en la Primera semana. Su efecto antiinflamatorio natural te protegerá de muchas de las enfermedades a las que las mujeres son más propensas.
- Si comes mucha carne, pollo y derivados lácteos, haz el esfuerzo de adquirir productos orgánicos, criados y elaborados de forma natural, y asegúrate de que no contienen hormonas (que son estrogénicas y se suman a la carga hormonal en las células de tus pechos, ovarios y útero).
- Asegúrate de que incorporas los productos de la semilla de soja como parte regular de tu dieta: otra defensa contra las presiones estrogénicas.
- Presta atención a las últimas investigaciones sobre los riesgos que implica tomar alcohol para la salud. Cada vez está más extendida la idea de que, como el alcohol afecta a la producción y uso de estrógenos por el cuerpo, incluso una ingestión moderada puede elevar considerablemente la incidencia del cáncer de mama en las mujeres susceptibles de contraerlo.
- Aunque tus hormonas te protegen de las enfermedades coronarias hasta que llegas a la menopausia, nunca es demasiado pronto para empezar a seguir una dieta saludable para el corazón, baja en grasas saturadas y alta en frutas y verduras.
- Asegúrate de que evitas los edulcorantes artificiales y los productos que los contengan.

Suplementos

Añade calcio a la fórmula básica de suplementos: entre 500 y 700 miligramos de citrato de calcio, la forma más fácil de absorber, con las comidas en dos dosis repartidas. Tómalo con una dosis de magnesio equivalente a la mitad de la de calcio (gluconato, glicinato, quelato o citrato), ya que los dos minerales se equilibran entre sí.

Existen unos cuantos tónicos de hierbas bastante buenos para las mujeres, como el dong quai, que describí en la Sexta semana. La medicina china tradicional cuenta también con fórmulas de hierbas muy beneficiosas que armonizan y tonifican los órganos reproductivos femeninos.

Ejercicio

Si los hombres caen a menudo en hábitos poco saludables de ejercicio físico por su obsesión de mantenerse en plena forma física, a veces las mujeres hacen lo mismo con la idea de controlar su peso. Intenta evitar que tu cuerpo salga perjudicado por un exceso de ejercicio, y no menosprecies las caminatas, que son el mejor de todos.

Mental/Espiritual

Si eres propensa a la inestabilidad emocional, practica diligentemente los ejercicios de respiración del Programa de Ocho Semanas. Con el tiempo te ayudarán a nivelar tus estados de ánimo.

No dudes en buscar ayuda a través de asesores o psicólogos si tienes problemas emocionales.

Experimenta con la visualización como técnica de curación,

como la describí en la Segunda semana. Las mujeres demuestran tener en muchos casos un gran talento en este campo. Si consigues desarrollar esta habilidad, te ayudará a no acabar dependiendo continuamente de las intervenciones médicas.

Interésate también por las diversas variedades de imposición de manos, como el tacto terapéutico, que principalmente lo practican enfermeras, o el reiki, el jin shin jyutsu, y otras formas de energía transferida a través de las manos. En muchos casos, las mujeres aprenden estas técnicas con más facilidad que los hombres, y todas ellas valen la pena. Consulta el apéndice para conocer las fuentes de información y de formación.

19
Para mujeres embarazadas (y mujeres que desean quedarse embarazadas)

El embarazo ofrece la posibilidad de dar a un nuevo ser humano el mejor comienzo posible para una vida saludable. También le crea necesidades especiales al cuerpo de la mujer, que imponen la modificación de algunos de los pasos del Programa de Ocho Semanas.

Tareas

• Entérate de las técnicas de «concepción y alumbramiento conscientes» para aumentar las probabilidades de un embarazo y un alumbramiento sin problemas y de que la salud de tu bebé sea óptima, en todos los sentidos. Una buena fuente de información es *The Child of Your Dreams: Approaching Conception and Pregnancy with Inner Peace and Reverence for Life* (1992), de Laura Archera Huxley y Piero Ferrucci. Entre otros métodos, los autores recomiendan que tú y tu pareja le hablen con regularidad al bebé que se está gestando y que le pongan música armoniosa para que pueda escucharla a través de las paredes abdominales.*

- Considera la posibilidad de emplear parteras profesionales que te ayuden tanto en el parto como en el alumbramiento. Yo defiendo firmemente el parto en casa, el alumbramiento natural y el asistido por una partera. También animo a elegir los hospitales maternales que les dan vía libre a las parteras y permiten el parto natural en las instalaciones médicas.

- Mantén el mejor estado de salud posible y emplea el Programa de Ocho Semanas como guía general.

- Deja de usar drogas, recetadas o autorrecetadas, farmacológicas o de evasión, legales o ilegales (a menos que tu médico las crea necesarias). El feto es muy vulnerable a las influencias de estos productos, especialmente durante los tres primeros meses, cuando los órganos se están formando. Incluso cantidades moderadas de alcohol y café pueden afectar su desarrollo. Por el mismo motivo, evita los remedios elaborados con hierbas en la medida de lo posible.

- Consulta a tu médico sobre los baños de sudor que recomiendo en la Quinta semana. Desaconsejo a las mujeres embarazadas la inmersión en bañeras con agua muy caliente, pero estoy de acuerdo con los médicos finlandeses de que el uso moderado de la sauna no tiene por qué significar ningún problema durante el embarazo. Si te gusta sudar, consúltalo con tu médico o partera.

Dieta

- La necesidad de proteínas aumenta en cierto modo durante el embarazo, pero no tanto como se piensa. No te sientas obli-

---

* En castellano puede consultarse la obra del Dr. Thomas Xerny y Pamela Weintrant: *El vínculo afectivo con el niño que va a nacer* (Edic. Urano, Barcelona, 1992) (*N. del E.*).

gada a beber leche o a comer más carne a menos que ansíes tomar estos alimentos. En general, haz caso de tu cuerpo; te dirá lo que necesitas.

- Evita o reduce la ingestión de alimentos con sabores fuertes y las especias picantes (como la pimienta negra y la mostaza, por ejemplo). Una teoría interesante considera las náuseas matinales una reacción de defensa para minimizar la exposición del embrión a agentes potencialmente tóxicos que puedan provocar anormalidades en el desarrollo. Presta atención a lo que te produce náuseas y haz caso de lo que tu cuerpo rechaza.
- Si te mareas por la mañana, el mejor remedio es ponerte una muñequera para estimular el punto de acupuntura que controla la náusea. (Consulta el apéndice para enterarte dónde conseguirlo.) También puedes intentar tomar jengibre en infusión o en cápsulas; funciona y es más seguro que cualquier medicamento que te pueda recetar el médico.
- Sé diligente al seguir las pautas del programa para reducir al mínimo la exposición a las toxinas del agua y la comida.
- Durante el último mes del embarazo y el primero de vida del neonato, los ácidos grasos omega-3 se incorporan rápidamente a su cerebro. Asegúrate de añadir más cantidad de salmón, sardinas o semillas de lino o aceite de pescado suplemental a tu dieta durante este período (los ácidos omega-3 que comas pasarán a la leche de tus pechos).

Suplementos

- Tu médico tendría que poder recomendarte un buen suplemento de vitaminas y minerales que contenga hierro y calcio adicional.
- Actualmente se sabe que el ácido fólico, una vitamina B, potencia la fertilidad y previene los defectos del tubo neural, como la espina bífida, una anormalidad seria que se da en el

primer desarrollo fetal. Por desgracia, cuando la mayoría de las mujeres se enteran de que están embarazadas, el período crítico ya ha pasado. Una fuente importante de ácido fólico son las verduras cocinadas recomendadas en el programa (la otra es el jugo de naranja). Si estás pensando en quedarte embarazada o crees que hay alguna posibilidad de que suceda, toma a diario un complejo de vitamina B que te proporcione 400 microgramos de ácido fólico.

- Los dientes de tu bebé se formarán durante la última mitad del embarazo. Si durante este período le proporcionas una dosis baja de flúor, los beneficios para la salud dental permanente serán considerables. Si sigues las recomendaciones del Programa de Ocho Semanas para purificar el agua (o usas agua embotellada), no ingerirás flúor, aunque tu suministro de agua lo contenga. Tu médico te puede recetar alguna forma líquida o en tableta de flúor para que lo tomes como suplemento a diario; lo normal es 1 mg al día. Continúa con el suplemento durante la lactancia. Soy muy consciente de la polémica en torno al flúor y la fluorización del agua potable; al igual que con la mayoría de los tratamientos médicos, existen riesgos y beneficios que en mi opinión tienen que ver sobre todo con la dosis. En dosis adecuadas, los beneficios del flúor compensan claramente sus riesgos. Mi esposa siguió esta recomendación en todos sus embarazos menos en uno, y la diferencia es obvia en el hijo que no recibió el suplemento.

- Verifica las cantidades de vitaminas C y E, mezcla de carotenos y selenio que te aporta el suplemento que ahora tomas de multivitaminas y minerales. Ajusta la fórmula oxidante para que no ingieras más de las dosis diarias recomendadas. Puedes continuar con esas dosis durante todo el embarazo.

- No tomes ninguno de los tónicos de hierbas descritos en la Sexta semana.

Ejercicio

- La experiencia de dar a luz te resultará más sencilla si estás en buena forma y puedes emplear tus músculos voluntarios para participar en las contracciones uterinas durante el parto. Algunas mujeres que practican atletismo tienen problemas porque el tono de sus músculos voluntarios es excesivo y no pueden relajarse lo suficiente para sincronizarlos con los del útero. Esta es otra razón para desarrollar hábitos moderados y sensatos de ejercicio.

- Puedes seguir caminando hasta que se cumpla la fecha del parto. Te ayudará a mantener el peso normal, la digestión y el tono muscular a lo largo del embarazo.

- Estirarse también es una manera excelente de mantener los músculos tonificados durante el embarazo, aunque tendrás que modificar tu rutina a medida que cambie el contorno de tu cuerpo.

- Si en los últimos meses tienes dolor de espalda, prueba a hacer unas sesiones de terapia manipulativa quiropráctica u osteopática.

Mental/Espiritual

- Los ejercicios de respiración del programa son una preparación excelente para dar a luz. Todos los sistemas de alumbramiento natural ponen el énfasis en el control de la respiración como la manera más importante de controlar el dolor de las contracciones uterinas y mantener el cuerpo y la mente en el estado adecuado durante los dolores de parto y el alumbramiento. Practica especialmente la Respiración Relajadora.

- Las flores, la belleza, la música y el arte ayudarán a levantarte el ánimo mientras estás embarazada y también afectarán a la conciencia de tu bebé.

- La segunda fase del parto, en la que el bebé empieza a atravesar el canal de nacimiento, está marcada por un estado de conciencia profundamente alterado, algo que muchas mujeres relatan como una experiencia superior. Es una de las principales razones para preparar el parto sin emplear drogas que atenúen esa percepción. Tienes una oportunidad única para apreciar el umbral entre el mundo material y el espiritual.

- Las terapias de visualización y la hipnoterapia pueden ser un recurso eficaz para ayudarte durante el embarazo y el alumbramiento. Si tienes problemas durante el embarazo o crees que los tendrás a la hora de prepararte para el parto, busca un psicólogo que te inspire confianza y que esté especializado en estos métodos. No te hará ningún daño y podrá servirte de gran ayuda, incluso aunque sólo asistas a una o dos sesiones. En *La curación espontánea* expliqué qué le pasó a mi anterior esposa tres semanas antes de cumplir la fecha de alumbramiento. Hizo una sesión de hipnoterapia para pedirle al bebé que llegara a tiempo y que no se retrasara más, y veinte minutos después de habérselo pedido, el niño nació, cumpliendo así la fecha programada. Encontrarás información sobre estas terapias en el apéndice.

20

Para padres de niños pequeños

Ser padre es un reto fundamental y una satisfacción incuestionable. Te pido que consideres dos aspectos de tener hijos: cómo puede influir la presencia de un niño sobre tu capacidad para seguir los pasos del Programa de Ocho Semanas, y cómo aprovechar la oportunidad que tienes de animar a tus hijos a empezar a desarrollar hábitos saludables.

Un niño requiere muchos cuidados y a menudo interfiere de forma muy grave en el sueño de los padres. La llegada de un bebé puede añadir toda una nueva dimensión de estrés y ansiedad, compensada, por supuesto, por la alegría de unirse a un nuevo ser. A veces, el embarazo y el nacimiento lleva a los padres a cambiar sus costumbres: dejar de fumar, por ejemplo, y prestar más atención a los principios de una buena nutrición. En otras ocasiones, la responsabilidad de ser padres puede hacer que éstos sientan que no tienen tiempo o energía para cuidar de sí mismos. El hecho es que cuanto más sano seas en cuerpo, mente y espíritu, en mejor padre te convertirás; buscar tiempo para cuidar de ti mismo debe convertirse en la máxima prioridad aunque vivas con unos hijos exigentes.

Cuanto antes empieza alguien a sentar las bases de un estilo de vida saludable, mayores serán los beneficios. Cuantos más años vivas de forma saludable, mayores probabilidades tendrás de evitar las trampas de la mediana edad y continuar disfrutando de una buena salud con la vejez. Además, los buenos hábitos de alimentación, ejercicio y relajación se adquieren normalmente con más facilidad y menos esfuerzos durante la infancia, que de adulto. Cuanto más enseñemos a nuestros hijos a llevar un estilo de vida saludable, más avanzará toda la sociedad hacia una mejor salud, sin tener que depender de intervenciones médicas costosas. Recuerda que la mayoría de las enfermedades responsables de muertes prematuras o incapacidades y que absorben la mayor parte de nuestros presupuestos sanitarios, están relacionadas con un estilo de vida que se podría evitar si la gente adoptara a edades tempranas estrategias preventivas. Tienes la responsabilidad de dar a tus hijos esta información y servirles de ejemplo.

Tareas

- Propónte seriamente seguir los pasos del programa. Si fuera necesario, negocia con tu pareja el tiempo que le corresponde a cada uno de hacer ejercicio, relajarse y cuidar de sus espíritus. (Jugar con tus hijos puede ser una manera de hacer ejercicio, relajarse y elevar el ánimo, todo a la vez.)
- Aprovecha la oportunidad que tienes de concienciar a tu familia de la capacidad que tiene el cuerpo para renovarse a sí mismo. La curación se produce con mucha rapidez cuando se es joven, cosa que puedes observar fácilmente. Cuando tus hijos se hagan un corte o un arañazo, diles que presten atención a lo que les sucede durante los días siguientes y utiliza la experiencia para ayudarlos a comprender que el cuerpo humano tiene un sistema curativo, que es su mayor aliado para mantenerse saludable.

- Considera los efectos de la contaminación medioambiental sobre tus hijos y haz un esfuerzo especial para protegerlos siguiendo las recomendaciones de este programa.

- Enséñales la importancia de protegerse del sol y ayúdalos a entender por qué cuando el sol está en lo más alto del cielo, deberían mantenerse fuera de su alcance, taparse o usar alguna protección solar. Las quemaduras de cierta importancia que se sufren en la infancia —las que despellejan la piel— están directamente relacionadas con un mayor riesgo de contraer cáncer de piel en años posteriores, incluido el melanoma maligno.

- Infórmate sobre las alternativas naturales a los tratamientos convencionales por afecciones tan comunes en la infancia como las infecciones del oído medio (consulta el apéndice para más información). En nuestra sociedad son demasiados los niños que toman antibióticos constantemente, pero esto no sólo no resuelve sus problemas, sino que además puede debilitar su inmunidad y resistencia.

- Tómate la vacunación de los niños a conciencia; recomiendo encarecidamente el programa básico. No carece de riesgos pero sus ventajas las superan enormemente. Estoy familiarizado con los argumentos en contra y no me parecen de peso. Además, me he pasado el tiempo suficiente en los países del Tercer Mundo, donde estas enfermedades aún persisten, como para saber que sus riesgos son considerablemente mayores que los de la vacunación.

Dieta

- Puedes ayudar a tus hijos a combatir las presiones comerciales para comer comida rápida y alimentos procesados poco saludables, explicándoles en palabras que puedan entender y sin juicios de valor por qué las recomendaciones alimentarias de este programa son las mejores alternativas. Por ejemplo, ayúdalos a entender que las chucherías de colores extravagantes, teñidas con productos químicos sintéticos, no son naturales y no ayudan a mantener sano nuestro cuerpo. En su lugar, ofréceles productos saludables, como zanahorias enanas.

- Recuerda que la arteriosclerosis empieza a edad muy temprana. Con tres años, tus hijos deberían evitar la grasa en exceso y las grasas poco saludables de las que te hablé en la Primera semana.

- Si tú o tu pareja sufren alergias, asma, eccema, autoinmunidad, bronquitis o sinusitis, o si tu hijo se resfría con frecuencia o tiene repetidas infecciones de oído, vale la pena experimentar con la eliminación total de la leche en todas sus formas. La leche de cabra es aceptable, igual que la leche de soja, pero ten presente que la soja es un alergeno común entre los niños, especialmente si se introduce demasiado pronto. Los sustitutos de la leche elaborados con arroz y papas no proporcionan proteínas.

- Aunque no cuesta demasiado conseguir que los niños coman frutas y beban jugos, las verduras son otro tema. Intenta descubrir maneras de prepararlas para que resulten apetitosas; a continuación te sugiero algunas recetas.

- Recuerda que las pautas de alimentación poco saludables, tan comunes en nuestra sociedad, se desarrollan en la infancia: comer demasiada grasa, azúcar, proteína animal, alimentos procesados y comida rápida, y consumir poca fibra, fruta y verduras.

Aquí tienes algunas recetas de las que les gustan a los niños, y que puedes intentar preparar:

Papas verdes rellenas de vegetales

PARA 6 PERSONAS

3 papas grandes para asar
3 tallos de brócoli
½ cucharadita de sal
1 cucharada de aceite de oliva
1–2 cucharadas de leche de arroz o leche de soja
2 cucharadas de queso parmesano rallado

1. Lava las papas frotándolas bien y haz unos cortes no muy profundos alrededor del centro para que te resulte más fácil cortarlas por la mitad después de cocerlas. Asa las papas a 400°F hasta que se ablanden, normalmente durante 1 hora, según el tamaño de las papas.

2. Mientras tanto, corta los extremos de los tallos de brócoli y pela parte de la piel exterior para que resulten más comestibles. Cocina el brócoli al vapor hasta que quede tierno, crujiente y verde brillante. Lávalo y trocéalo fino.

3. Corta las papas por la mitad, extrae la pulpa del interior y échala en un bol. Añade la sal, el aceite de oliva y la cantidad de leche de arroz o soja necesaria para hacer un puré con ella y obtener una pasta uniforme. Añade el queso parmesano y el brócoli troceado y mézclalo bien.

4. Haz montoncitos con la mezcla y vuelve a introducirla en las papas, colócalas en la placa del horno y caliéntalas a la temperatura que desees.

Minestrone

PARA 6 PERSONAS

1 cucharada de aceite de oliva
2 dientes de ajo grandes, troceados
½ taza de cebolla, troceada
6 tazas de caldo vegetal (consulta las páginas 128–131) o agua
1 lata pequeña (6 onzas o 170 g) de tomate concentrado
1 lata mediana (16 onzas o 450 g) de tomate triturado
3 zanahorias, peladas y cortadas
2 manojos de apio, troceado
¼ kg de papas, peladas y cortadas en dados
1 cucharadita de orégano fresco en hoja
1 cucharada de albahaca seca
¼ taza de perejil fresco trinchado
1 taza de pasta seca, del tipo que prefieras
2 tazas de legumbres cocidas (puedes mezclar varias clases)
queso parmesano rallado, al gusto

1. Calienta el aceite de oliva en una olla grande. Añade el ajo y fríelo un poco. Añade la cebolla y sofríela durante 5 minutos.

2. Echa el caldo vegetal (o agua), el tomate concentrado, el tomate triturado, las zanahorias, el apio y las papas. Llévalo a ebullición, tápalo, baja el fuego y déjalo cocer a fuego lento durante 30 minutos.

3. Añade el orégano, la albahaca, el perejil, la pasta y las legumbres. Cocínalo 30 minutos más. Aderézalo con el queso parmesano y sírvelo con pan integral de ajo.

Gnocchi de papas
PARA 6 PERSONAS

3 papas grandes para asar
1–2 tazas de harina sin blanquear
sal al gusto
una pizca de pimentón
una pizca de nuez moscada rallada
2 cucharadas de perejil fresco trinchado

1. Pela las papas, córtalas a cuartos, cúbrelas con agua fría. Llévalo a ebullición, baja el fuego, tápalo y deja que se hagan hasta que queden tiernas. Lávalas y cháfalas.

2. Para preparar los gnocchi, por cada taza de papa chafada pon en un bol 1 taza de harina menos dos cucharadas, y mézclalo con sal a tu gusto, unos pellizcos de pimentón y nuez moscada y el perejil picado.

3. Añade las papas calientes y amásalo sobre una superficie enharinada hasta que la masa quede bien mezclada y no esté pegajosa. Déjalo reposar 15 minutos.

4. Haz con la masa sobre una tabla enharinada unos montoncitos y dales la forma de cilindros de 1 pulgada (3 cm) de grosor. Córtalos en rebanadas diagonales de ¾ pulgada (2 cm).

5. Pon en una olla grande agua a hervir. Echa los gnocchi. Cuando suban a la superficie, regula la llama y cocínalo a fuego lento durante 10 minutos, destapado.

6. Escúrrelos bien y cúbrelos con tu salsa preferida.

Un postre sano y rápido
PARA 4 A 6 PERSONAS

2 bananas
1 paquete (10.5 onzas o 300 g) de tofu suave, firme y escurrido
2 cucharadas de jarabe de arce
canela al gusto

1. En el recipiente de la licuadora pon las bananas, el tofu, el jarabe de arce y canela al gusto. Pásalo todo bien hasta que la mezcla quede uniforme.

2. Sírvelo así o enfríalo antes. Puedes comerlo con fresas, u otra fruta, y también puedes servirlo sobre tortitas.

Pan de banana
PARA 8 A 12 PERSONAS

6–7 bananas muy maduras
1⅛ tazas de miel natural
⅓ taza de aceite de colza
2 cucharaditas de extracto puro de vainilla
3 tazas de harina de trigo integral de repostería
2½ cucharaditas de bicarbonato de sodio
¼ cucharadita de sal
1½ tazas de nueces o pacanas trituradas

1. Aplasta las bananas y mézclalas con la miel, el aceite de colza y el extracto de vainilla.

2. Mezcla al mismo tiempo la harina de repostería (no es harina integral normal), el bicarbonato y la sal. Añade las nueces.

3. Une las dos mezclas y pon la masa resultante en dos moldes ligeramente untados de aceite. Cuece con el horno a 350°F durante 40 minutos, o bien hasta que el centro quede hecho.

Postre de cacao y banana helado
PARA 4 A 6 PERSONAS

4 bananas muy maduras
4 cucharaditas colmadas de cacao en polvo sin edulcorantes
1 cucharadita de extracto de vainilla
1–2 cucharadas de jarabe de arce (opcional)

1. Pon las bananas en la licuadora o en una batidora con el polvo de cacao y el extracto de vainilla. Añade el jarabe de arce si te gusta.

2. Tritúralo hasta que quede uniforme y muy fino. Ponlo en copas individuales o boles pequeños, y enfríalos sin que lleguen a congelarse.

Sopa fría de arándanos
PARA 4 PERSONAS

⅓ taza de concentrado congelado de jugo de piña, descongelado
1 cucharadita de jugo de limón, recién exprimido
2½ tazas de arándanos frescos o congelados sin azúcar
½ cucharadita de extracto de vainilla

1. En el recipiente de la batidora pon el jugo de piña, ½ taza de agua fría, el jugo de limón y 1½ tazas de arándanos. Tritúralo hasta que quede uniforme y fino.

2. Vierte la mezcla en un bol y añade la taza restante de arándanos y el extracto de vainilla. Mézclalo bien y sírvelo frío.

Suplementos

- A los niños con más de cinco años les puedes dar media dosis de los antioxidantes que he recomendado en el programa. Los pueden tomar junto con cualquier otro complejo multivitamínico que su pediatra les recomienda.

Ejercicio

- Hoy en día hay demasiados niños sedentarios. Intenta restringir el tiempo que dejas a tus hijos delante de la tele y la computadora.
- Anímalos a ir caminando a los sitios en vez de usar el coche, a subir escaleras en vez de tomar el ascensor y las escaleras mecánicas, y a encontrar actividades que les gusten y los obliguen a usar su cuerpo. Hay clases de gimnasia, baile y artes marciales especialmente pensadas para niños.
- Los cuerpos jóvenes son extremadamente flexibles. Intenta que tus hijos se interesen por el yoga u otras formas de estiramiento. Cuanto antes empiecen con estas actividades, más flexibilidad conservarán de adultos. Haz con ellos tus ejercicios de estiramiento.

Mental/Espiritual

- Intenta practicar algunos de los ejercicios respiratorios del programa con tus hijos, especialmente la Respiración Relajadora. Enséñasela para que sepan serenarse y quedarse dormidos más fácilmente, y practiquen juntos ejercicios de respiración para calmar el dolor de las heridas.
- Los niños tienen una capacidad prodigiosa para la imaginación y la fantasía. Anímalos a emplearlas en beneficio de la

curación: por ejemplo, para visualizar cómo desaparece el dolor provocado por las heridas o cómo las verrugas se reducen a nada. Puedes desarrollar tu propia habilidad autocurativa trabajando con tus hijos, y el que ellos la adquieran a edad temprana les permitirá usarla luego a lo largo de su vida.

- Considera las formas de «nutrición» mental y espiritual que ofreces a tus hijos. Las películas, los programas de televisión y las lecturas que les permites, ¿contribuyen o interfieren en la manera en que te gustaría que se desarrollaran?

21
Para habitantes de grandes ciudades

Si, como la mayoría de las personas que habitan en el mundo moderno, vives en una gran ciudad, tendrás que hacer frente a ciertos agentes que amenazan tu salud. Sin embargo, algunos aspectos del programa te resultarán más fáciles que a los que lo hagan en zonas residenciales o rurales: podrás comprar diferentes alimentos saludables, incluidos los orgánicos, que no se encuentran en poblaciones más pequeñas; también te será más fácil encontrar gimnasios, centros de salud o clases de yoga y meditación; y tendrás mayor acceso a recursos culturales, como museos de arte, etc. Aunque ahora vivo en una zona rural, crecí en una gran ciudad (Filadelfia), he vivido en otros núcleos urbanos y me paso mucho tiempo en ellos. Si este es tu caso, te recomiendo algunas medidas saludables.

Tareas

- La exposición a agentes tóxicos en las ciudades puede ser superior que en el campo; al menos es muy probable que la calidad del aire sea peor y que el agua esté clorada. Considera la opción de instalar un filtro de aire en tu hogar o apartamento y pon plantas de interior protectoras del ambiente. Los días en que la contaminación sea alta, propónte seriamente pasar unas cuantas horas en un parque, donde los árboles creen microambientes de aire más limpio. Decididamente, emplea un sistema de purificación del agua.

- La contaminación auditiva también puede ser un gran problema en las ciudades. Entérate de las posibilidades de insonorizar tu espacio vital, emplea un generador de ruido blanco (como se describe en la Cuarta semana) para tu habitación e intenta escuchar cintas cuando salgas a la calle.

- Disponer de lugares donde refugiarte de los ataques sensoriales de la ciudad es vital para garantizarte una buena salud. Entérate de los parques y otros lugares tranquilos que puedas visitar, como jardines, capillas, museos y salas de lectura. Crea en tu casa o apartamento un ambiente lleno de serenidad, belleza y orden. Transforma al menos una habitación o un rincón en un lugar tranquilo y especial, donde puedas practicar los ejercicios de respiración, la meditación, la relajación y desconectar de la ansiedad de la vida urbana.

- Cuanto más grande sea la ciudad en la que vives, más seguidores de la medicina natural y alternativa encontrarás. Infórmate sobre los recursos que puedes aprovechar cuando necesites ayuda profesional para un problema de salud.

Dieta

- Un problema que tengo cuando voy a la ciudad es poder resistir a la tentación de las comidas sugerentes que ofrecen en los restaurantes y bares, y que no siempre concuerdan con la filosofía del programa. Descubre esos otros locales que te ofrecen el tipo de alimentos a los que tú quieres dar énfasis en la dieta, y selecciona con criterios saludables ante cualquier menú que te pongan delante. (Y no te niegues placeres ocasionales.)

Suplementos

- No descuides la fórmula antioxidante. Confiere la mejor protección posible contra los peligros medioambientales de la ciudad. Además, ciertas hierbas como el turmérico ayudan a que el cuerpo procese y elimine las toxinas que se encuentran en la niebla tóxica y el humo —incluye a los fumadores pasivos (consulta el apéndice).
- Emplea uno de los tónicos que refuerzan la inmunidad, como el maitake, reishi o astrágalo. En las ciudades la gente vive muy próxima y entra en contacto con otras personas con más frecuencia que en las áreas rurales. Los gérmenes se propagan con facilidad cuando hay mayor densidad de población. Por lo tanto, préstale alguna ayuda a tu sistema inmunitario.

Ejercicio

- Las ciudades a menudo ofrecen maravillosas posibilidades de andar. Algunas de mis mejores caminatas las he realizado en San Francisco, donde las colinas permiten practicar un fabuloso ejercicio aeróbico, y en Nueva York, donde la diversidad humana nunca deja de fascinarme.
- Prueba a subir escaleras en los edificios de oficinas o de pisos en vez de tomar siempre ascensores y escaleras mecánicas. Subir tan sólo unos pocos tramos de escalera ya es un buen trabajo aeróbico.

Mental/Espiritual

- La sobrecarga sensorial es una realidad en la vida urbana. Emplea los ejercicios de respiración del programa para relajarte y practicar otros más si con estos no tienes suficiente. Las opciones incluyen yoga, meditación, *biofeedback** o cintas para guiar la meditación.

- El sentimiento de soledad en una gran ciudad puede ser devastador. Lee los consejos sobre relaciones humanas que te ofrezco en la Séptima semana y piensa en cómo ampliar las relaciones estimulantes con otras personas para que te alimenten espiritualmente.

- Coloca flores en tu espacio vital siempre que puedas. Es una manera de disfrutar de la belleza natural aunque te sientas desvinculado de ella por vivir en un entorno artificial.

---

* Véase *La curación espontánea*, ob. cit., págs. 326–327 (*N. del E.*).

22
Para personas que viajan con frecuencia

Viajar, además de crear sus propias tensiones y riesgos para la salud, supone un desafío para el mantenimiento de cualquier tipo de programa regular. Siempre ha constituido una parte significativa de mi vida, pero, a medida que me hago mayor, he caído en cuenta de que mi tolerancia física a los viajes está disminuyendo. Ahora siento aversión por los aeropuertos y los aviones, por las estadías frecuentes en los hoteles y por el nerviosismo de ir de un sitio para otro. Si tu negocio te exige viajar mucho, te recomiendo que tomes ciertas precauciones y que intentes también adaptar el Programa de Ocho Semanas a las circunstancias cambiantes.

Tareas

Viajar en avión no es bueno por varias razones. La comida que sirven en los aeropuertos y en los aviones generalmente es bastante pobre. Además, cuando vuelas te expones a más radiación cósmica que la que recibes sobre la superficie de la tierra; la suficiente para que haya aumentado la incidencia de ciertos cánceres en los pilotos profesionales y los auxiliares de vuelo. La calidad del aire en los aviones es horrenda y ha disminuido a medida que las compañías han reducido la cantidad de aire fresco que bombea a las cabinas, en un esfuerzo por abaratar los costos. Los vuelos largos son malos para la circulación sanguínea (a mucha gente se le hinchan los tobillos y los pies por el hecho de estar sentados durante muchas horas seguidas) e interrumpe los biorritmos según el número de franjas horarias que se atraviesen (consulta el apéndice para obtener más información).

- Llévate tu propia comida en el avión siempre que sea posible. Lee las etiquetas de los aperitivos, galletas y otros alimentos envasados que te sirvan; la mayoría contienen grasa hidrogenada o grasa *trans,* y muchos presentan también ingredientes dañinos. Si no puedes llevarte tu propia comida, tómate la del avión con criterio selectivo.

- Nunca bebas el agua del avión en un vuelo a menos que venga embotellada o en lata. Te convendrá llevar una gran botella de agua contigo, ya que la humedad dentro de la cabina es baja y es fácil deshidratarse.

- Si el aire te resulta especialmente opresivo, quéjate a los auxiliares de vuelo y diles que le pidan al piloto que introduzca más aire fresco en la cabina. También puedes exigir una mascarilla de oxígeno para que respirar te resulte más fácil.

- En los vuelos largos, levántate y camina un poco todo lo que puedas sin provocar demasiadas molestias. En muchos casos puedes estar de pie en la cocina de los grandes aviones. También puedes hacer ejercicios isométricos en tu asiento para que tus músculos se sientan mejor.

- Si notas que te resfrías o carraspeas con frecuencia después de volar, adopta el hábito de tomar algún tónico para reforzar la inmunidad como medida de precaución; empieza a tomarlo uno o dos días antes del vuelo y continúa haciéndolo durante el viaje y un día o dos después. El que yo uso es tintura (extracto) de equinacea, elaborada con la raíz de la planta

Echinacea purpurea, originaria de Estados Unidos, y especies afines, un remedio popular que se puede encontrar en tiendas de dietética. La cantidad es una gota disuelta en un poco de agua cuatro veces al día. La equinacea no es tóxica y tiene efectos antibióticos, antivirales y fortalecedores del sistema inmunitario.

- Lávate las manos con frecuencia con agua y jabón, sobre todo después de un apretón de manos y tocar objetos que puedan estar contaminados, como los grifos de agua en los baños y los pomos de las puertas y barandillas en lugares públicos. Como alternativa, emplea toallitas con alcohol.

- Asegúrate de que llevas contigo una buena provisión de lectura o cintas para las esperas en aeropuertos. También puedes aprovechar estos ratos para dar largas caminatas.

- Disponer de una protección para los ojos y de auriculares cuando se realizan vuelos largos puede ayudar a dormir mejor.

- Si vas a atravesar más de cuatro franjas horarias, probablemente experimentarás el *jet lag* o desfase horario. El mejor remedio es la melatonina, en dosis no superiores a 2.5 miligramos, tomada como comprimido sublingual. Quizá no te haga falta más de una dosis para recuperar el reloj biológico de la nueva zona horaria.

- Comprueba que has metido en la maleta de viaje los suplementos antioxidantes, en un lugar accesible que no te impida tomarlos mientras haces una escala. Los antioxidantes son lo que mejor te protegerá contra la exposición a la radiación mientras vuelas a gran altitud.

- Pide siempre habitaciones de no fumadores en los hoteles y comprueba la ventilación. Si no puedes abrir la ventana para que entre aire fresco, asegúrate de que los conductos del aire parezcan limpios. En estos establecimientos, los filtros de las habitaciones a veces no se cambian en mucho tiempo. Si llamas al departamento de mantenimiento, normalmente podrás hacer que te instalen a toda prisa un filtro de aire nuevo.

- Intenta escoger hoteles que tengan gimnasio o bien que puedan facilitarte pases para un gimnasio próximo; así podrás hacer ejercicio y sudar en una sauna o baño de vapor las toxinas acumuladas durante el viaje. A medida que aumenta el número de viajeros conscientes de su salud, más hoteles ofrecen estos servicios.
- Compra agua embotellada para la habitación o pídela al servicio de habitaciones. También puedes llevarte un filtro portátil para eliminar las impurezas comunes del agua del grifo.
- En los lugares que visites con frecuencia, procura cultivar amistades y relaciones profesionales con gente que comparta tu interés por la salud.

Dieta

Mantener una buena dieta mientras se está de viaje es a veces difícil ya que no es posible controlar dónde, cuándo y qué se come de la manera que lo haces en casa. Comer fuera y probar alimentos nuevos y diferentes es uno de los deleites de viajar. Este programa no tiene por objeto negarte esta experiencia o disminuir los placeres de la mesa. No hay ninguna contradicción esencial entre comida saludable y comida placentera. Recuerda que un capricho ocasional no te hará ningún daño, pero si viajas con frecuencia, es vital que aprendas a comer en restaurantes sin sabotear tu salud. Encontrar menús que se ajusten a las pautas del Programa de Ocho Semanas es sin duda posible. Aquí tienes algunas sugerencias:

- Busca restaurantes que ofrezcan platos «saludables para el corazón» que cumplan con los niveles establecidos por la Asociación Estadounidense para el Corazón en cuanto a contenido bajo de grasa, grasa saturada y colesterol.
- En los restaurantes especializados en pescado, pide pescado a la brasa o a la parrilla sin mantequilla o aceite añadido y di

que te sirvan las salsas aparte. Infórmate de las variedades de pescado con más y menos probabilidades de estar contaminadas con mercurio y toxinas orgánicas y que además corran peligro de pescarse en exceso y cuyo habitat no se respete adecuadamente (consulta www.seafoodwatch.org).

- Come pan integral e intenta comerlo sin mantequilla. Muchos restaurantes ya ofrecen aceite de oliva como alternativa; empléalo de forma moderada.
- Pide que te sirvan los aderezos para la enasalada aparte y decántate por las vinagretas o las versiones sencillas de acompañamientos de aceite y vinagre antes que por las salsas más cremosas.
- Pregunta si tienen verduras frescas y pídelas al vapor o asadas, si fuera posible; la salsa servida aparte.
- Intenta evitar las sopas con base de nata y los fritos.
- Como postre, toma fruta siempre que puedas, sorbetes de fruta u otras opciones bajas en grasa.
- No dudes en pedir ayuda de los camareros a la hora de pedir y pregunta si la cocina puede preparar platos especiales que satisfagan tus necesidades. Llamar al restaurante antemano puede facilitar aún más las cosas.
- Llévate, para el viaje, refrigerios saludables, no perecederos. Yo casi siempre cargo con jengibre escarchado, galletas saladas con alto contenido en fibra y a veces hasta una botella de mi salsa picante favorita. También puedes proponerte visitar tiendas de alimentación natural para comprar artículos que podrás guardar en la habitación en que te hospedes.

Suplementos

- Calcula el número de días que estarás fuera y la cantidad adecuada de píldoras de vitaminas y minerales que necesitarás para el viaje. Métalas en tu bolsa de mano por si acaso tienes que separarte de tu equipaje.

- Sigue tomando uno de los tónicos recomendados en la Sexta semana para ayudar al cuerpo a adaptarse a la tensión incrementada debido al viaje.

Ejercicio

- Haz todo lo posible para mantener una rutina de ejercicio mientras estés de viaje. Siempre puedes pasear por las calles de las ciudades que visites, por los aeropuertos, por los parques y galerías comerciales, y hasta, quizá, con algún asociado comercial en vez de quedar en un despacho.
- Si te gusta ir al gimnasio, averigua si hay algún centro de preparación física y haz un hueco en tu horario para acudir a él.
- Si te parece que estás demasiado ocupado y quieres tomarte un descanso formal en tu ejercicio físico, esfuérzate por subir algunas escaleras o ir a pie hasta alguno de tus puntos de cita en vez de manejar o andar en taxi.

Recuerda que el ejercicio físico no sólo condiciona tu cuerpo sino que ayuda a mantener el equilibrio emocional a través de los rigores del viaje. No es ningún desastre abandonar tu rutina durante unos días, pero, una vez más, si viajas con frecuencia, querrás encontrar maneras de satisfacer las necesidades de ejercicio del programa cuando estés lejos de casa.

Mental/Espiritual

Saber relajarse y neutralizar el estrés es fundamental para ser un viajero feliz. Domina la Respiración Relajadora de manera que puedas usarla para ayudarte a superar las incertidumbres y nerviosismos de los viajes.

Aprovecha los recursos culturales y estéticos de los lugares nuevos y entérate de qué puedes encontrar en los que visitas con frecuencia. Yo a menudo busco jardines botánicos, por ejemplo, o conferencias, conciertos y representaciones teatrales interesantes allí a donde voy.

Pide flores para darle un ambiente más cordial a la fría habitación del hotel.

23
Para personas con problemas de peso

El mundo occidental, con Estados Unidos y Canadá al frente, está experimentando una epidemia de obesidad de proporciones alarmantes. Los dos motivos más obvios de que esto ocurra son la dieta y la inactividad, pero seguro que intervienen muchos más. En nuestro país ha aumentado el número de personas que comen más que antes: porciones mayores y con mayor contenido en calorías y en grasa. También se recurre más a la comida rápida, con elevados niveles de grasas e hidratos de carbono que predisponen a la obesidad. Al mismo tiempo, la gente es menos activa, camina menos y hace menos ejercicio que sus abuelos, quienes no iban a todas partes en coche ni se pasaban horas enteras delante de un televisor.

A medida que más gente se une a las filas de los obesos, la disparidad entre ideales culturales y realidad se vuelve más tensa. Admiramos a modelos y estrellas de cine de extrema delgadez, algunas hasta un punto mórbido, y nuestras autoridades médicas nos advierten continuamente de los peligros del exceso de peso. Los individuos obesos son víctimas de la discriminación e incluso del desprecio, algo que añadir a sus angustias habituales, lo cual ya es una motivación para comer más. Las ventas de productos dietéticos, de libros sobre dietas o de sistemas para hacer dieta siempre han sido elevadas; ahora están de moda los productos farmacológicos que prometen una pérdida de peso fácil. Pero una cosa está clara: las dietas no funcionan, excepto de modo temporal, y tampoco lo hacen, en mi opinión, los mejores productos de las empresas farmacéuticas existentes hasta la fecha; a la larga, casi todos los que siguen dietas basadas en estos métodos recuperan todo el peso perdido, si no más (consulta el apéndice para más información sobre perder peso).

A mí me interesa la base genética de la obesidad y su interacción con factores medioambientales. Soy de la opinión de que muchos de nosotros hemos heredado una peculiaridad ancestral que en otro tiempo sirvió a las poblaciones humanas: somos bastante eficientes a la hora de ingerir calorías cuando están disponibles y a almacenarlas como grasa. La grasa es una garantía contra los tiempos difíciles, una protección para períodos de enfermedad y hambre. Esa constitución genética fue desde luego una ventaja de supervivencia en épocas pasadas en las que la mayoría de los humanos se enfrentaban a ciclos impredecibles de abundancia y hambre, pero ahora, con comida disponible a todas horas, en una profusión y variedad como nunca antes se ha visto en la historia, esta peculiaridad actúa en contra nuestra.

La base bioquímica de almacenamiento eficiente de grasa afecta probablemente a la insulina, la hormona del páncreas que controla la distribución y el uso de la glucosa (el azúcar en la sangre), que es la energía común denominador del metabolismo. La diabetes en la edad adulta es un desequilibrio grave de este sistema. La forma común de esta enfermedad, en relación directa con el exceso de peso y la inactividad, es resultado no de la disminución en la producción de insulina sino del aumento de la resistencia a sus efectos. Intuyo que existe un amplio espectro de resistencia a la insulina, y la diabetes de adulto es sólo uno de sus extremos. Mucha gente incapaz de controlar su peso puede caer dentro de algún punto de este espectro; los genes que lo predisponen a esta enfermedad y a la obesidad son probablemente los mismos que ayudaron a sus ancestros a ajustar la provisión de comida y los ciclos impredecibles de abundancia y escasez.

No puedes cambiar tus genes, pero puedes cambiar tu estilo de vida para que no sea un problema. Aquí tienes mis sugerencias:

Tareas

- Primero, descubre si de verdad tienes exceso de peso y el alcance del problema. El método convencional —emplear tablas de pesos ideales basadas en el género y la altura— no es tan preciso. Determinar la composición del cuerpo es mucho mejor. Hasta hace poco, la forma convencional de hacerlo era engorrosa: pesar a una persona debajo del agua y comparar el valor con el peso que da sobre una báscula normal. Un método más moderno emplea calibradores para medir el grosor de la piel en unos pocos puntos del cuerpo; es menos preciso porque hay más probabilidades de que el especialista se equivoque. Sin embargo, en la actualidad se utiliza cada vez más la técnica de las imágenes informatizadas del cuerpo, más simple y precisa. Sólo requiere medir la altura y el peso y hacer unas pocas fotografías del cuerpo, que luego analizará un programa informático que rápidamente calcula el porcentaje de grasa en el cuerpo. Una vez que tengas la cifra, puedes tomar una decisión mucho más real sobre si deberías perder peso y cuánto. Seguro que te dará una visión más realista que la que te indican las tablas.
- Si tu exceso de peso es considerable, piensa en los problemas que te plantea. ¿Es un riesgo para la salud? Nuestros médicos, influidos por la actual cultura, seguro que exageran los peligros de la obesidad. Si eres activo, sigues un estilo de vida saludable y no tienes una historia familiar de enfermedades que tengan una relación directa con la obesidad (como la dia-

betes de adulto y las enfermedades coronarias de temprana edad) tal vez puedas pasar por alto las advertencias médicas, aprender a que te guste tu cuerpo tal y como es y a no obsesionarte tanto. Ahora bien, si existen riesgos importantes o crees que tu peso es un impedimento para el tipo de vida que te gustaría llevar, vale la pena llevar a cabo algunos cambios para encontrar maneras de perderlo gradualmente sin dietas y sin privaciones.

- Piensa en lo que significa la comida para ti y el papel que desempeña en tu vida. ¿Comes para saciar tu hambre, para alimentar tu cuerpo o para aliviar la angustia e intentar llenar un vacío interior? Si la raíz del problema se sitúa entre los últimos dos motivos, tal vez necesites ayuda profesional para conseguir cambiar tu relación con la comida. Considera las opciones de psicoterapia, terapia de visualización, hipnoterapia, programas de doce pasos, clínicas para trastornos en la alimentación y otros recursos.

- Decídete a abandonar las dietas intensivas y pasa por alto cualquier locura por perder peso que se apodere del país. No hallarás ahí la solución a tu problema.

Dieta

- La mayoría de las personas perderían peso si tomaran menos calorías y quemaran más mediante algún tipo de actividad. Puesto que la grasa tiene casi el doble de calorías por unidad de peso que los hidratos de carbono y las proteínas, la medida más fácil para empezar sería identificar las fuentes de grasa en la dieta e intentar rebajarlas. Claro que la situación seguramente no mejorará, o incluso podrá empeorar, si reemplazas la grasa por hidratos de carbono simples con alto contenido en calorías: azúcares y féculas. Con el uso cada vez más extendido de las versiones libres de grasas y con bajo contenido en grasa de los alimentos populares en Estados Unidos, la obesidad ha aumentado progresivamente en este país. ¿Por qué? Pues probablemente porque la gente come más calorías. Las galletas sin grasa no son galletas sin calorías, pero aun así algunas personas las comen en grandes cantidades. Presta atención al total de calorías y reemplaza los alimentos con alto contenido en grasa por alimentos con bajo contenido en calorías como las verduras.

- Sé consciente del índice glucémico de los hidratos de carbono más comunes (consulta la tabla del apéndice). Este índice es la medida que indica con qué facilidad el cuerpo los convierte en glucosa, provocando una respuesta de la insulina. El azúcar de mesa tiene un índice glucémico de 100. Los valores superiores indican un fuerte potencial que afecta al sistema de la insulina y te predispone posiblemente a ganar peso; los alimentos con valores inferiores los puedes comer con más frecuencia y abundancia. Pero ojo con las sorpresas: las galletas de arroz, a menudo consideradas comida dietética, tienen un índice glucémico muy alto, tanto por la naturaleza química de la fécula que contienen como por su estructura mecánica «explosionada», que ofrece una superficie mayor en la que las enzimas digestivas puedan trabajar; las papas también están en lo más alto de la tabla, igual que el pan, pero el pan integral se convierte en azúcar menos deprisa que el pan blanco ya que la presencia de fibra frena el proceso enzimático. La pasta está algo por debajo del pan ya que su estructura es más densa. Si no has conseguido perder peso con dietas bajas en grasas, tal vez tu problema sea la resistencia a la insulina, en cuyo caso querrás moderar el consumo de alimentos con alto índice glucémico. Las personas que desarrollan resistencia a la insulina normalmente tienen muchos triglicéridos en el suero, ganan peso fácilmente, especialmente en el abdomen, y a menudo ansían comer hidratos de carbono. Esto no quiere decir que algo les funcione mal; simplemente necesitan prestar atención a los tipos y cantidades de alimentos ricos en hidratos de carbono que comen.

- Emplea la nueva escala de carga glucémica para tener en cuenta la cantidad real de hidratos de carbono que consumes en una ración dada de alimento; es más práctica que el índice glucémico por si solo. La escala de carga glucémica tiene en cuenta que algunos alimentos como las zanahorias y las remolachas aparecen en posiciones altas en el índice glucémico, pero de hecho tienen sólo una carga modesta de carbohidratos, diluidos por la fibra y el agua. Los defensores de las dietas bajas en hidratos de carbono que sólo consultan el índice glucémico le dicen a la gente que no coman nunca zanahorias y remolachas, pero si calculas el contenido glucémico de estas verduras (el índice glucémico multiplicado por los gramos de carbohidratos en una ración), las dos se sitúan entre la gama moderada y baja. Los valores de baja carga glucémica son 1-10; moderada, 11-19; y alta, de 20 para arriba. Puedes aprender más cosas acerca de estos conceptos y consultar por Internet los valores para la mayoría de alimentos (www. mendosa.com/gilists.htm).
- Modera o elimina el consumo de bebidas alcohólicas. El cuerpo trata el alcohol como si fuera un hidrato de carbono de índice glucémico alto. Su energía calórica no puede almacenarse sino que debe quemarse de inmediato, aumentando la probabilidad de que el alimento con el que lo tomas se convierta en grasa.
- Si prestas atención al total de las calorías que comes y aumentas tu actividad, la dieta recomendada en el Programa de Ocho Semanas debería ayudarte a avanzar gradualmente hacia tu peso ideal sin pensar en ello.
- Evita los edulcorantes artificiales y los alimentos elaborados con ellos. No te ayudarán a perder peso y son peligrosos para la salud.
- Evita también los alimentos elaborados con nuevos sustitutos sintéticos de la grasa. Pueden ser dañinos y no te llevarán a cambiar de una forma adecuada los hábitos alimenticios.
- Intenta consultar a algún profesional de la medicina ayurvé-

dica o de la medicina tradicional china. Estos sistemas se interesan por encontrar una manera correcta de comer que se acomode a tu tipo de cuerpo, y pueden ofrecerte información útil sobre qué alimentos comer en mayor cantidad y cuáles evitar. Cada persona es un caso diferente y lo que funciona como plan dietético para ti tal vez no concuerde con lo que funciona para mí. Muéstrate dispuesto a experimentar y presta atención a los resultados.

Suplementos

- Muéstrate escéptico con los productos que se venden en las farmacias y las tiendas de dietética y que te prometen perder peso de una manera fácil. Muchos contienen estimulantes como cafeína y sinefrina o hierbas estimulantes como guaraná, cola y naranja amarga. Los estimulantes reducen el apetito y aceleran el metabolismo y también provocan inquietud, ansiedad, insomnio y dependencia de los medicamentos. Por eso, cuando dejas de tomarlos, recuperas el peso rápidamente. Los medicamentos de uso actualmente más extendido (fenfluramina y fentermina, llamados fen-fen si se usan combinados) no son diferentes en sus efectos, ni mejores en lo que a resultados a largo plazo se refiere.

- Dos recursos para perder peso que gozan actualmente de popularidad son el cromo y la gutagamba. El cromo como suplemento puede afectar al sistema de la insulina ya que las células necesitan este mineral junto con la insulina para absorber la glucosa de la sangre. Recientemente, se ha demostrado que el cromo en altas dosis (1.000 microgramos diarios) normaliza el azúcar de la sangre en la diabetes de adulto, de modo que el cromo puede mejorar la resistencia a la insulina. Por desgracia, no estoy al tanto de ninguna evidencia que pruebe su utilidad para perder peso. La gutagamba es un fruto del sureste de Asia que contiene un componente amargo bastante raro (ácido hidroxicítrico, AHC) que puede bloquear la conversión de glucosa en grasa que tiene lugar en el hígado. Parece inofensivo, pero no existen datos clínicos fiables sobre su eficacia para la pérdida de peso en los seres humanos.

Ejercicio

- El ejercicio es crucial en un programa eficaz para normalizar el peso. Debe ser lo suficientemente regular y vigoroso como para influir en el centro regulador del apetito en el cerebro así como para quemar calorías. Aumenta tu actividad de la forma que puedas y en cada ocasión que se te presente. Caminar va bien si lo haces lo suficiente (como mínimo el tiempo que se exige en el programa). Todo lo que puedas hacer adicionalmente aún te ayudará más.

Mental/Espiritual

La obesidad es tanto un problema mental/espiritual como físico. He conocido hombres y mujeres que han perdido peso sin esfuerzo y para siempre después de cambiar su forma de pensar en sí mismos y la manera de percibir sus cuerpos.

- Si comes para reducir la ansiedad o mitigar una sensación interna de inquietud, intenta aplicar la Respiración Relajadora para cambiar esta pauta. Cuando sientas ansias de comer sin tener hambre, practica la Respiración Relajadora antes de pasar a la acción. Quizás al acabar el ejercicio, ya se te habrá pasado ese anhelo. Es un proyecto a largo plazo; no lo dejes.
- Si comes para buscar una satisfacción emocional o porque necesitas estimulación oral, intenta seleccionar alimentos bajos en calorías y grasa y evita hidratos de carbono con

índice glucémico alto. La mayoría de las frutas y verduras son una opción segura.

- Procura que tu cuerpo te guste tal y como es ya que sólo desde ese estado mental podrás cambiarlo. Mientras no lo aceptes ni lo quieras, se resistirá a tu deseo de cambio. Comprendo que es complicado querer un cuerpo con exceso de peso en una cultura obsesionada por la delgadez. Pero sigue practicando estos ejercicios y no dudes en acudir a un profesional para que te ayude.

24

Para personas con riesgo de enfermedades cardiovasculares

Las enfermedades cardiovasculares son la principal causa de muerte en nuestra sociedad, provocan muchas incapacidades y muertes prematuras y absorben cantidades incalculables de los presupuestos de atención sanitaria. La curva de su incidencia se eleva considerablemente con la edad y afecta antes a los hombres que a las mujeres. Las enfermedades cardiovasculares no sólo provocan ataques al corazón y apoplejías (que sería preferible considerarlas «ataques al cerebro», ya que ahora existen tratamientos de emergencia que pueden salvar la vida de la persona si se aplican con la misma urgencia con la que se trata el fallo cardíaco), sino también trastornos renales, dolor y gangrena en las extremidades inferiores e incapacidad mental. El proceso subyacente a esta enfermedad —arteriosclerosis (literalmente «endurecimiento de las arterias»)— daña las paredes arteriales, que pierden elasticidad y se vuelven gruesas y desiguales, hasta estrechar finalmente el canal interior y reducir el flujo sanguíneo. Un componente de este proceso es la aterosclerosis, la formación de sedimentos de grasa y colesterol en las paredes de las arterias, pero la relación exacta entre ella y la enfermedad no está clara. La arteriosclerosis está claramente vinculada con el estilo de vida, y se manifiesta en mucha gente a edad temprana. Su prevención debe ser prioritaria en cualquier programa concebido para mantener la salud óptima.

Está claro que la arteriosclerosis es de origen multifactorial. Entre las causas que contribuyen a su aparición se encuentran la herencia, la inflamación, la dieta, el estrés, la falta de ejercicio y las toxinas. El Programa de Ocho Semanas aborda todas estas parcelas a excepción, por supuesto, de la herencia; aun así, en este capítulo quiero proporcionarte sugerencias adicionales para su prevención.

Tareas

• No fumes ni inhales humo de otros fumadores. La nicotina afecta directamente a las arterias y, de hecho, es una de las toxinas de las que se sabe a ciencia cierta, que acelera la arteriosclerosis; además es una droga altamente adictiva. Aparte de la nicotina, el humo del tabaco contiene otros elementos que debilitan la salud de las arterias y de muchos órganos. Si fumas, ponte un plazo para dejarlo; usa cualquiera o todos los métodos disponibles para conseguirlo (consulta el apéndice). Si vives o trabajas con fumadores, haz todo lo posible para que lo dejen o sólo fumen cuando salgan al aire libre. Si todas estas estrategias fallan, protégete con un filtro de aire, como describo en la Cuarta semana.

• No bebas nunca agua con sabor a cloro. Pide agua embotellada si estás fuera de casa y utiliza en casa un sistema depurador del agua. El cloro, como poderoso agente oxidante, es otra toxina común que promueve la arteriosclerosis.

Dieta

La teoría de la homocisteína para explicar la arteriosclerosis, propuesta por primera vez hace décadas, ha empezado a encontrar apoyo entre los investigadores médicos. En pocas palabras, esta teoría afirma que la homocisteína, un aminoácido producido por la descomposición de la metionina, un componente esencial de la proteína dietética, es un factor de riesgo independiente en las enfermedades cardiovasculares, que puede resultar más importante que el colesterol en la sangre. La proteína animal aporta cantidades significativamente superiores de metionina que la proteína vegetal, lo cual puede explicar por qué los vegetarianos corren menos riesgo de sufrir arteriosclerosis aunque coman más grasa de lo que muchos médicos consideran recomendable. La producción y disposición de la homocisteína está controlada por tres vitaminas B: piridoxina (B_6), cianocobalamina (B_{12}) y ácido fólico. Las dietas occidentales más populares, con su sobrecarga de proteína animal y sus deficiencias de fruta fresca y verduras, a veces no aportan estas vitaminas en cantidades suficientes como para que se ocupen de suprimir la homocisteína generada en la sangre. A mí me impresiona mucho esta teoría, igual que la historia de su rechazo por parte de la «institución del colesterol»; recomiendo estar al tanto de los informes de los experimentos que se han ideado para confirmarla.

- Hoy en día se empieza a disponer por rutina de análisis para detectar la homocisteína en la sangre. El valor normal se sitúa aproximadamente en los 10.0 micromoles por litro, aunque hay que adaptarlo según la edad y el sexo. Si tienes una historia familiar con enfermedades cardiovasculares, pídele a tu médico que compruebe tu nivel de homocisteína en la sangre.
- Las recomendaciones alimentarias derivadas de la teoría de la homocisteína te resultarán familiares después de conocer el Programa de Ocho Semanas. Advierte que estas recomenda-

ciones también explican la eficacia de las dietas drásticas que se han usado para invertir la aterosclerosis (reducción de la grasa a un 10 por ciento de calorías o menos, eliminación de alimentos animales y énfasis en el consumo de frutas y verduras). Si la homocisteína es de verdad uno de los principales culpables, podrías tomarte con más calma la ingestión de grasas, disfrutar del aceite de oliva y del salmón que recomiendo y protegerte de las maneras que te propongo a continuación:

- Reducir la proteína animal de la dieta todo lo posible. El consumo moderado de pescado es aceptable. De hecho, como la vitamina B_{12} se presenta únicamente en alimentos que no son plantas, es aconsejable comer algo de pescado (o derivados lácteos no grasos o bajos en grasa).
- Aumentar el consumo de fibra alimenticia reemplazando los cereales refinados por cereales integrales todo lo posible: menos pan blanco y más pan integral; menos arroz blanco y más arroz integral.
- Reducir el consumo de azúcar blanco y dulces en general. Las dietas con alto contenido en azúcar normalmente son deficientes en factores de protección.
- Reducir el consumo de alimentos envasados y altamente procesados, que también presentan estas deficiencias. Una dieta saludable para el corazón y las arterias debe hacer hincapié en los alimentos frescos, que siempre son las mejores fuentes de vitaminas y minerales.

- Ocúpate de la inflamación. Hazte análisis de sangre que indiquen la inflamación en las arterias (test hs-CRP). Sigue una dieta antiinflamatoria (consulta www.drweil.com y www .healthyaging.com para más detalles). Añade especias antiinflamatorias como el jengibre y el turmérico a tus alimentos.
- Incluye en tu dieta todos los factores protectores que puedas para reducir el riesgo de contraer enfermedades cardiovasculares: ajo, cebollas, guindillas, té verde, hongos shiitake, sal-

món y sardinas (o aceite de linaza). Todos estos alimentos mejoran los perfiles de serolípidos y ayudan a mantener el colesterol en valores seguros.

- Si tomas café, intenta pasarte al té, especialmente al té verde, que es mucho mejor para el sistema cardiovascular. Como mínimo sustituye por té verde parte del café que tomas.
- ¡No olvides disfrutar con la comida! Una dieta saludable para el corazón y las arterias también puede ser diversa y deliciosa. Si privarte de comer algo te hace sentir desdichado, tu estado de ánimo se resentirá y no experimentarás una salud óptima.

Suplementos

- Para protegerte de un nivel elevado de homocisteína en la sangre, toma un complejo de vitamina B a diario. Recomiendo una marca B-100. Lee la etiqueta para estar seguro de que te proporciona 100 miligramos de vitamina B_6 y 400 microgramos de ácido fólico. (No olvides que uno de los componentes de este suplemento, la vitamina B_2 o riboflavina dará un tono amarillo intenso a tu orina durante unas horas, un cambio inofensivo.)
- Asegúrate de tomar la dosis recomendada de antioxidantes. Cada vez son más los estudios que respaldan el papel de la vitamina E en la prevención de la aterosclerosis, probablemente por proteger el colesterol LDL de la oxidación. La vitamina C puede proteger la integridad de las paredes arteriales al reducir las posibilidades de que sean dañadas por los factores perjudiciales que puedan circular en la sangre.
- Toma habitualmente aspirina en dosis bajas para reducir la posibilidad de una formación anormal de coágulos en la sangre. Recomiendo 162 miligramos al día, la mitad de un comprimido normal, o dos comprimidos de 81 miligramos de dosis baja.
- Si tienes algún problema cardíaco o una historia familiar con

este tipo de problemas, toma 100 miligramos al día de coenzima Q (Co-Q-10), un producto natural que aumenta la utilización del oxígeno por las células del músculo del corazón. Encontrarás este suplemento en establecimientos de dietética; busca el que esté a mejor precio y la dosis más alta que puedas encontrar para no tener que tomar más de una píldora al día. Las formas que se presentan en gel o emulsión son las mejores y para su buena absorción deben tomarse junto con una comida que contenga algo de grasa. (Otra ventaja adicional de la coenzima Q es que mejora la salud de las encías.)

- No tomes suplementos de hierro a menos que tengas anemia deficiente en hierro, y que ésta haya sido verificada por un análisis de sangre. El hierro es un factor de riesgo para la arteriosclerosis, ya que es un agente antioxidante que puede aumentar la oxidación del colesterol en formas más dañinas. Asegúrate bien de que cualquier suplemento de multivitaminas y minerales que tomes normalmente no contenga hierro.

Ejercicio

- No descuides el ejercicio físico del Programa de Ocho Semanas. Los movimientos aeróbicos regulares te ayudarán a mantener un peso y una presión arterial normales, al aumentar la eficacia del bombeo del corazón y preservar la elasticidad de las arterias. Es una estrategia preventiva clave para reducir el riesgo de contraer enfermedades cardiovasculares. ¡Camina!

Mental/Espiritual

- El estrés eleva el colesterol y la presión arterial y vuelve las arterias más susceptibles a tener espasmos, que pueden ser el inicio de ataques cardíacos y cerebrales. Practica técnicas de reducción del estrés y de la relajación, empezando con la Respiración Relajadora.

- Aprende a controlar las «emociones intoxicantes», especialmente la cólera cuando te sientas frustrado, que al parecer plantea un riesgo especial para el sistema cardiovascular. La psicoterapia, la orientación, el trabajo en grupo y las técnicas de relajación pueden serte muy útiles.
- Repasa las secciones del programa que hablan del contacto humano y del perdón. Intenta ponerlas en práctica.
- Practica el amor hacia ti mismo cada vez que puedas; esa es la base para ser capaz de tener relaciones llenas de amor con otras personas. Ten presente que el corazón bombea hacia sí la sangre rica en oxígeno a través de las arterias coronarias y que después la envía al resto del cuerpo. Si no lo hiciera de este modo, sería incapaz de suplir todas las necesidades que van más allá de él. El amor hacia uno mismo no es egoísmo ni egocentrismo sino la base para extender el amor más allá de ti mismo. A continuación te ofrezco una versión budista del *metta* (bondad amorosa), que puedes memorizar o recitar en silencio si te parece bien, mientras visualizas cómo se extiende tu amor a cada círculo que se amplía por fases. Fíjate cómo empieza:

Mi corazón se llena de bondad amorosa. Me quiero a mí mismo. Que pueda ser feliz. Que pueda liberarme.

Que todos los seres de este vecindario sean felices. Que sean felices. Que se liberen.

Que todos los seres de [menciona tu lugar de residencia] *sean felices. Que estén en paz. Que se liberen.*

Que todos los seres de [nombra tu estado o región] *sean felices. Que estén en paz. Que se liberen.*

Que todos los seres de [menciona tu país] *sean felices. Que estén en paz. Que se liberen.*

Que todos los seres [menciona tu continente] *sean felices. Que estén en paz. Que se liberen.*

Que todos los seres del planeta sean felices. Que estén en paz. Que se liberen.

Que mis padres sean felices. Que estén bien. Que estén en paz. Que se liberen.

Que mis amigos sean felices. Que estén bien. Que estén en paz. Que se liberen.

Que mis enemigos sean felices. Que estén bien. Que estén en paz. Que se liberen.

Si he ofendido a alguien, consciente o inconscientemente, con palabras, pensamientos o acciones, pido perdón.

Si alguien me ha ofendido, consciente o inconscientemente, con palabras, pensamientos o acciones, le concedo mi perdón.

Que todos los seres de cualquier lugar, cercano o lejano, conocidos o desconocidos para mí, sean felices. Que estén en paz. Que se liberen.

No es una mala manera de empezar el día. Inténtalo.

25

Para personas con riesgo
de enfermar de cáncer

Probablemente todos deberíamos considerarnos en peligro de contraer cáncer, dado el aumento de la incidencia de esta familia de enfermedades en todo el mundo. Por ello, quiero añadir algunas recomendaciones al Programa de Ocho Semanas con la intención específica de reducir su riesgo.

Cuando yo era estudiante de medicina a fines de los sesenta, los estamentos científicos parecían reacios a centrarse en las causas medioambientales de la enfermedad. A parte de identificar el humo del tabaco como uno de los principales factores de riesgo de contraer cáncer de pulmón y de vejiga y de citar ejemplos históricos como la alta incidencia del cáncer escrotal entre los deshollinadores ingleses, los investigadores se centraban en buscar causas virales o genéticas para la transformación maligna de las células. Me enseñaron que la dieta no era un factor significativo en esta enfermedad, ni tampoco en su prevención ni en su tratamiento, y que cualquiera que defendiera los suplementos de vitaminas o minerales para reducir el riesgo de contraer cáncer era un charlatán.

En las últimas décadas todo esto ha cambiado. Expertos del National Cancer Institute ahora calculan que el 35 por ciento de muertes por cáncer se pueden atribuir únicamente a la dieta, y la bibliografía está llena de estudios recientes que demuestran el potencial preventivo de los alimentos y suplementos específicos. La institución científica aún sigue reacia a estudiar el papel de los agroquímicos, en concreto de los pesticidas, en la epidemia mundial de cáncer, aunque pronostico que esto también cambiará.

Pero para que el cáncer aparezca en el cuerpo tienen que producirse dos pasos: primero, la célula debe experimentar una transformación maligna, que la excluya de los controles normales de crecimiento, longevidad y respuesta a las necesidades de todo el organismo, y segundo, que una vez transformada, evite la identificación y destrucción por parte de las defensas del cuerpo.

La transformación maligna es resultado del accidente genético o de la actividad de genes que inducen tumores, de virus y de agentes carcinógenos, sean energéticos (como los rayos X) o materiales (como el humo del tabaco). Los biólogos creen que la transformación maligna se produce constantemente, pero que en casi todos los casos el cuerpo reconoce y elimina las células alteradas. La forma en que lo hace aún no está clara. Sabemos que las células supresoras naturales del sistema inmunitario son destructoras muy eficaces de las células malignas, y existe una teoría popular que dice que una de las principales funciones del sistema inmunitario es el reconocimiento constante de todos los tejidos para buscar células transformadas. No obstante, esta teoría del reconocimiento inmunitario presenta un problema importante: cuando el sistema inmunitario queda anulado por los medicamentos (como en el caso de los receptores de transplantes de órganos) o por la enfermedad (como en el sida), no se detecta un aumento general del cáncer. En su lugar, encontramos una susceptibilidad incrementada a un número limitado de cánceres, como ciertas leucemias, linfomas y cánceres de piel. La gente con riñones transplantados y con sida no padece más cáncer de pulmón, próstata, mama o colon que el resto de nosotros.

Entonces, si el reconocimiento inmunitario se interpone entre la transformación maligna y el desarrollo del cáncer, ¿por qué la supresión del sistema inmunitario no lleva a contraer cáncer por todo el cuerpo?

Una respuesta posible es que este aspecto concreto de la responsabilidad inmunitaria para identificar y eliminar células transformadas persista, pese a la supresión mediante drogas y virus. Otra respuesta es que el cuerpo tenga otros métodos para tratar la malignidad, como, por ejemplo, que las células de todo el cuerpo estén programadas genéticamente para suicidarse si la transformación maligna tiene lugar.

Pese a que los científicos aún no saben cómo surgen los cánceres, puedo decirte que el Programa de Ocho Semanas te ofrece maneras de protegerte de ellos. Tu mejor defensa contra la transformación maligna es evitar los carcinógenos comunes y aportar factores de protección a tu vida. Tu mejor defensa contra la persistencia de células transformadas en el cuerpo es buscar afanosamente la salud óptima ya que cuánto más avances hacia ese objetivo más eficazmente rendirán todas las funciones defensivas del sistema curativo.

Tareas

- Repasa tu historia familiar e identifica la frecuencia y los tipos de cáncer que hayan existido. Esta información te indicará con más precisión las áreas del estilo de vida por las que deberías preocuparte.
- Aprende a reconocer las primeras señales de aviso del cáncer (consulta el apéndice) y las pruebas comunes de examen (prueba de Papanicolau para las mujeres, y colonoscopias para los hombres) que pueden identificar cánceres fáciles de curar en sus fases iniciales.
- No fumes ni inhales humo de fumadores. El humo del tabaco

es la causa medioambiental más importante del cáncer (y la adicción al tabaco la causa evitable de enfermedades graves más común en el mundo).

- Evita la ingestión excesiva de alcohol. Los grandes bebedores tienen más probabilidades que otras personas de desarrollar cánceres de boca, garganta, esófago, estómago e hígado (y corren un riesgo aún mayor si además fuman). Bebe con moderación, lo mínimo, o no bebas en absoluto. Si eres mujer, presta atención a las nuevas informaciones sobre los peligros de la ingestión moderada de alcohol, ya que puede aumentar el riesgo de contraer cáncer de mama en mujeres susceptibles genéticamente, por su influencia en la producción y distribución de estrógeno en el cuerpo.
- Sigue todas las sugerencias del programa para reducir al mínimo tu exposición a las toxinas en el agua, el aire y la comida.
- Infórmate sobre las formas dañinas de radiación y exposición a productos químicos y toma alguna medida para evitarlos. (Consulta el apéndice.)

Dieta

- Evita los alimentos carcinógenos: pimienta negra y champiñones (la variedad cultivada normalmente), cacahuetes y productos elaborados con cacahuete, todos ellos contienen carcinógenos naturales, de modo que limita su ingestión. El apio y los brotes crudos de legumbres (los brotes de alfalfa en concreto) contienen toxinas naturales que dañan el sistema inmunitario. Además, los alimentos fuertemente sazonados o ahumados y los tipos de salmueras empleadas en Asia (nabos y rabanillos curados, por ejemplo) son carcinógenos cuando se consumen con regularidad, al igual que las carnes a la parrilla o cualquier alimento animal cocinado hasta que la superficie se ennegrece. (Si tienes que comerlos, retira la parte ennegrecida.) Reduce o elimina el consumo de carnes curadas, como las que tienen color rojo porque han sido tratadas con agentes conservantes de nitrito. Evita los alimentos coloreados artificialmente y todos los edulcorantes artificiales.

• Sigue una dieta con alto contenido en fibra para protegerte contra el cáncer colorrectal, el cáncer de mama y, posiblemente, otros cánceres inducidos por las hormonas. Esto significa comer más productos integrales en vez de refinados.

• Come abundante fruta y verdura. Al hacerlo, obtendrás las ventajas quimiopreventivas del sulforafane y otros indoles del brócoli, el licopeno de los tomates, el limoneno de los cítricos, el ácido elágico de las uvas y las manzanas, los carotenoides de las frutas amarillas y naranjas y también de las hojas verdes de las verduras, los isoflavones de los brotes de soja, y muchos otros factores aún por identificar.

Suplementos

• Haz de la fórmula antioxidante una parte permanente en tu vida. Ofrece grandes ventajas: ayuda al cuerpo a neutralizar los carcinógenos, y protege su habilidad para reconocer y eliminar las células malignas.

• Si tienes un historial familiar con varios casos de cáncer, has sido fumador, has trabajado en un puesto peligroso o sabes que has estado expuesto a toxinas, toma uno o más de los tónicos que protegen contra el cáncer y refuerzan el sistema inmunitario. (Repasa la información sobre tónicos de la Sexta semana.) Mi primera opción sería el maitake y los hongos reishi. El astrágalo es otra posibilidad. También recomiendo un régimen de aspirina en dosis baja —162 miligramos al día—, ya que la aspirina reduce el riesgo de contraer cáncer de esófago y de colon.

Ejercicio

- Por virtud de su papel primordial para estimular la salud óptima, el ejercicio regular también ayuda a protegerte del cáncer. Practícalo.

Mental/Espiritual

- Aunque se ha escrito mucho sobre personalidades propensas a contraer cáncer, no estoy convencido de que la ciencia médica haya demostrado alguna conexión entre tipos de personalidad y el cáncer. De cualquier modo, para mí es obvio que la pena y la depresión van en detrimento de la resistencia y la salud en general, de modo que no me sorprendería que los desequilibrios mentales y espirituales volvieran a la gente más susceptible de padecerlo. Esforzarse para mejorar la salud mental/espiritual mediante las técnicas que te sugiero en el programa no puede ser negativo a la hora de reforzar tus defensas contra todo tipo de enfermedad, incluido el cáncer, y te puede llevar más cerca a una vida con salud óptima.

Apéndice

DÓNDE BUSCAR INFORMACIÓN
Y PROVEEDORES

Mi «Fórmula Antioxidante» original apareció por primera vez en *Self Healing,* en 1996. Ha sido modificada a lo largo de los años con objeto de reflejar los avances más recientes de la investigación médica, la ciencia alimentaria, el tratamiento y prevención de la enfermedad y la nutrición del ser humano. En la actualidad, la Fórmula Antioxidante diaria incluye lo siguiente:

Vitamina C 200 mg
Vitamina E 400 UI de mezcla natural de tocoferoles (d-alfa-tocoferol
    con otros tocoferoles o, preferentemente, 80 mg como mínimo de
    mezcla natural de tocoferoles y tocotrienoles)
Selenio 200 mcg de una forma orgánica (asociada a la levadura)
Mezcla de carotenoides 10.000–15.000 UI

A esta recomendación primordial, habría que añadir las vitaminas (especialmente la vitamina D), minerales y suplementos adecuados en función de la nutrición, historia familiar, medicaciones y actuales inquietudes de salud.

Muchos optan por la conveniencia de productos de multivitaminas, multiminerales y antioxidantes, y yo mismo empleo este tipo de productos. Hay muchos productos disponibles en el mercado que ofrecen combinaciones razonables de ingredientes, pero otros tantos de ellos se han formulado de forma inconsciente y es posible que no ofrezcan una nutrición sensata ni una seguridad completa. A continuación detallo mis pautas generales a la hora de hacer una elección entre la asombrosa oferta de productos existentes hoy en día:

- No debería contener ninguna vitamina A preformada (como el retinol).
- Debería incluir una mezcla de carotenoides (incluida la luteína y el licopeno), no sólo betacaroteno.
- Debería aportar vitamina E en forma de tocoferoles naturales mezclados. Los mejores productos incluirán además mezcla de tocotrienoles.
- Debería contener como mínimo 50 mg de cada una de las vitaminas B, a excepción de ácido fólico (al menos 400 mg) y B_{12} (al menos 50 mcg).
- Debería incluir más de 200–250 mg de vitamina C, que es todo lo que el cuerpo puede ultizar en un día.
- Debería aportar al menos 400 UI de vitamina D, aunque lo ideal serían 1000 UI.
- No debería contener hierro, y no deberías tomar ningún suplemento de hierro a menos que te lo diga un médico. Las vitaminas prenatales contienen hierro en la dosis correcta para el embarazo.
- Debería contener 200 mcg de selenio, pero no más.
- Debería aportar algo de calcio, como el citrato de calcio, aunque a los hombres no se les recomienda tomar ningún suplemento de calcio (varios estudios sugieren que el incremento en la ingesta de calcio es un factor de riesgo para el cáncer de próstata). Probablemente las mujeres no deberían tomar más de 500–700 mg al día de suplementos y los hombres no deberían tomar más de 500 mg en total.

Como sugerencia personal, recomiendo el uso de la marca Weil Lifestyle de vitaminas, que se encuentra en DrWeil.com. He desarrollado estas fórmulas con base científica y superviso su producción, en parte porque no estaba satisfecho con buena parte de lo que se encuentra en el mercado. Visita www.drweil.com y entra en «Weil Nutritional Supplements». A continuación detallo mi fórmula diaria antioxidante completa con multivitaminas/multiminerales que considero el requisito básico para cubrir las carencias nutricionales en la dieta. Para recomendaciones personalizadas, visita al «Vitamin Advisor» o llama al 1-800-585-5055 para más información. Estos productos también se pueden encontrar en muchos establecimientos especializados en salud con la etiqueta Weil Lifestyle.

Todos los beneficios libres de impuestos provenientes de la venta de estos productos van a una fundación sin ánimo de lucro que apoya el desarrollo de la medicina integrativa. Visita www.weilfoundation.org. Los demás productos enumerados en este apéndice reúnen mis requisitos de calidad.

d-alfa tocoferol	67 mg (aprox. 100 UI)
d-beta tocoferol	2,25 mg
d-gamma tocoferol	80 mg
d-delta tocoferol	18 mg
d-alfa tocotrienoles	5 mg
d-beta tocotrienoles	0,6 mg
d-gamma tocotrienoles	9 mg
d-delta tocotrienoles	2,4 mg
selenio (asociado a la levadura)	200 mcg
coenzima-10	30 mg
alfa caroteno	1 mg
astaxantina	750 mcg
vitamina A (como beta caroteno)	15.000 UI
gamma caroteno	132 mcg
luteína	5 mg
zeaxantina	300 mcg
licopeno	10 mg
fitoeno	800 mcg
fitoflueno	800 mcg
vitamina D (como colecalciferol)	1.000 UI
vitamina C	250 mg
tiamina	50 mg
riboflavina	50 mg
niacina (como niacinamida, B_3)	50 mg
vitamina B_6 (piridoxina HCl)	50 mg
vitamina B_{12}	50 mcg

folato (como ácido fólico)	400 mcg
biotina (como d-biotina)	100 mcg
ácido pantotérico (como d-pantotenato cálcico)	50 mg
calcio (citrato cálcico)	60 mg
iodina (proveniente de algas)	150 mcg
magnesio (como citrato de magnesio)	30 mg
zinc	15 mg
cobre	1,5 mg
manganesio	1 mg
cromo	200 mcg
molibdeno	75 mcg
potasio	1 mg
colina	50 mg
bioflavonoides cítricos (como complejo)	40 mg
inositol	50 mg
ácido p-aminobenzoico (PABA)	50 mg
rutin	40 mg
silicio (como dióxido de silicio)	2 mg
sulfuro (como metilsulfonilmetano —MSM)	5 mg
vanadio	10 mcg

Los demás productos enumerados en este apéndice reúnen mis requisitos de calidad.

PRODUCTOS HERBALES PARA
COMBATIR LAS TOXINAS
MEDIOAMBIENTALES
Y EL HUMO
Smokeshield
New Chapter Company
222 High Street
Brattleboro, VT 05301
800-543-7279

CÓRDICEPS Y OTROS
HONGOS TÓNICOS
Fungi Perfecti
PO Box 7634
Olympia, WA 98507
800-780-9126
www.fungi.com

HIERBAS MEDICINALES CHINAS
Herbal Fortress
2106 South Big Bear Road
Coeur d'Alene, ID 83814
888-454-3267
www.herbalfortress.com

SUPLEMENTOS DE OMEGA-3
Y ACEITE DE PESCADO
Nordic Naturals Inc.
94 Hanger Way
Watsonville, CA 95076
800-662-2544
www.nordicnaturals.com

SUPLEMENTOS DE OMEGA-3
BASADOS EN ALGAS
Neuromins® Brand DHA
Supplements
6480 Dobbins Road
Columbia, MD 21045
1-888-652-7246
www.martekdha.com

SEMILLAS DE LINO
Y MOLENDEROS
Brush Creek Organic Foods
RR#1, Box 160-C
Beulah, ND 58523
800-630-5916
www.bcof.com

LABORATORIOS PARA ANALIZAR
EL AGUA POTABLE
En muchos casos tu compañía
municipal de suministro de aguas
analizará tu agua del grifo sin cargo
alguno. Para un análisis más
completo del agua potable dirígite a:

National Testing Laboratories
6555 Wilson Mills Road, Suite 102
Cleveland, OH 44143
800-458-3330
www.ntllabs.com

INFORMACIÓN SOBRE
PURIFICADORES DE AGUA
NSF International
3475 Plymouth Road
Ann Arbor, MI 48105
800-673-8010
www.nsf.org/consumer

Don't Drink the Water
de Lono Ho'ala, 2003
Lotus Press
PO Box 325
Twin Lakes, WI 53181
800-824-6396
www.lotuspress.com

The Drinking Water Book
de Colin Ingram, 2006
Ten Speed Press
PO Box 7123
Berkeley, CA 94707
800-841-2665
www.tenspeedpress.com

PURIFICADORES DE AGUA Y
DESTILADORES
D_{-3} Distiller
Emery Incorporated
Stephen Pyde, P.E.
800-303-0212
steve@purewater4health.com
www.purewater4health.com

FILTRACIÓN DE BARRERA
MÚLTIPLE PUREFECTA
Pall Corporation
674 South Wagner Road
Ann Arbor, MI 48103
888-426-7255
www.pall.com/perfecta

FILTROS PORTÁTILES
DE CARBONO
(Viajes diarios)
CWR, Travel Filter Model GS$_I$
Environmental Products Inc.
100 Carney Street
Glen Cove, NY 11542
1-800-444-3563
www.cwrenviro.com

(Para acampar)
MSR, Model WaterWorks II
MSR Corp.
4000 1st Avenue South
Seattle, WA 98134
1-800-531-9531

RESPIRACIÓN DE
BIORRETROALIMENTACIÓN
Peter Behel M.A.
410½ Carrillo Street
Santa Rosa, CA 95401
707-579-7982
www.pacificbio.net

PARA ENCONTRAR UN
PROFESIONAL DE LA
MEDICINA INTEGRATIVA
Por favor ve a www.integrativemedi
cine.arizona.edu. Use la frase «Find
a PIM Graduate» y luego busque
por ubicación geográfica para encontrar un profesional de medicina integrativa en tu zona. También puedes
llamar a 520-626-6489 para pedir
información sobre el programa y
derivaciones.

INFORMACIÓN SOBRE
CULTIVOS ORGÁNICOS Y
DÓNDE ENCONTRARLOS
Environmental Working Group
1436 U Street, NW, Suite 100
Washington, DC 20009
202-667-6982
www.ewg.org

PROVEEDORES DE SALMON
SALVAJE Y CAPATURAS
PEQUEÑAS DE ATÚN Y
OTRAS ESPECIES
Vital Choice Seafood
605 30th Street
Anacortes, WA 98221
800-608 4825
www.vitalchoice.com

INFORMACIÓN SOBRE
ENERGÍA TÓXICA
*Cross Currents: The Perils of
Electropollution, the Promise of
Electromedicine*
del doctor Robert O. Becker, 1991
Jeremy P. Tarcher, Inc.
5858 Wilshire Boulevard
Suite 200
Los Angeles, CA 90036

Red de EMR
Ciudadanos y profesionales a favor
del uso responsable de la radiación
electromagnética
www.emrnetwork.org

TEJIDOS PARA PROTEGERSE
DEL SOL
Solumbra, elaborado por Sun
Precautions
2815 Wetmore Avenue
Everett, WA 98201
800-882-7860
www.sunprecautions.com

ESTIRAMIENTOS
Stretching, Inc.
PO Box 767
Palmer Lake, CO 80133
800-333-1307
www.stretching.com
(distribuidores de libros, videos y
equipamiento, incluido el libro
Stretching de Bob Anderson y Jean
Anderson, el mejor libro sobre el
tema)

Stretching
de Bob Anderson y Jean Anderson,
2000
Shelter Publications
PO Box 279
Bolinas, CA 94924
www.shelterpub.com

The Whartons' Stretch Book
de Jim Wharton y Phil Wharton,
1996
Three Rivers Press
Random House, Inc.
1745 Broadway
New York, NY 10019
www.randomhouse.com/crown/trp
.html

INFORMACIÓN SOBRE VIAJES EN
AVIÓN Y CÓMO VIAJAR SEGURO
Jet Smarter: The Air Travelers Rx
de Diana Fairechild, segunda
edición, 2004
Flyana.com
808-828-1919

TERAPIA DE MANIPULACIÓN
OSTEOPÁTICA
American Academy of Osteopathy
3500 DePauw Boulevard
Suite 1080
Indianapolis, IN 46268
317-879-1881
www.academyofosteopathy.org

ALTERNATIVAS A LOS
MEDICAMENTOS
FARMACÉUTICOS
*Natural Alternatives to Over-the-
Counter and Prescription Drugs*
del doctor Michael T. Murray, 1994
William Morrow & Company
HarperCollins Publishers
10 East 53rd Street
New York, NY 10022
www.harpercollins.com

*Natural Health, Natural Medicine:
The Complete Guide to Wellness and
Self-Care for Optimum Health*
del doctor Andrew Weil, 2004
Houghton Mifflin
222 Berkeley Street
Boston, MA 02116
www.hmco.com

RECURSOS PARA LA SALUD
DE LA MUJER
National Women's Health Network
(boletines informativos y servicio de
información)
514 10th Street, NW, Suite 400
Washington, DC 20004
202-347-1140
www.nwhn.org

Harvard Women's Health Watch
(boletín mensual)
PO Box 9341
Big Sandy, TX, 75755
877-649-9457
www.health.harvard.edu

Dr. Andrew Weil's Self Healing
(boletín mensual)
42 Pleasant Street
Watertown, MA 02172
800-523-3296
www.drweilselfhealing.com

*Women's Health Companion:
Self-Help Nutrition and Cookbook*
de la doctora Susan Lark, 1995
Celestial Arts
Ten Speed Press
PO Box 7123
Berkeley, CA 94707
800-841-2665
www.tenspeedpress.com

INFORMACIÓN SOBRE
TERAPIA HORMONAL
SUSTITUTIVA PARA MUJERES
Dr. Andrew Weil's Self Healing
(boletín mensual)
42 Pleasant Street
Watertown, MA 02172
800-523-3296
www.drweilselfhealing.com

*Women's Bodies, Women's Wisdom:
Creating Physical and Emotional
Health and Healing*
de la doctora Christiane Northrup,
2002
Bantam
Random House, Inc.
1745 Broadway
New York, NY 10019
www.randomhouse.com

INFORMACIÓN SOBRE
TACTO TERAPÉUTICO
The Therapeutic Touch: How to Use
Your Hands to Help or to Heal
de Dolores Krieger, 1986
Prentice Hall
Upper Saddle River, NJ 07458
www.abe.com

Hands of Light: A Guide to Healing
through the Human Energy Field
de Barbara Ann Brennan, 1988
Bantam
Random House, Inc.
1745 Broadway
New York, NY 10019
www.randomhouse.com

Bonnie Prudden Myotherapy
PO Box 65240
Tucson, AZ 85728
520-529-3979
800-221-4634
www.bonnieprudden.com

Jin Shin Jyutsu, Inc.
8219 East San Alberto Drive
Scottsdale, AZ 85258
480-998-9331
www.jsjinc.net

The Center for Reiki Training
21421 Hiltop Street, Unit #28
Southfield, MI 48034
800-332-8112
www.reiki.org

PULSERAS PARA LA NÁUSEA
Travel-Eze
fabricada por Aqua y disponible
en farmacias, también en línea
Motion Sickness Bands
Magellan's Catalog
110 W. Sola Street
Santa Barbara, CA 93101
800-962-4943
www.magellans.com

INFORMACIÓN SOBRE
HIPNOTERAPIA Y TERAPIAS
DE VISUALIZACIÓN
The American Society of
Clinical Hypnosis
140 N. Bloomingdale Road
Bloomingdale, IL 60108-1017
630-980-4740
www.asch.net

Academy for Guided Imagery
30765 Pacific Coast Highway
Suite 369
Malibu, CA 90265
800-726-2070
www.academyforguidedimagery.com

TRATAMIENTOS ALTERNATIVOS
PARA DOLENCIAS INFANTILES
The American Association of
Naturopathic Physicians
4435 Wisconsin Ave, NW
Suite 403
Washington, DC 20016
866-538-2267
www.naturopathic.org

*The Holistic Pediatrician: A Parents'
Comprehensive Guide to Safe and
Effective Therapies for the Twenty-five
Most Common Childhood Ailments*
de la doctora Kathi J. Kemper, 2002
HarperCollins Publishers
10 East 53rd Street
New York, NY 10022
www.harpercollins.com

*Healthy Child, Whole Child:
Integrating the Best of Conventional
and Alternative Medicine to Keep
Your Kids Healthy*
de Russell H. Greenfield y Stuart H.
Ditchek, 2002
HarperCollins Publishers
10 East 53rd Street
New York, NY 10022
www.harpercollins.com

RECURSOS PARA
CONTROLAR EL PESO
*Eating Well for Optimum Health: The
Essential Guide to Food, Diet, and
Nutrition*
del doctor Andrew Weil, 2000
Alfred A. Knopf, Inc.
1745 Broadway
New York, NY 10019
www.randomhouse.com

*Thin for Life: 10 Keys to Success
from People Who Have Lost Weight
and Kept It Off*
de Anne Fletcher, 2003
Houghton Mifflin
222 Berkeley Street
Boston, MA 02116
www.hmco.com

TOPS Club, Inc. (Take Off
Pounds Sensibly)
PO Box 07360
Milwaukee, WI 53207
414-482-4620
www.tops.org

Overeaters Anonymous
PO Box 44020
Rio Rancho, NM 87174
505-891-2664
www.oa.org

American Society of Bariatric
Physicians
2821 S. Parker Road, Suite 625
Aurora, CO 80014
303-770-2526
www.asbp.org

ÍNDICES GLUCÉMICOS Y
VALORES DE CARGA
GLUCÉMICA EN ALIMENTOS
CON CARBOHIDRATOS

Para más información, visita
www.50plus.org y ve a la sección
«Library», en la parte izquierda de
la página. Busca entonces
«glycemic load index» y abre el
artículo «Glycemic Load, Diet and
Health», de *Harvard Women's Health
Watch*, junio de 2001.

Los alimentos con un índice
glucémico igual o superior a 100
liberan azúcar a la sangre con gran
rapidez. Para desacelerar este
proceso, combina alimentos de
índice glucémico alto con otros de
índice bajo.

Arroz inflado	133
Tortitas de arroz	133
Copos de cereales	121
Azúcar	100
Pan	100
Papas asadas	98
Zanahorias	92
Arroz	82
Maíz	82
Bananas	82
Pasas	64
Espaguetis	60
Judías pintas	60
Boniatos	51
Harina de avena	49
Jugo de naranja	46
Judías comunes	40

Manzanas	39
Melocotones	29
Ciruelas	25
Fructosa	20
Cacahuetes	13

La carga glucémica calcula el
impacto real de los alimentos con
carbohidratos en los índices de
azúcar en la sangre, tomando en
cuenta tanto los índices glucémicos
como los gramos de alimento en
una comida normal. Una carga
glucémica de 10 es baja; de 11 a 19,
moderada; 20 o más es alta.

Papa (una, asada)	45
Zanahorias (media taza, cocinadas)	10
Lentejas (un cuarto de taza, cocinadas)	8
Judías secas (media taza, cocinadas)	16
Arroz blanco (media taza, cocinado)	28
Arroz salvaje (media taza, cocinado)	14
Pan blanco (dos rebanadas)	22
Pan integral (dos rebanadas)	15
Pasta (una taza, cocinada)	28
Cereales *Cheerios* (una taza)	23
Cereales *All-Bran* (una taza)	14
Cereales *Grape-Nuts* (media taza)	45
Cereales *Corn Flakes* (una taza)	31
Fritos de maíz (una onza)	16
Popcorn (inflado, una taza)	4

MÉTODOS PARA DEJAR
DE FUMAR
The No-Nag, No-Guilt, Do-It-Your-
Own-Way Guide to Quitting Smoking
del doctor Tom Ferguson, 1998
Ballantine Books
Random House, Inc.
1745 Broadway
New York, NY 10019
www.randomhouse.com

Nicotine Anonymous World
Services (programa en 12 pasos)
419 Main Street, PMB 370
Huntington Beach, CA 92648
415-750-0328
www.nicotine-anonymous.org

American Lung Association (datos
sobre la libertad de no fumar)
National Headquarters
61 Broadway, 6th Floor
New York, NY 10006
800-586-4872
www.lungusa.org

SEÑALES DE ADVERTENCIA
PARA EL CÁNCER
- Cambio en los hábitos
  intestinales
- Una magulladura que no se cura
- Cambios notorios en una verruga
  o un lunar
- Hemorragia o pus poco habitual
- Hinchazones o bultos en un
  pecho o en otro lugar

- Indigestión persistente o
  dificultad al tragar
- Tos o ronquera persistentes
- Pérdida inexplicable de peso

American Cancer Society
National Home Office
1599 Clifton Road, NE
Atlanta, GA 30329
800-227-2345
www.cancer.org

INFORMACIÓN SOBRE FORMAS
DAÑINAS DE RADIACIÓN Y
SUSTANCIAS QUÍMICAS
Capítulo «How Not to Get
Cancer», en
Natural Health, Natural Medicine:
The Complete Guide to Wellness and
Self-Care for Optimum Health
del doctor Andrew Weil, 2004,
páginas 190–196
Houghton Mifflin
222 Berkeley Street
Boston, MA 02116
www.hmco.com

Raising Children Toxic Free
de los doctores Herbert Needleman
y Philip Landrigan, 1995
Avon Books
HarperCollins Publishers
10 East 53rd Street
New York, NY 10022
www.harpercollins.com

Everyday Cancer Risks and
How to Avoid Them
de Mary Kerney Levenstein, 2000
Avery Publishing Group
Garden City Park, New York

Radiation and Human Health
de John W. Gofman, 1983
Pantheon Books
Random House, Inc.
1745 Broadway
New York, NY 10019
www.randomhouse.com

PRODUCTOS PARA UNA
VIDA SALUDABLE
www.drweil.com

INFORMACIÓN SOBRE
SALUD CON LA EDAD
Healthy Aging: A Lifelong Guide to
Your Physical and Spiritual Well-Being
del doctor Andrew Weil, 2005
Alfred A. Knopf, Inc.
1745 Broadway
New York, NY 10019
www.randomhouse.com

Eat, Drink, and Be Healthy:
The Harvard Medical School
Guide to Healthy Eating
del doctor Walter Willett y
P. J. Skerrett, 2002
Free Press
1230 Avenue of the Americas
New York, NY 10020
www.simonsays.com

Para instrucciones detalladas sobre remedios naturales para tratar cuadros médicos comunes, aprovechando el sistema curativo del cuerpo, consulta mi libro ya citado *Natural Health, Natural Medicine*.

Puedes visitarme en Internet en www.drweil.com.

Si quieres más información sobre mis conferencias y material informativo, por favor escribe a:

Andrew Weil, M.D.
PO Box 457
Vail, AZ 85641

Una nota acerca de
la medicina integrativa

La medicina integrativa nace de una orientación curativa y de tomar en cuenta a la persona en su totalidad —cuerpo, mente y espíritu—, incluyendo todos los aspectos de la vida diaria. Hace énfasis en la relación entre el terapeuta y su paciente, y utiliza las terapias apropiadas, tanto convencionales como alternativas.

He fundado y continúo a la cabeza del Programa de Medicina Integrativa de la Universidad de Arizona. Mi objetivo ha sido dirigir una transformación en el cuidado de la salud a través de la educación y el apoyo a profesionales expertos en las prácticas y los principios de este nuevo sistema.

El Programa de Medicina Integrativa alcanza sus objetivos a través de cuatro estrategias:

1. *Capacitación.* El programa prepara a médicos para que practiquen y sean ejemplos de la medicina integrativa, así como líderes de programas e instituciones a lo largo de los Estados Unidos. Centros académicos de medicina, hospitales y compañías de seguro médico y mantenimiento de salud recurren constantemente al Programa de Medicina Integrativa en búsqueda de personal para posiciones de responsabilidad en sus centros. La capacitación se ofrece a médicos, enfermeras, residentes, estudiantes de medicina y otros, en contextos tanto presenciales como a larga distancia.

2. *Iniciativa nacional.* El programa desarrolla el liderazgo de los profesionales de la salud en todo el país, provee material académico, prepara ensayos para publicaciones médicas y ayuda a asegurar la par-

ticipación de los médicos de la medicina integrativa en la creación de políticas públicas relacionadas con la salud.

3. *Investigación.* Los investigadores demuestran a una comunidad médica escéptica cómo la implementación de un complejo tratamiento integrativo puede ser evaluado rigurosamente, sin reducir dichos tratamientos a intervenciones individuales aisladas de otros factores del cuerpo, la mente y el espíritu. Desde el año 2002, el programa ha recibido tres millones de dólares del NIH (National Institutes of Health; Instituto Nacional de la Salud de Estados Unidos) y de otras fuentes relacionadas con la investigación y la capacitación de los investigadores en el área de la medicina integrativa.

4. *Cuidado clínico.* Más de tres mil personas han recibido tratamiento en la clínica del programa, y la lista de espera es larga.

Para mayor información, visite: www.integrativemedicine.arizona.edu.

Notas

1. La gente puede cambiar

5 Mi primer libro: Andrew Weil, *The Natural Mind: A New Way of Looking at Drugs and the Higher Consciousness* [La mente natural: Una nueva manera de considerar las drogas y la conciencia superior], Houghton Mifflin, Boston, 2004.

6 Ya he escrito antes sobre estos viajes: Andrew Weil, *The Marriage of the Sun and Moon: Dispatches from the Frontiers of Consciousness* [El matrimonio entre el sol y la luna: Una búsqueda de la unidad de conciencia], Houghton Mifflin, Boston, 2004.

6 Yo describo mi búsqueda de un shamán: Andrew Weil, *Spontaneous Healing: How to Discover and Enhance Your Body's Natural Ability to Maintain and Heal Itself* (Alfred A. Knopf, Nueva York, 1995), págs. 11–19. [Hay trad. castellana: *La curación espontánea: Descubre la capacidad natural de tu cuerpo para conservar la salud y curarse a sí mismo,* Vintage Español, Nueva York, 1995, págs. 21–32.]

2. Visión general de la salud y la curación

23 Sobre el *Ganoderma* y la destrucción inmunitaria véase: E. Furesawa y otros, «Antitumor Activity of *Ganoderma lucidum* on Intraperitoneally Implanted Lewis Lung Carcinoma in

Syngenic Mice», *Phytotherapy Research,* vol. 6 (1992), págs. 300–304.

25 R. Hirschhorn y otros, «Spontaneous In Vivo Reversion to Normal of an Inherited Mutation in a Patient with Adenosine Deaminase Deficiency», *Nature Genetics,* vol. 13 (1996), págs. 290–295.

26 A. Weil, *La curación espontánea,* ob. cit., pág. 157.

3. *Visión general*

36 Factores de riesgo para ataques del corázon: W. Jiang y otros, «Mental Stress-Induced Myocardial Ischemia and Cardiac Events», *Journal of the American Medical Association,* vol. 275 (1996), págs. 1651–1656.

38 Una teoría que respaldo considera la inflamación crónica de las paredes de las arterias coronarias como el problema subyacente: J. Danesh, P. Whincup, M. Walket y otros, «Low Grade Inflammation and Coronary Heart Disease: Prospective Study and Updated Meta-Analysis», *British Medical Journal,* vol. 321 (2000): págs. 199–204.

41 J. C. Barefoot y M. Schroll, «Symptoms of Depression, Acute Myocardial Infarction and Total Mortality in a Community Sample», *Circulation,* vol. 93 (1996), págs. 1976–80; P. Gunby, «Medical News & Perspectives: Depression and the Heart», *Journal of the American Medical Association,* vol. 276 (1996), pág. 1123.

4. *¿Por qué ocho semanas?*

49 Sobre los efectos adversos de los antiinflamatorios no esteroidales (NSAID), véase C. E. Cooke, «Disease Management: Prevention of NSAID-Induced Gastropathy», *Drug Benefit Trends,* vol. 8 (1996), págs. 14–15, 19–22.

51 L. F. Chapman y otros, «Changes in Tissue Vulnerability Induced by Hypnotic Suggestion», *American Journal of Clinical Hypnosis,* vol. 2 (1960), pág. 172.

51 Investigaciones recientes con el empleo de tecnología explorato-

ria PET *scan* demuestra que algunas partes específicas del cerebro se activan en asociación con la respuesta placebo. P. Petrovic, E. Kalso, K. M. Petersson, M. Ingvar, «Placebo and Opioid Analgesia—Imaging a Shared Neuronal Network», *Science*, vol. 295 (2002): págs. 1737–1740.

53 El regaliz incrementa el revestimiento mucoso de las paredes del estómago. K. D. Bardhan y otros, «Clinical Trial of deglycyrrhizinated Liquorice in Gastric Ulcer», *Gut*, vol.19 (1978), págs. 779–782; A. G. Morgan y otros, «Comparison Between Cimetidine and Caved-S in the Treatment of Gastric Ulceration, and Subsequent Maintenance Therapy», *Gut*, vol. 23 (1982), págs. 545–551.

SEGUNDA PARTE: EL PROGRAMA DE OCHO SEMANAS

5. *Primera semana*

67 «Special Task Force Report: Position Paper on Trans Fatty Acids 1–3», *American Journal of Clinical Nutrition*, vol. 63 (1996), págs. 663–670; W. C. Willett, «Diet and Health: What Should We Eat», *Science*, vol. 264 (1994), págs. 532–537; E. Lopez-Garcia, M. B. Schulze, J. B. Meigs, J. E. Manson, N. Rifai, M. J. Stampfer, W. C. Willett, F. B. Hu, «Consumption of *Trans* Fatty Acids Is Related to Plasma Biomarkers of Inflammation and Endothelial Dysfunction», *Journal of Nutrition*, vol. 135 (marzo 2005): págs. 562–566.

68 R. G. Walton y otros, «Adverse Reactions to Aspartame: Double-Blind Challenge in Patients from a Vulnerable Population», *Biological Psychiatry*, vol. 34 (1993), págs. 13–17; S. D. Van den Eeden y otros, «Aspartame Ingestion and Headaches: A Randomized Crossover Trial», *Neurology*, vol. 44 (1944), págs. 1787–1793; D.Wein, «Are Artificial Sweeteners Safe? EN Updates a Sticky Issue», *Envirommental Nutrition*, vol. 18 (1995), págs. 1–2; Melanie Warner, «The Lowdown on Sweet?», *New York Times*, 12 de febrero, 2006.

71 Sobre los beneficios para la salud del pescado, véase T. A. Mori y otros, «Effects of Varying Dietary Fat, Fish and Fish Oils on

Blood Lipids in a Randomized Controlled Trial in Men at Risk of Heart Disease», *American Journal of Clinical Nutrition,* vol. 59 (1994), págs. 1060–1069; P. Pauletto, «Blood Pressure and Atherogenic Lipoprotein Profiles in Fish-Diet and Vegetarian Villagers in Tanzania: The Lugalawa Study», *Lancet,* vol. 348 (1996), págs. 784–788; GISSI-Prevenzione Investigators, «Dietary Supplementation with n-3 Polyunsaturated Fatty Acids and Vitamin E After Myocardial Infarction: Results of the GISSI-Prevenzione Trial», *Lancet,* vol. 354 (agosto 1999): págs. 447–455.

73 Acerca de los beneficios para la salud de tomar suplementos de aceites de pescado: Artemis P. Simopoulos, M.D., F.A.C.N., «Omega-3 Fatty Acids in Inflammation and Autoimmune Diseases», *Journal of the American College of Nutrition,* vol. 21 (2002), págs. 495–505; M. Peet, D. F. Horrobin, «A Dose-ranging Study of the Effects of Ethyl-eicosapentaenoate in Patients with Ongoing Depression Despite Apparently Adequate Treatment with Standard Drugs», *Archives of General Psychiatry,* vol. 59 (octubre 2002), págs. 913–919; Sophia Frangou, M.D., Ph.D., Michael Lewis, B.A., R.M.N., Paul McCrone, Ph.D., «Efficacy of Ethyleicosapentaenoic Acid in Bipolar Depression: Randomised Double-blind Placebo-controlled Study», *The British Journal of Psychiatry,* vol. 188 (2006), págs. 46–50.

80 Investigaciones sugieren que el cuerpo sólo puede consumir entre 200 y 250 mg de vitamina C a diario: M. Levine, S. C. Rumsey, R. Daruwala, J. B. Park, Y. Wang, «Criteria and Recommendations for Vitamin C Intake», *Journal of the American Medical Association,* vol. 281 (21 de abril, 1999), págs. 1415–1423; Sebastian J. Padayatty y Mark Levine, «New Insights into the Physiology and Pharmacology of Vitamin C», *Canadian Medical Association Journal,* vol. 164 (6 de febrero, 2001), pág. 1.

81 Nuevas investigaciones sobre la vitamina D: B. Dawson-Hughes y otros, «Vitamin D, How Much Is Enough and Why», 5th International Symposium on Nutritional Aspects of Osteoporosis, Lausanne, 14–17 de mayo, 2003; Edward Giovannucci, Yan Liu, Eric B. Rimm, Bruce W. Hollis, Charles S. Fuchs, Meir J. Stampfer, Walter C. Willett, «Prospective Study of Predictors of

Vitamin D Status and Cancer Incidence and Mortality in Men»,
Journal of the National Cancer Institute, vol. 98 (5 de abril, 2006),
págs. 451-459.

85 He escrito mucho acerca del poder curativo de la respiración:
Andrew Weil, *Natural Health, Natural Medicine: The Complete
Guide to Wellness and Self-Care for Optimum Health* (New York:
Houghton Mifflin, 2004); Weil, *La curación espontánea,* págs.
280-285; Weil, *Breathing, the Master Key to Self Healing,* CD
(Boulder, Co.: Sounds True, 1999).

6. Segunda semana

90 Sobre los peligros de los nitratos para el agua de beber, véase
M. H. Ward y otros, «Drinking Water Nitrate and the Risk of
Non-Hodgkin's Lymphoma», *Epidemiology,* vol. 7 (1996), págs.
465-471.

98 Sobre los xenoestrógenos ambientales, véase Theo Colborn,
Dianne Dumanoski y John Peterson Myers, *Our Stolen Future: Are
We Threatening Our Fertility, Intelligence and Survival? A Scienti-
fic Detective Story* [Nuestro futuro robado: ¿Estamos amenazando nuestra fertilidad, inteligencia y supervivencia? Un relato
detectivesco-científico] Dutton, Nueva York, 1996; John Wargo,
*Our Children's Toxic Legacy: How Science and Law Fail to Protect Us
from Pesticides* [El legado tóxico de nuestros hijos: Cómo la ciencia y la ley no son capaces de protegernos de los pesticidas], Yale
University Press, New Haven (Conn.), 1996.

102 Beneficios para la salud del té verde: H. N. Graham, «Green Tea
Composition, Consumption and Polyphenol Chemistry»,
Preventive Medicine, vol. 21 (1992), págs. 334-350; K. Imai y
K. Nakachi, «Cross Sectional Study of Effects of Drinking Green
Tea on Cardiovascular and Liver Diseases», *British Medical
Journal,* vol. 310 (1995), págs. 693-696; W. Zheng y otros, «Tea
Consumption and Cancer Incidence in a Prospective Cohort
Study of Postmenopausal Women», *American Journal of
Epidemiology,* vol. 144 (1996), págs. 175-182; Drug Discovery
Program, Biosciences Division, SRI International, «Green Tea and

Its Polyphenolic Catechins: Medicinal Uses in Cancer and Noncancer Applications», *Life Sciences,* vol. 27, (marzo 2006), págs. 2073–2080.

110 Nueva investigación sobre el betacaroteno: C. Marwick, «Trials Reveal No Benefit, Possible Harm of Beta Carotene and Vitamin A for Lung Cancer Prevention», *Journal of the American Medical Association,* vol. 275 (1996), págs. 422–423; «Beta-Carotene: Helpful or Harmful?», *Science,* vol. 264 (1994), pág. 500; David Heber M.D., Ph.D., *What Color Is Your Diet?* (New York, HarperCollins, 2002). Sobre el licopeno y el cáncer de próstata, véase E. Giovannucci y otros, «Intake of Carotenoids and Retinol in Relation to Risk of Prostate Cancer», *Journal of the National Cancer Institute,* vol. 87 (1995), págs. 1767–1776.

114 He escrito anteriormente sobre la visualización: *La curación espontánea,* ob. cit; págs. 89–90 y 275–278.

7. *Tercera semana*

119 Sobre los beneficios de productos agrícolas orgánicos, véase Virginia Worthington, «Nutritional Quality of Organic Versus Conventional Fruits, Vegetables, and Grains», *The Journal of Alternative and Complementary Medicine,* vol. 7 (2001): págs. 161–173. Danny K. Asami, Yun-Jeong Hong, Diane M. Barrett, Alyson E. Mitchell, Department of Food Science and Technology, University of California–Davis, «Comparison of the Total Phenolic and Ascorbic Acid Content of Freeze-Dried and Air-Dried Marionberry, Strawberry, and Corn Grown Using Conventional, Organic, and Sustainable Agricultural Practices», *Journal of Agricultural and Food Chemistry,* vol. 51 (3 de marzo, 2003): págs. 1237–1241; L. Grinder-Pedersen, S. E. Rassmussen, S. Bugel, L. V. Jorgensen, L. O. Dragsted, V. Gundersen, B. Sandstrom, «Effects of Diets Based on Foods from Conventional versus Organic Production on Intake and Excretion of Flavinoids and Markers of Antioxidative Defense in Humans», *Journal of Agricultural and Food Chemistry,* vol. 51 (6 de julio, 2003): págs. 5671–5676.

120 Sobre contaminantes ambientales y lavar y pelar productos agrí-

colas, véase H. Shattenberg, P. W. Geno, J. P. Hsu, W. G. Fry, R. P. Parker, «Effects of Household Preparation on Levels of Pesticide Residues in Produce», *Journal Association of Official Analytical Chemists International*, vol. 79 (noviembre–diciembre 1996): págs. 1447–1453.

122 Un experimento divulgado en la edición del 7 de junio de 1996 de la revista *Science:* S. Arnold y otros, «Synergistic Activation of Estrogen Receptor with Combinations of Environmental Chemicals», *Science,* vol. 272 (1996), págs. 1489–1492; S. Simons, «Environmental Estrogens: Can Two 'Alrights' Make a Wrong?», *Science,* vol. 272 (1996), pág. 1451.

123 No es la primera vez que escribo acerca de los riesgos que entraña una radiación ionizante: Véase *Natural Health, Natural Medicine,* ob. cit., págs. 174–178. Sobre los peligros para la salud de los campos electromagnéticos, véase Robert O. Becker, *Cross Currents: The Perils of Electropollution, The Promise of Electromedicine* [Tendencias encontradas: Los peligros de la electrocontaminación, la promesa de la electromedicina], Jeemy Tarcher, Los Ángeles, 1991; P. Coogan y otros, «Occupational Exposure to 60-Hertz Magnetic Fields and Risk of Breast Cancer in women», *Epidemiology,* vol. 7 (1996), págs. 459–464; K. A. Fackelmann «Do EMFs Pose Breast Cancer Risk (Exposure to Low-frequency Electromagnetic Fields)?», *Science News,* vol. 145 (1994), pág. 388; L. S. Caplan, E. R. Schoenfeld, E. S. O'Leary, M. C. Leske. «Breast Cancer and Electromagnetic Fields—a Review», *Annals of Epidemiology,* vol. 10 (enero 2000), págs. 31–44.

127 Acerca de las cremas de protección solar que bloquean los rayos UV: R. F. Edlich M.D., Ph.D., K. L. Winters, H. L. W. Lim, M.D., M. J. Cox M.D., D. G. Becker, M.D., J. H. Horowitz, M.D., L. S. Nichter, M.D., M.S., L. D. Britt, M.D., M.P.H., W. B. Long, M.D., «Photoprotection by Sunscreens with Topical Antioxidants and Systemic Antioxidants to Reduce Sun Exposure», *Journal of Long-Term Effects of Medical Implants,* vol. 14 (2004), págs. 317–340.

134 Sobre los beneficios de salud de la vitamina E: A. A. Qureshi, B. A. Bradlow, L. Brace, J. Manganello, D. M. Peterson, B. C. Pearce, J. J. Wright, A. Gapor, C. E. Elson, «Response of Hypercholesterolemic Subjects to Administration of Tocotrienols», *Lipids,*

vol. 30 (diciembre 1995), págs. 1171–1177; Asaf A. Qureshi, David M. Peterson, Judith O. Hasler-Rapacz, Jan Rapacz, «Novel Tocotrienols of Rice Bran Suppress Cholesterogenesis in Hereditary Hypercholesterolemic Swine», *Journal of Nutrition,* vol. 31 (2001), págs. 223–230; S. J. Weinstein, M. E. Wright, P. Pietinen, I. King, C. Tan, P. R. Taylor, J. Virtamo, D. Albanes, «Serum Alpha-Tocopherol and Gamma-Tocopherol in Relation to Prostate Cancer Risk in a Prospective Study», *Journal of the National Cancer Institute,* vol. 97 (2 de marzo, 2005), págs. 396–399.

8. Cuarta Semana

146 Cuidado también con el belcho y la efedrina: Para más información acerca de la prohibición de la FDA, véase el comunicado de prensa en www.fda.gov/oc/initiatives/ephedra/december2003/.

147 Para información sobre la melatonina, véase A. Brzezinski, M. G. Vangel, R. J. Wurtman, G. Norrie, I. Zhdanova, A. Ben-Shushan, I. Ford, «Effects of Exogenous Melatonin on Sleep: A Meta-Analysis», *Sleep Medicine Reviews,* vol. 9 (febrero 2005), págs. 41–50; I. V. Zhdanova, R. J. Wurtman, H. J. Lynch, «Sleep-Inducing Effects of Low Doses of Melatonin Ingested in the Evening», *Journal of Clinical Pharmacology and Therapies,* vol. 57 (mayo 1995), págs. 552–558; P. Lissoni, S. Barni, S. Meregalli, V. Fossati, M. Cazzaniga, D. Esposti, G. Tancini, «Modulation of Cancer Endocrine Therapy by Melatonin: A Phase II Study of Tamoxifen Plus Melatonin in Metastatic Breast Cancer Patients Progressing Under Tamoxifen Alone», *British Journal of Cancer,* vol. 71 (abril 1995), págs. 854–856. Véase también www.ahrq.gov/clinic/epcsums/melatsum.htm.

149 Una estrategia más sencilla y más ecologista es llenar tu casa de plantas conocidas por su capacidad de absorber los gases tóxicos del aire: J. Barilla, «Natural Filters That Trap Air Pollution Without Energy Cost and Look Nice Too», *Health News and Review,* Winter 1995, pág. 15; «The Hidden Life of Spider Plants», *University of California at Berkeley Wellness Letter,* vol. 10 (febrero, 1994), pág.1.

149 Sobre una combinación de varios productos botánicos que puede servir para desintoxicarse de dichas substancias, véase Kavitha Sivaraman Sreekanth, Mandumpal Chacko Sabu, Leyon Varghese, Chittezhath Manesh, Girija Kuttan, Ramadasan Kuttan, «Antioxidant Activity of Smoke Shield in-Vitro and in-Vivo», *Journal of Pharmacy and Pharmacology*, vol. 55 (junio 2003), págs. 847–853(7).

151 Sobre los beneficios del ajo, véase Heinrich P. Koch y Larry D. Lawson, *Garlic: The Science and Therapeutic Application of Allium sativum L. and Related Species* [Ajo: Aplicaciones científicas y terapéuticas del *Allium sativum L.* y especies afines], 2ª edición, Williams & Wilkins, Baltimore, 1996.

156 Sobre los beneficios de la vitamina B, véase Mark H. Beers, Robert Berkow, Robert S. Porter (editor), V. Thomas, M. D. Jones (editor), *The Merck Manual of Diagnosis and Therapy, 18th Edition* (Whitehouse Station, NJ: Merck Research Laboratories, 2006); Kaare Harald Bønaa, M.D., Ph.D., Inger Njølstad, M.D., Ph.D., Per Magne Ueland, M.D., Ph.D., Henrik Schirmer, M.D., Ph.D., Aage Tverdal, Ph.D., Terje Steigen, M.D., Ph.D., Harald Wang, M.D., Jan Erik Nordrehaug, M.D., Ph.D., Egil Arnesen, M.D., Knut Rasmussen, M.D., Ph.D., for the NORVIT Trial Investigators, «Homocysteine Lowering and Cardiovascular Events After Acute Myocardial Infarction», *New England Journal of Medicine*, vol. 354 (13 de abril, 2006), págs. 1578–1588; Katrina M. Wyatt, Paul W. Dimmock, Peter W. Jones, P. M. Shaughn O'Brien, «Efficacy of Vitamin B6 in the Treatment of Premenstrual Syndrome: Systematic Review», *British Medical Journal*, vol. 318 (22 de mayo, 1999), págs. 1375–1381; B. A. Yaqub, A. Siddique, R. Sulimani, «Effects of Methycobalamin on Diabetic Neuropathy», *Clinical Neurology and Neurosurgery*, vol. 94 (1992), págs. 105–111.

9. Quinta Semana

167 Véase mi libro *The Marriage of the Sun and the Moon*, págs. 247–252. «For the Finns...»: Tom Johnson y Tim Miller, *The Sauna Book* [El libro de la sauna], Harper & Row, Nueva York, 1977, pág. 3.

171 Sobre los efectos terapéuticos del jengibre: Paul Schulick, *Ginger:*

Common Spice & Wonder Drug [El jengibre: Especia y medicamento milagroso], edición revisada, Herbal Free Press, Brattleboro (Vt.), 1994.

178 Algunos estudios han sugerido una conexión entre el consumo excesivo de calcio y el cáncer de próstata en los hombres. Véase X. Gao, M. P. LaValley, K. L. Tucker, «Prospective Studies of Dairy Product and Calcium Intakes and Prostate Cancer Risk: a Meta-analysis», *Journal of the National Cancer Institute,* vol. 7 (diciembre 2005), págs. 1768–1777.

185 Para información acerca del índice glucémico, tres sitios de Internet que recomiendo son www.diabetes.about.com/library/mendosagi/ngilists.htm, http://lpi.oregonstate.edu/infocenter/foods/grains/gig1.html y www.harvard.edu/hhp/article/content.do?name=WNO104d.

10. Sexta semana

192 Ahora sabemos que el ginsén: S. Shibata y otros, «Chemistry and Pharmacology of Panax», *Economic and Medicinal Plant Research,* vol. 1 (1985), págs. 217–284; L. D'Angelo y otros, «A Double-Blind, Placebo-Controlled Clinical Study on the Effect of a Standardized Ginseng Extract on Psychomotor Performance in Healthy Volunteers», *Journal of Ethnopharmacology,* vol. 16 (1986), págs. 15–22.

194 Sobre los beneficios de la aspirina para la salud, véase L. Marnett, «Aspirin and the Role of Prostaglandins in Cancer», *Cancer Research,* vol. 52 (1992), págs. 5575–5589; M. Thun y otros, «Aspirin Use and Risk of Fatal Cancer», *Cancer Research,* vol. 53 (1993), págs. 1322–1327; R. Rozzini y otros, «Protective Effect of Chronic NSAID Use on Cognitive Decline in Older Persons», *Journal of the American Geriatrics Society,* vol. 44 (1996), págs. 1025–1029; James E. Dalen, «Selective COX-2 Inhibitors, NSAIDs, Aspirin, and Myocardial Infarction», *Archives of Internal Medicine,* vol. 162 (2002), págs. 1091–1092; James E. Dalen, «Aspirin to Prevent Heart Attack and Stroke: What's the Right Dose?», *American Journal of Medicine,* vol. 119 (marzo 2006), págs. 198–202.

196 Sobre los efectos de *rhodiola rosea* o raíz ártica, véase Richard P. Brown, Patricia L. Gelbarg, Barbara Graham, *The Rhodiola Revolution: Transform Your Health with the Herbal Breakthrough of the 21st Century* (Emmaus, Pa.: Rodale Press, 2004); R. P. Brown, P. L. Gerbarg, Z. Ramazanov, «Rhodiola rosea: A Phytomedical Overview», *Herbalgram,* vol. 56 (2002), págs. 40–52.

196 Sobre los efectos del ashwagandha, véase M. Ziauddin y otros, «Studies of the Immunomodulatory Effects of Ashwagandha», *Journal of Ethnopharmacology,* vol. 50 (1996), págs. 69–76.

198 Trabajo de investigación con los animales demuestran: A. Grandhi y otros, «Studies on the Immunomodulatory Effects of Ashwagandha», *Journal of Ethnopharmacology,* vol. 44 (1994), págs. 131–35. Sobre los efectos del astrágalo, véase «Astragallus» en *Encyclopedia of Common Natural Ingredients* de A. Y. Leung y S. Foster (John Wiley & Sons, Nueva York, 1995).

199 Sobre los efectos de los córdiceps, véase A. Tsunoo, «*Cordyceps sinensis:* Its Diverse Effects on Mammals in vitro and in vivo», *New Initiatives in Mycological Research* (proceedings of the third International Symposium of the Mycological Society of Japan), Chiba, Japan: Natural History Museum and Institute, Chiba, 1995.

200 Sobre los efectos del dong quai, véase James A. Duke y Edward S. Ayensu, *Medicinal Plants of China* [Plantas medicinales de China], Reference Publications, Algonac (Mich.), 1985, págs. 74–77; K. Yoshiro, «The Physiological Actions of Tang-Kuei and Cnidium», *Bulletin of the Oriental Healing Arts Institute USA,* vol. 10 (1985), págs. 269–278.

201 Sobre los beneficios del maitake, véase H. Nanba, «Activity of Maitake D-Fraction to Inhibit Carcinogenesis and Metastasis», *Annals of the New York Academy of Sciences,* vol. 768 (1995), págs. 243–245. Existen nuevas investigaciones que sugieren que tomar combinaciones de hongos medicinales es más eficaz que tomar especies únicas: P. Stamets, «Potentiation of Cell-Mediated Host Defense Using Fruitbodies and Mycelia of Medicinal Mushrooms», *International Journal of Medicinal Mushrooms,* vol. 5 (2003), págs.179–191. Sobre los efectos del cardo mariano, véase V. Fintelmann y A. Albert, *Therapiewoche,* vol. 30 (1980), págs. 5589–5594; H. Hikino y Y. Kiso, «Natural Products for

Liver Disease», en *Economic and Medicinal Plant Research* [Investigación sobre plantas para consumo industrial y medicinal], de H. Wagner, H. Hikino y N. R. Farnsworth, edits. (Academic Press, Nueva York, 1988), págs. 39–72; Judy L. Raucy, «Regulation of CYP3A4 Expression in Human Hepatocytes by Pharmaceuticals and Natural Products», *Drug Metabolism and Disposition,* vol. 31 (mayo 2003), págs. 533–539; Chitra Sridar, Theunis C. Goosen, Ute M. Kent, J. Andrew Williams, Paul F. Hollenberg, «Silybin Inactivates Cytochromes P450 3A4 and 2C9 and Inhibits Major Hepatic Glucuronosyltransfreases», *Drug Metabolism and Disposition,* vol. 32 (2004), págs. 587–594.

204 Sobre los efectos del reishi, véase J. Lin y otros, «Radical Scavenger an Antihepatotoxic Activity of *Ganoderma formosanum, Ganoderma lucidum* y *Ganoderma neo-japonicum*», *Journal of Ethnopharmacology,* vol. 47 (1995), págs. 33–41.

205 Sobre los efectos del ginseng siberiano (o eleutero): N. R. Farnsworth y otros, «Siberian Ginseng *(Eleutherococcus senticosus):* Current Status as an Adaptogen», en *Economic and Medicinal Plant Research,* vol. 1, de H. Wagner, H. Hikino y N. R. Farnsworth, edits. (Academic Press, Orlando, Fla., 1985), págs. 155–215.

11. Séptima semana

233 Sobre los beneficios de la coenzima Q (Co-Q-10), véase Clifford W. Shults, M.D., David Oakes, Ph.D., Karl Kieburtz, M.D., M. Flint Beal, M.D., Richard Haas, M.B. Chir.; Sandy Plumb, B.S.; Jorge L. Juncos, M.D., John Nutt, M.D., Ira Shoulson, M.D., Julie Carter, R.N., M.S., A.N.P.; Katie Kompoliti, M.D., Joel S. Perlmutter, M.D., Stephen Reich, M.D., Matthew Stern, M.D., Ray L. Watts, M.D., Roger Kurlan, M.D., Eric Molho, M.D., Madaline Harrison, M.D., Mark Lew, M.D., y Parkinson Study Group, «Effects of Coenzyme Q10 in Early Parkinson Disease; Evidence of Slowing of the Functional Decline», *Archives of Neurology,* vol. 59 (2002), págs. 1541–1550; Ryo Nakamura, Gian Paolo Littarru, Karl Folkers, Edward G. Wilkinson, «Study of CoQ10 Enzymes in Gingiva from Patients with Periodontal Disease and

Evidence for a Deficiency of Coenzyme Q 10», *Proc Natl Acad Sci USA,* vol. 71 (abril 1974), págs. 1456–1460; Y. Iwamoto, T. Watanabe, H. Okamoto, N. Ohata, K. Folkers, «Clinical Effect of Coenzyme Q10 on Periodontal Disease» in K. Folkers, Y. Yamamura (eds.), *Biomedical and Clinical Aspects of Coenzyme Q10,* vol. 3 (Amsterdam Elsevier, 1981), págs. 109–119; K. Lockwood, S. Moesgaard, K. Folkers, «Partial and Complete Regression of Breast Cancer in Patients in Relation to Dosage of Coenzyme Q10,» *Biochem Biophys Res Commun,* vol. 30; (marzo 1994), págs. 1504–1508; K. Folkers, R. Brown, W. V. Judy, M. Morita, «Survival of Cancer Patients on Therapy with Coenzyme Q10», *Biochem. Biophys. Res. Comm.,* Ms. No. G-8658 (1993); Costanza Lamperti, M.D., Ali B. Naini, Ph.D., Valeria Lucchini, M.D., Alessandro Prelle, M.D., Nereo Bresolin, M.D., Maurizio Moggio, M.D., Monica Sciacco, M.D., Petra Kaufmann, M.D., Salvatore DiMauro, M.D., «Muscle Coenzyme Q10 Level in Statin-Related Myopathy», *Archives of Neurology,* vol. 62 (2005), págs. 1709–1712. También visite www.cancer.gov y busca «CoenzymeQPDQ».

234 «Empieza por incorporar... » Stephen Levine, *Healing into Life and Death* (Nueva York: Doubleday, 1987), pág. 98.

12. *Octava semana*

241 «Emplea la carne como guarnición»: *The New York Times,* 17 de septiembre, 1996, pág. A16.

244 Sobre los beneficios del salmón salvaje comparado al salmón criado en piscifactoría («salmón atlántico»), véase Jeffery A. Foran, David H. Good, David O. Carpenter, M. Coreen Hamilton, Barbara A. Knuth, Steven J. Schwager, «Quantitative Analysis of the Benefits and Risks of Consuming Farmed and Wild Salmon», *Journal of Nutrition,* vol. 135 (noviembre 2005), págs. 2639–2643.

246 Lo que he escrito acerca de los efectos del café: *Natural Health, Natural Medicine,* ob. cit., págs. 140–144.

249 La manera en que experimentamos la realidad se ve influida por conceptos: Consultar al respecto mis libros ya citados *The*

Natural Mind y *The Marriage of the Sun and the Moon,* así como las páginas dedicadas a ello en *La curación espontánea,* ob. cit., págs. 270–271.

TERCERA PARTE: PLANES PARA CASOS ESPECÍFICOS

15. Para mayores de setenta años

279 «Cuando sólo tenía diecinueve años... » Thich Nhat Hanh, *The Miracle of Mindfulness: A Manual on Meditation* [El milagro de la concentración: Manual sobre la meditación], Beacon Press, Boston, edición revisada, 1976, pág. 50.

282 Sobre los efectos del ginkgo, véase J. Kleijnen y P. Knipschild, «*Ginkgo biloba* for Cerebral Insufficiency», *British Journal of Clinical Pharmacology,* vol. 34 (1992), págs. 352–358.

283 «Acuéstate en la cama... »: Thich Nhat Hanh, *The Miracle of Mindfulness,* ob. cit., pág. 90.

283 Sobre los beneficios de tai chi: S. L. Wolf, M. O'Grady, K. A. Easley, Y. Guo, R. W. Kressig, M. Kutner, «The Influence of Intense Tai Chi Training on Physical Performance and Hemodynamic Outcomes in Transitionally Frail, Older Adults», *The Journals of Gerontology Series A: Biological Sciences and Medical Sciences,* vol. 61 (febrero 2006), págs. 184–189; Fuzhong Li, Peter Harmer, K. John Fisher, Edward McAuley, Nigel Chaumeton, Elizabeth Eckstrom, Nicole L. Wilson, «Tai Chi and Fall Reductions in Older Adults: A Randomized Controlled Trial,» *The Journals of Gerontology Series A: Biological Sciences and Medical Sciences,* vol. 60 (2005), págs. 187–194.

17. Para hombres

292 Una variedad pequeña de palmera: G. Champault y otros, «A Double-Blind Trial of an Extract of the Plant *Serenoa repens* in Benign Prostatic Hyperplasia», *British Journal of Clinical Pharmacology,* vol. 18 (1984), págs. 461–462; T. J. Wilt, A. Ishani,

G. Stark, R. MacDonald, J. Lau, C. Mulrow, «Saw Palmetto Extracts for Treatment of Benign Prostatic Hyperplasia: A Systematic Review», *Journal of the American Medical Association,* vol. 11 (noviembre 1998), págs. 1604–1609.

18. Para mujeres

299   Sobre los beneficios de la terapia de reemplazo hormonal, véase los resultados principales del Women's Health Initiative (Iniciativa para la Salud de las Mujeres), «Risks and Benefits of Estrogen Plus Progestin in Healthy Postmenopausal Women», *Journal of the American Medical Association,* vol. 288 (17 de julio, 2002), págs. 321–333; J. Hays y otros, «Effects of Estrogen Plus Progestin on Health-Related Quality of Life», *New England Journal of Medicine,* vol. 348 (8 de mayo, 2003).

19. Para mujeres embarazadas
(y mujeres que desean quedarse embarazadas)

303   Laura Archera Huxley y Piero Ferrucci, *The Child of Your Dreams: Approaching Conception and Pregnancy with Inner Peace and Reverence for Life* (Rochester, Vt., Destiny Books, 1992).

305   Las náuseas matinales como una reacción de defensa: Margie Profet, *Protecting Your Baby-to-Be* [Protegiendo a tu futuro bebé], Addison-Wesley, Reading (Mass.), 1995.

308   Conté un relato de mi ex esposa: *La curación espontánea,* ob. cit., pág.139.

322   Ciertas hierbas ayudan a que el cuerpo procese y elimine las toxinas que se encuentran en la niebla tóxica: Kavitha Sivaraman Sreekanth, Mandumpal Chacko Sabu, Leyon Varghese, Chittezhath Manesh, Girija Kuttan, Ramadasan Kuttan, «Antioxidant Activity of Smoke Shield in-Vitro and in-Vivo», *Journal of Pharmacy and Pharmacology,* vol. 55 (junio 2003), págs. 847–853.

22. *Para personas que viajan con frecuencia*

325 La calidad del aire en los aviones es horrenda: D. Fairchild, «Is Airplane Air Really Unhealthy and Germ Filled?» (1996), disponible en *Healthy Flying,* Box 999, Hana, HI 96713; 808 248-7700.

326 Sobre los efectos de la equinacea, véase b. Bräunig y otros, «Echinacea Purpureae Radix for Strengthening the Immune Response in Flu-like Infections», *Zeitschrift für Phytotherapie,* vol. 13 (1992), págs. 7–13; Bruce Barrett, M.D., Ph.D., «Echinacea: A Safety Review», *HerbalGram,* vol. 57 (2003), págs. 36–39.

23. *Para personas con problemas de peso*

335 El índice glucémico de los alimentos: La información en el texto y la tabla del apéndice provienen de «International Tables of Glycemic Index», K. Foster-Powell y J. B. Miller, *American Journal of Clinical Nutrition,* vol. 62 (1995), págs. 871S-893S; Walter Willett, JoAnn Manson, Simin Liu, «Glycemic Index, Glycemic Load and Risk of Type 2 Diabetes», *American Journal of Clinical Nutrition,* vol. 76 (julio 2002), págs. 274S–280S.

337 Sobre las dosis altas de cromo en la diabetes en adultos, véase R. Anderson, «Beneficial Effects of Chromium for People with Type II Diabetes», *Diabetes,* vol. 45 (1996), suplemento 2; G. J. Ryan, N. S. Wanko, A. R. Redman, C. B. Cook, «Chromium as Adjunctive Treatment for Type 2 Diabetes», *The Annals of Pharmacotherapy,* vol. 37 (junio 2003), págs. 876–885.

24. *Para personas con riesgo de enfermedades cardiovasculares*

342 Kilmer McCully, *The Homocysteine Revolution: A Bold New Approach to the Prevention of Heart Disease,* 2ª ed. Keats Publishing, New Canaan, (Conn), 1999); O. Nygard y otros, «Total Plasma Hocysteine and Cardiovascular Risk Profile: The Hordaland Homocysteine Study», *Journal of the American Medical Association,* vol. 274 (1995), págs. 1526–1533.

345 Sobre los beneficios de la coenzima Q (Co-Q-10), *Journal of Nutritional Science and Vitaminology,* vol. 38 (1992), espec. págs. 552–555; J. A. Crestanello, N. M. Doliba, A. M. Babsky, K. Niborii, M. D. Osbakken, G. J. Whitman, «Effect of Coenzyme Q10 Supplementation on Mitochondrial Function After Myocardial Ischemia Reperfusion», *The Journal of Surgical Research,* vol. 102 (febrero, 2002), págs. 221–228. Veáse también la nota 159.

25. *Para personas con riesgo de enfermar de cáncer*

349 Valoración de la National Cancer Institute: P. Greenwald y otros, «New Directions in Dietary Studies in Cancer: The National Cancer Institute», en J. B. Longnecker y otros (edits.), *Nutrition and Biotechnology in Heart Disease and Cancer* [Nutrición y biotecnología en enfermedades cardíacas y cáncer], Plenum Press, Nueva York, 1995, págs. 229–239.

351 Alcohol, ya que puede aumentar el riesgo de contraer cáncer de mama: M. P. Longnecker y otros, «Risk of Breast Cancer in Relation to Lifetime Alcohol Consumption», *Journal of the National Cancer Institute,* vol. 87 (1995), págs. 923–929.

351 Champiñones... son carcinógenos: C. Hashida, K. Hayashi, L. Jie, S. Haga, M. Sakurai, H. Shimizu, «Quantities of Agaritine in Mushrooms (*Agaricus bisporus*) and the Carcinogenicity of Mushroom Methanol Extracts on the Mouse Bladder Epithelium», *Japanese Journal of Public Health,* vol. 37 (junio 1990), págs. 400–405.

Glosario para términos de comida

(ESPAÑOL – INGLÉS)

aceite de colza – canola oil
ajo – garlic
albahaca – basil
apio – celery
arándano – blueberry
arce (o jarabe de arce) – maple (syrup)
arroz silvestre – wild rice
azucar moreno – brown sugar
bicarbonato de sodio – baking soda
cebada – barley
col – cabbage o kale
colza – rape
escalonia – scallion
fécula de arrurruz – arrowroot starch
ginsén – ginseng
hoja de laurel – bay leaf
jengibre – ginger
jerez – sherry
judía pinta – pinto bean
lombarda (col rojo) – red cabbage
pacanas – pecans
perejil – parsley
rábano – radish
remolacha – beet
tortitas de arroz – rice cakes

Agradecimientos

Sonny Mehta, editor jefe de Alfred A. Knopf, me pidió que escribiera la edición original de este libro para cubrir una necesidad creada por mi trabajo anterior, *Spontaneous Healing (La curación espontánea)*. En los diez años desde la publicación inicial de la edición en inglés de *Salud total en ocho semanas*, las investigaciones en el área de salud —especialmente la de medicina preventiva y de métodos naturales de sanación— ha producido descubrimientos importantes que realzan y mejoran mi Programa de Ocho Semanas. Por ende, la editorial Knopf me animó a actualizar el material original para hacer una nueva edición del libro. Les estoy agradecido por su sugerencia, y a mi editor, Jonathan Segal, por su dedicación en la tarea de conseguir que el texto quedara legible. También quiero dar las gracias a Paul Bogaards, Jane Friedman, Carol Janeway, Ida Giragossian y otras personas de Knopf que me ayudaron a sacar este libro del reino de las ideas y concretarlo en papel y tinta.

Mi agente, Richard Pine, de Arthur Pine Associates, continúa siendo un amigo de confianza y un gran respaldo. Sin sus consejos, mis libros recientes sobre salud y curación no habrían encontrado un número tan amplio de lectores.

Entre las personas que aportaron información a este libro se incluyen Paul Stamets, Ken Rosen, Jodie Evans y el doctor Seymour Reichlin. Kim Cliffton y Nora Pouillon me ayudaron a ordenar las recetas. Hannah Fisher, del despacho de referencias de la Biblioteca de Ciencias de la Salud de la Universidad de Arizona consultó muchas citas de boletines para mí. Y agradezco a todos los pacientes y lectores que me enviaron informes personales de sus experiencias con la curación y el cambio de estilo de vida, algunas de las cuales he citado aquí.

Lynn Willeford coleccionó una gran cantidad de información para las notas y el apéndice, y se aseguró de que mis declaraciones fueran consecuentes con la evidencia científica. La tarea de actualizar el material para este libro recayó en manos de Brian Becker, mi socio médico, quien ha hecho un trabajo extraordinario. Brian fue asistido por el Dr. Jim Nicolai, Victoria Pearson, Brad Lemley y nuestra correctora excelente, Polly Kummel.

También les doy gracias a mis asistentes Nancy Olmstead y Karen Hill, y además a Kathy Goodman, Dena Jaffee y André Fasciola por su apoyo y ánimo, y a Jambo y Daisy por su amor incondicional.

ANDREW WEIL
Tucson, Arizona
Mayo, 2006

Índice de términos